ABRÉGÉ
DE CARDIOLOGIE

ABRÉGÉ DE CARDIOLOGIE

PAR

R. RULLIÈRE
Professeur au Collège de Médecine
Médecin des Hôpitaux de Paris

2e édition revue et augmentée

MASSON ET Cie, ÉDITEURS
120, BOULEVARD SAINT-GERMAIN, PARIS-VIe
1975

ISBN : 2 - 225 - 43109 - 4.

Imprimé en France

LA CARDIOLOGIE *est une spécialité qui s'élargit chaque jour par l'apparition de nouvelles techniques d'investigation et de nouvelles thérapeutiques médicales et chirurgicales.*

S'il existe de bons et volumineux traités de cardiologie en langue française ou anglaise, il est fort peu d'abrégés, tant la matière est vaste.

Les étudiants du deuxième cycle *ne disposent, hélas, que de quelques mois, voire de quelques semaines, pour se familiariser avec les affections cardio-vasculaires, pourtant fréquentes et nombreuses. Certes, il serait souhaitable qu'ils s'instruisent dans les traités, mais le temps leur en manque souvent, par suite de la densité des programmes.*

Un abrégé s'imposait donc. C'est pour ces étudiants que ce volume a été conçu. Dans cet esprit, il se devait d'être court et, tout à la fois, le plus complet possible. Aussi l'auteur l'a-t-il écrit d'un style bref pour mieux en enrichir l'iconographie. *Cette dernière est, en effet, abondante et l'on compte* 127 groupes de figures. *De nombreux schémas truffent les quatorze chapitres. Les uns symbolisent les renseignements fournis par les examens complémentaires (radiologie et angiographies, mécanogrammes et cathétérismes). Les autres résument la physiopathologie des diverses maladies. D'autres planches enfin reproduisent des documents réels, soit électrocardiographiques (pour les cardiopathies ischémiques et les troubles du rythme), soit artériographiques (pour les artériopathies oblitérantes et les embolies artérielles des membres).*

Ce volume, primitivement et essentiellement destiné aux étudiants du deuxième cycle, semble devoir rendre d'éventuels services aux généralistes *pour rafraîchir ou réajuster leurs connaissances cardiologiques.*

1

PLACE DE LA CLINIQUE ET DES EXAMENS COMPLÉMENTAIRES EN CARDIOLOGIE

La clinique demeure primordiale en cardiologie mais doit assez souvent faire appel à des examens complémentaires dont beaucoup constituent, à eux seuls, une véritable spécialité. Chacun de ces examens justifierait un volume propre afin de définir ses modalités techniques et son utilisation pratique. Tel est le cas, notamment, de l'électrocardiogramme, des mécanogrammes, des cathétérismes cardiaques, des angiocardiographies. Le caractère d'Abrégé donné à ce livre oblige à renoncer à exposer, tout au long, la théorie et la pratique de ces examens spécialisés, le lecteur devant s'adresser, pour ces sujets, aux livres qui leur sont consacrés.

Le but modeste de ce chapitre est d'essayer de définir ce que l'on peut attendre respectivement de la clinique et des examens complémentaires, afin d'approcher le principe du raisonnement en cardiologie. On peut schématiquement dire que l'abord du malade consiste en un *examen cardiologique « standard »,* qui parfois suffit au diagnostic. Après quoi, on sera conduit à *sélectionner des examens biologiques et cardiologiques plus complexes pour conclure,* si l'examen cardiologique standard ne l'a pas permis.

L'EXAMEN CARDIOLOGIQUE STANDARD

Il comporte obligatoirement un interrogatoire, un examen clinique, un examen radiologique et un examen électrocardiographique.

I. — L'INTERROGATOIRE

C'est un temps essentiel du diagnostic cardiologique, au point même que pour certaines affections — et singulièrement l'insuffisance coronarienne — l'interrogatoire seul peut préjuger d'une atteinte cardiaque alors que tous les examens, clinique et complémentaires, peuvent demeurer normaux.

Il doit donc être d'une minutie extrême et ne saurait être bâclé en quelques minutes. Il doit s'acharner à préciser les antécédents et les troubles fonctionnels et généraux.

1° Les antécédents

• **Les antécédents « héréditaires »** doivent être recherchés par l'étude des affections et éventuellement des causes de la mort des ascendants (grands-parents, parents, oncles, tantes) et des collatéraux (frères, sœurs, éventuellement cousins germains). Il est crucial de dépister ainsi la notion d'un diabète, d'une hypertension, d'un asthme, d'accidents vasculaires cérébraux, d'un « gros cœur », etc. Sans que la trouvaille de ces maladies chez les ascendants et les collatéraux veuille signifier que le sujet interrogé est frappé de la même affection, elle peut souvent orienter le diagnostic et obliger à certains examens complémentaires pour confirmer ou infirmer l'hypothèse d'une affection « familiale ».

• **Les antécédents « personnels »** doivent être recherchés, décennie par décennie. La naissance a-t-elle été « normale » ? A-t-on décelé un souffle au cœur dès la naissance ? Le sujet a-t-il fait du rhumatisme articulaire aigu, a-t-il eu une scarlatine, une chorée, des angines fréquentes ? (tous ces antécédents orientant vers la possibilité d'une affection valvulaire). Y a-t-il eu une affection pulmonaire (tuberculose, bronchopneumopathie chronique, asthme) ? Le sujet a-t-il fait des séjours coloniaux (filariose) ? A-t-il eu des interventions chirurgicales ? Lesquelles ? Pourquoi ? Quels furent les éventuels accidents ou incidents per- et post-opératoires (arrêts cardiaques, phlébites, embolies pulmonaires) ? Y a-t-il eu de grands traumatismes et spécialement des accidents de voiture ? S'il s'agit d'une femme, combien y a-t-il eu de grossesses ? Les grossesses et les accouchements ont-ils été « sans histoire » ? La ménopause est-elle survenue ? A quel âge ? Spontanément, ou par suite d'une castration chirurgicale ? (notion majeure si l'on suspecte une affection coronarienne), etc. Il est fondamental de ne pas faire un interrogatoire à simple visée cardiologique mais, au contraire, de recueillir toutes les doléances afin de faire la juste place aux maladies cardio-vasculaires dans un ensemble pathologique dont on ne saurait les séparer. *L'interrogatoire sur ce point doit donc être celui d'un interniste plus que celui d'un cardiologue.*

2° *Les troubles fonctionnels et généraux*

Bien souvent le sujet consulte à cause de l'un d'eux, mais les autres peuvent coexister, négligés ou sous-estimés par le patient. Il convient donc de les rechercher systématiquement.

• **La dyspnée** est le plus banal des symptômes en consultation. Il faut définir la date de son apparition, son éventuelle progression rapide ou lente, ses circonstances de survenue. Est-elle d'effort, de repos, de décubitus, ou est-elle paroxystique ? Elle peut être le reflet d'une insuffisance ventriculaire gauche débutante, d'une affection mitrale, d'une atteinte péricardique, etc. Mais il ne faut pas la mettre automatiquement sur le compte d'une affection cardiaque : les maladies pleuro-pulmonaires, les affections médiastinales, la simple obésité sont très souvent en cause, et les associations ne sont pas rares.

• **Les douleurs thoraciques** sont une cause très habituelle de consultation. Il faut en préciser le siège, les irradiations, les conditions de survenue. Si ces douleurs sont « larges », rétro-manubriales, si elles irradient aux mâchoires, si elles sont constrictives, si elles surviennent à la marche, par temps froid, contre le vent, en période post-prandiale, si elles sont immédiatement calmées par la trinitrine, on peut assurer qu'il s'agit d'une *angine de poitrine*. Dans tous les autres cas, l'angor reste discutable : surtout si la douleur est sous-mammaire, si elle est punctiforme, en coup d'épingle ou de poignard, si elle est réveillée par certaines positions, si elle ne subit aucune recrudescence à la marche. On parle alors de « *précordialgies* » liées à des douleurs intercostales (arthrose vertébrale ++), à des myalgies du grand pectoral, à une pleurodynie, etc. Cependant, il faut insister sur le fait qu'angor et précordialgies peuvent coexister chez un même malade, lequel ne sait pas toujours les distinguer, d'où la difficulté de l'interrogatoire. Enfin, une douleur sternale basse d'effort doit évoquer une hépatalgie d'effort témoin d'un foie cardiaque.

• **Les palpitations et les crises de tachycardie paroxystique** posent des problèmes un peu différents. Les *palpitations* sont des impressions brèves (« mon cœur saute, a un faux-pas, s'arrête » !) : elles correspondent en général à des extrasystoles et ne préjugent pas d'une cardiopathie sous-jacente; ailleurs, il s'agit seulement d'une bouffée de tachycardie sinusale, émotive ou non. Il faut cependant toujours vérifier qu'il n'existe ni hypocalcémie, ni hyperthyroïdie. *Les crises de tachycardie paroxystique* sont des « palpitations qui se prolongent ». Parfois, le sujet peut préciser si son cœur est régulier ou irrégulier, mais souvent il n'en sait rien. En revanche, on peut quelquefois affirmer qu'il s'agit d'une maladie de Bouveret si les crises ont un début et une fin brusques. Rien, toutefois, ne remplace l'enregistrement d'un électrocardiogramme en crise pour en définir exactement le type.

• **Les lipothymies et les syncopes** sont des manifestations plus rares. Les *lipothymies,* avec ou sans perte de connaissance, sont plus souvent

« neurotoniques » que « cardiaques », mais elles peuvent évoquer, surtout si elles surviennent à l'effort, un obstacle à l'éjection ventriculaire gauche (rétrécissement aortique, cardiomyopathie obstructive). *Les syncopes,* pertes de connaissance brutales, peuvent être d'origine cardiaque. Leur survenue par rapport à l'effort doit orienter : à l'emporte-pièce, souvent en dehors de tout effort, elles évoquent un trouble de conduction cardiaque (bloc sino-auriculaire, surtout bloc auriculo-ventriculaire); à l'effort, elles font penser à un rétrécissement aortique; à l'effort, ou mieux juste après l'effort, elles suggèrent une cardiomyopathie obstructive.

• **Les troubles ressentis dans les membres** ne sont pas toujours, il s'en faut, d'origine proprement vasculaire. Ainsi en est-il particulièrement des acroparesthésies le plus souvent liées à une arthrose vertébrale. En revanche, une claudication douloureuse, des mollets le plus souvent, survenant après un certain périmètre de marche, évoque une artériopathie oblitérante. Des lourdeurs des jambes, surtout au repos, en station debout, suggèrent une insuffisance veineuse. Des acrosyncopes des doigts, survenant au froid, font penser à un phénomène de Raynaud.

• **Les signes généraux** méritent toujours d'être recherchés. La fièvre, si par la suite une cardiopathie est découverte, doit évoquer la possibilité d'une maladie thrombo-embolique, d'un rhumatisme cardiaque et surtout, s'il coexiste une cardiopathie valvulaire, d'une endocardite bactérienne (++). Un amaigrissement insolite doit toujours faire penser à l'éventualité d'une hyperthyroïdie et d'une cardiothyréose. Une prise excessive de poids en peu de temps peut témoigner de l'installation d'une insuffisance cardiaque congestive. Mais fièvre, amaigrissement, prise de poids peuvent être totalement indépendants de l'état cardio-vasculaire.

II. — L'EXAMEN CLINIQUE

On doit le concevoir complet, « de la tête aux pieds », avec une application spéciale au thorax et à l'abdomen.

*1° **Examen de la tête.*** — La couleur de la peau, des lèvres, des pommettes, des oreilles peut immédiatement orienter : la pâleur vers une anémie, une insuffisance aortique, la cyanose vers une cardiopathie congénitale, une affection mitrale, un cœur pulmonaire chronique.

— L'œil mérite attention : une exophtalmie fait songer à une hyperthyroïdie; un gérontoxon juvénile peut parfois indiquer un trouble du métabolisme lipidique; un signe d'Argyll-Robertson signe, en pratique, une syphilis.

— L'état des phanères est essentiel : le cheveu et le sourcil rares font penser à une hypothyroïdie; une hypertrichose avec faciès rouge peut suggérer un syndrome de Cushing.

— L'artère temporale, dure et sinueuse peut être le reflet d'une athérosclérose vasculaire disséminée, douloureuse d'une maladie de Horton.

2° **Examen du cou.** — Les battements exagérés des carotides peuvent orienter d'emblée vers une insuffisance aortique. Une abolition d'un pouls carotidien signifie une occlusion de l'artère. Un souffle carotidien évoque une sténose en amont.

— Les jugulaires gonflées en position debout évoquent une hyperpression considérable qui est le fait des syndromes de la V.C.S. et des péricardites constrictives. La turgescence des jugulaires en position couchée ou demi-assise, avec reflux hépato-jugulaire, suggère une I.V.D. Des battements systoliques expriment une insuffisance tricuspidienne.

— La palpation du corps thyroïde, lors de la déglutition, doit être un geste systématique de l'examen de toute tachycardie, de toute fibrillation auriculaire, de toute insuffisance cardiaque.

3° **Examen superficiel thorax-abdominal.** — Des déformations thoraciques peuvent parfois être notées (voussures du haut-sternum — pectus excavatum — thorax en tonneau). Certaines peuvent s'associer à une hypertension artérielle pulmonaire et/ou une cardiopathie congénitale.

— Les téguments peuvent être le siège d'une pigmentation (hémochromatose), d'un purpura (endocardite bactérienne), d'une dépilation (insuffisance thyroïdienne ou hypophysaire), d'une acné avec vergetures pourpres (syndrome de Cushing).

— Une voussure expansive, surtout thoracique, signifie une ectasie vasculaire sous-jacente.

4° **Examen du cœur.** — La palpation doit, d'abord, repérer la pointe, puis se faire en décubitus latéral gauche puis en position assise penchée en avant, pour rechercher un frémissement respectivement de pointe (R.M.) et de base (R.A. et R.P.). Elle doit aussi se faire au creux xiphoïdien (signe de Harzer des H.V.D.).

— L'auscultation doit se faire aux 4 foyers classiques (base, pointe, foyer pulmonaire, région xiphoïdienne) mais aussi vers l'aisselle (irradiation du souffle d'I.M.), dans la région sous-claviculaire (souffle du canal artériel), en prolongement sur les vaisseaux du cou (souffle du R.A.), voire même dans le dos (souffle de coarctation). Elle apprécie le rythme régulier ou irrégulier — les bruits normaux, éclatants, atténués, dédoublés — et d'éventuels souffles. Ceux-ci sont : doux ou intenses (chiffrés en 1/10 ou en 1/6), de siège basal, apexien, sus-apexien, xiphoïdien, mésocardiaque (par rapport aux espaces intercostaux), d'irradiation faible ou large, et, surtout, systoliques ou diastoliques (et dans ces cas soit holo, soit proto, soit méso, soit télésystoliques ou diastoliques). L'auscultation peut encore trouver un 3ᵉ ou un 4ᵉ bruit du cœur, un frottement péricardique, un claquement ou clic, systolique plus souvent que diastolique, etc.

5° **Examen des poumons.** — Il doit se faire comparatif, d'un poumon à l'autre, en avant comme en arrière et sur les lignes axillaires.

— Il peut découvrir des râles fins aux deux bases (poumon de stase), un foyer submat avec râles (embolie pulmonaire s'il y a eu point de côté ?), un syndrome pleural uni ou bilatéral (I.V.G. ?).

6° ***Examen de l'abdomen et des fosses lombaires.*** — La taille du foie est systématiquement appréciée. Un gros foie, élastique, douloureux en masse, s'accompagnant d'un reflux hépato-jugulaire, a des chances d'être un foie cardiaque. Un gros foie, dur, non douloureux, peut être cirrhotique, néoplasique, mais aussi hémochromatosique. Un foie expansif à la systole signe l'insuffisance tricuspidienne.

— Une splénomégalie doit toujours être recherchée, surtout s'il s'agit d'un valvulaire fébrile (endocardite bactérienne).

— Une ascite, accompagnant un foie cardiaque, doit toujours être dépistée par percussion des flancs.

— L'aorte abdominale doit être palpée au-dessus et au niveau de l'ombilic. On peut ainsi parfois découvrir une masse expansive (anévrisme), siège parfois d'un souffle.

— Les fosses lombaires sont systématiquement explorées (douleurs et surtout gros reins, parfois souffle transmis).

7° ***Examen des membres.*** — Aux membres supérieurs : on note d'abord l'existence ou non d'un hippocratisme (cardiopathies congénitales cyanogènes, bronchopneumopathie chronique, endocardite bactérienne), d'une cyanose des extrémités, d'éventuelles acroscléroses (syndrome de Raynaud, sclérodermie), d'une distension veineuse. On s'assure de la qualité des pouls radiaux, cubitaux, huméraux, parfois bondissants (I.A.), parfois asymétriques (affection de la crosse aortique ?). On prend la tension artérielle, en position debout puis couchée après repos. On peut encore, au lit du malade, apprécier la pression veineuse (normale : inférieure à 13 cm d'eau), la vitesse circulatoire (temps bras-langue au déhydrocholate de sodium; normale : de 10 à 16 secondes).

— Aux membres inférieurs : on note d'emblée l'existence ou non de varices (avec ou sans dermite ocre, avec ou sans ulcères), d'amyotrophies musculaires, d'escarres, d'œdèmes (à rechercher aux chevilles, et aux cuisses chez les alités). On étudie la couleur et la chaleur cutanées. On palpe les trajets veineux à la recherche d'une douleur, parfois réveillée par la dorsi-flexion (signe d'Homans des phlébothromboses). On palpe les artères aux arcades crurales, aux creux poplités, aux pieds (pédieuses et tibiales postérieures). On procède, à plusieurs niveaux, à la prise des oscillations.

III. — L'EXAMEN RADIOLOGIQUE DE ROUTINE (fig. 1)

Il doit comporter au moins un examen radioscopique, des clichés en 4 incidences et, si possible, dans certains cas, un examen à l'amplificateur de brillance.

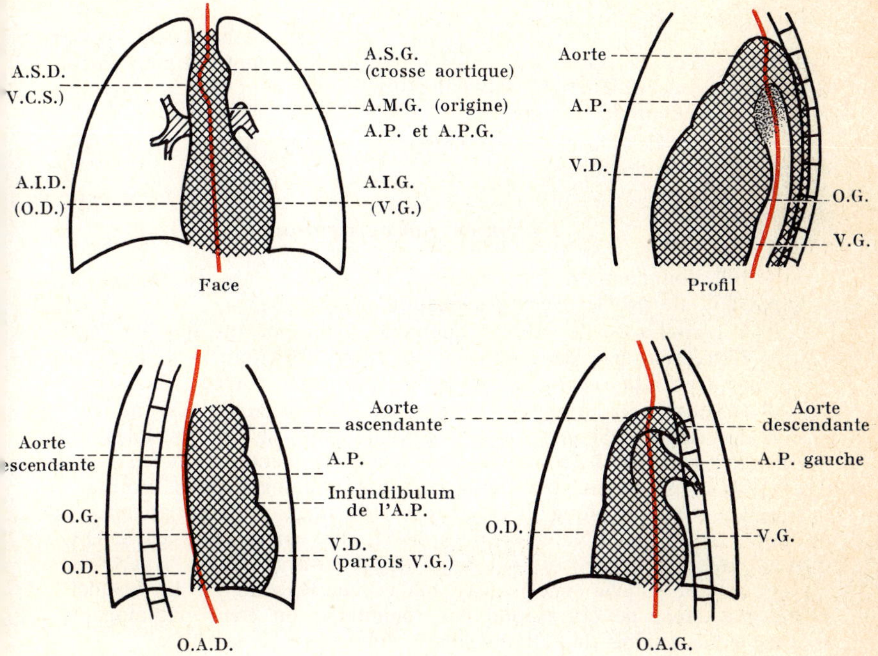

FIG. 1. — *Radiologie sous 4 incidences.*

1° *L'examen radioscopique*

— Il est irremplaçable pour juger de la dynamique cardio-vasculaire et, par conséquent, pour apprécier un cœur « immobile » (péricardites, cœur amyloïde, gros cœur myxœdémateux, etc.), une sonnette cardio-aortique (syndrome de l'insuffisance aortique), une expansion anévrismale du myocarde ou de l'aorte, une expansion de l'oreillette gauche (I.M.), une expansion des artères pulmonaires (exagération du débit de certaines C.I.A. et C.I.V.).

— L'opacification simultanée de l'œsophage cerne l'O.G. et en apprécie mieux l'éventuelle expansion; en diaphragmant, on peut parfois percevoir des calcifications valvulaires (mais elles sont mieux appréciées à l'amplificateur de brillance).

— L'état des plèvres et des parenchymes pulmonaires doit terminer cet examen radioscopique.

2° *L'examen radiographique*

— Il doit comporter au moins 4 clichés (de face, en O.A.D., en O.A.G. et de profil) avec opacification de l'œsophage.

— L'intérêt est de fixer les anomalies et de pouvoir ainsi en apprécier l'évolution par des contrôles ultérieurs, notamment à partir du *rapport cardio-thoracique*, de face, en inspiration forcée ($N \leq 0{,}5$).

— Mais la radiographie (comme la radioscopie) n'exprime guère que des ombres. Si elle est sans pareille pour déceler les dilatations des cavités et les déformations de l'aorte, elle peut induire en erreur, en plus et en moins. Un cœur peut être radiologiquement normal et cependant pathologique : c'est le cas des affections coronariennes au début, de certaines valvulopathies (R.M. peu serré, sans grosse O.G., sans grosses pulmonaires — I.A. au début ou avec simple hypertrophie ventriculaire gauche concentrique, maladie de Roger, etc.). En revanche, **un gros cœur ne correspond pas toujours à un cœur pathologique : c'est le cas parfois de certains cœurs d'obèses ou de sportifs.**

IV. — L'ÉLECTROCARDIOGRAMME

(fig. 2 à 11)

L'électrocardiogramme est devenu un examen de routine en cardiologie. On ne peut lui réserver, dans ce court manuel, que quelques propos généraux.

1° *Principe, technique et lecture*

— L'électrocardiogramme est l'enregistrement des courants d'action du myocarde. Le phénomène étant spatial, on en recueille la projection dans le plan frontal (dérivations bipolaires : D1, D2, D3, et unipolaires des membres : aVR, aVL, aVF) et sur le précordium (dérivations de routine de V1 à V7 et dérivations de complément à savoir V3R, V4R, etc. V8, V9, VE). L'enregistrement suppose un étalonnage sur papier millimétré (1 cm pour 1 mV) et un déroulement défini (habituellement 1 mm = 0,04 sec).

— La lecture d'un ECG doit être menée systématiquement (cf. tableau), définissant le rythme, l'espace PR, les caractéristiques de l'onde P de dépolarisation auriculaire ($\widehat{AP}$, durée de P, amplitude de P2), celles de l'onde QRS de dépolarisation ventriculaire ($\widehat{AQRS}$, durée de $\widehat{QRS}$), celles de l'onde T de repolarisation ventriculaire ($\widehat{AT}$ et forme de ST et de T). Dans le précordium, on précise la zone de transition puis les aspects de l'onde P en V1 et V6, les retards des déflexions intrinsécoïdes droite (D.I.D.) et gauche (D.I.G.), l'amplitude de R en V1 et en V6, le rapport $\frac{R}{S}$ en V1 et en V6, la morphologie de ST-T et l'index de Sokolow-Lyon. On peut enfin calculer l'espace Q.T. Tous ces critères ont des limites normales définies (cf. tableau).

2° *Principaux renseignements électrocardiographiques*

On en citera l'essentiel. Il peut s'agir :

- **De troubles du rythme** (cf. *Troubles du rythme*).
- **D'hypertrophies auriculaires :**
  — H.A.D. si P excède 2,5 mm en D2 et si PV1 est positive, pointue, parfois diphasique, excédant 2 mm;
  — H.A.G. si la durée de P est égale ou supérieure à 0,12 sec avec une morphologie bifide en V5-V6 et « en miroir » en V1.
- **D'hypertrophies ventriculaires :**
  — H.V.D. si $\widehat{AQRS}$ est au-delà de + 110° avec $\widehat{AT}$ gauche d'où une divergence des axes; si, en V1, R = S ou s'il existe soit un aspect rSR' soit une onde R exclusive ou dominante avec inversion asymétrique de T dans le précordium droit; si, en V5, S est plus grande que R, et si. en V6, S est supérieure à $\frac{R}{2}$;
  — H.V.G. si $\widehat{AQRS}$ est au-delà de — 30°, avec $\widehat{AT}$ droit d'où une divergence des axes; si, en V1, l'onde S est profonde; si, en V6, l'onde R est augmentée; si l'onde T est inversée asymétrique dans le précordium gauche; si l'index de Sokolow excède 40 mm; si la zone de transition est déviée vers la droite.
- **De blocs de branche :**
  — droit, s'il existe une onde S empâtée en D1 et V5-V6, un aspect rSr' ou rSR' en V1-V2 avec onde T négative asymétrique dans le précordium droit;

— gauche, s'il existe une onde R crochetée, en plateau, en D1 et surtout en V5-V6 où l'onde q a disparu au profit d'un empâtement de l'origine de R;

— dans les deux cas, le bloc est complet si la durée de QRS égale ou excède 0,12 sec et le retard de la déflexion intrinsécoïde correspondante égale ou excède 0,08 sec. Au-dessous de ces chiffres, on parle de bloc incomplet.

• **D'hémiblocs gauches :**

— antérieur : AQRS gauche à — 30° ou plus à gauche, avec aspect qR en aVL et rS en D3;

— postérieur : AQRS droit à + 90° ou plus à droite, avec aspect rS en aVL et qR en D3.

• **De courants de nécrose, de lésion et d'ischémie :**

— nécrose, caractérisée par une onde Q plus ou moins profonde mais large égalant ou excédant 0,04 sec;

— lésion, exprimée par une dénivellation de ST, soit au-dessus (lésion sous-épicardique), soit au-dessous (lésion sous-endocardique) de la ligne iso-électrique;

— ischémie, dite « primaire » (si elle n'est pas « secondaire » à un trouble de la dépolarisation), marquée par une onde T symétrique et pointue, soit positive (ischémie sous-endocardique), soit négative (ischémie sous-épicardique).

• **D'autres anomalies de la repolarisation,** parfois liées à une péricardite, à des troubles ioniques, à une digitalisation.

3° *Limites de l'électrocardiographie*

La lecture d'un ECG est une chose et son interprétation en est une autre. Et ceci pour trois motifs (Lenègre) :

— Les maladies du cœur ne modifient pas toujours les tracés électriques et inversement un tracé anormal ne correspond pas fatalement à une maladie cardiaque.

— Une même anomalie peut relever de causes très différentes, donc d'étiologies diverses, cardiaques ou non.

— Il n'y a pas de démarcation nette entre les valeurs normales et pathologiques mais, bien au contraire, une zone de chevauchement.

Il convient donc, après une lecture « aveugle » de l'ECG, de replacer les renseignements qu'il apporte dans le contexte radio-clinique.

***

Au terme de cet « examen cardiologique standard », il est très fréquent que le diagnostic soit ou formellement posé ou nettement orienté. Dans ce dernier cas, il convient de le compléter par d'autres examens complémentaires biologiques ou cardiologiques.

Morphologies et appellations des complexes.

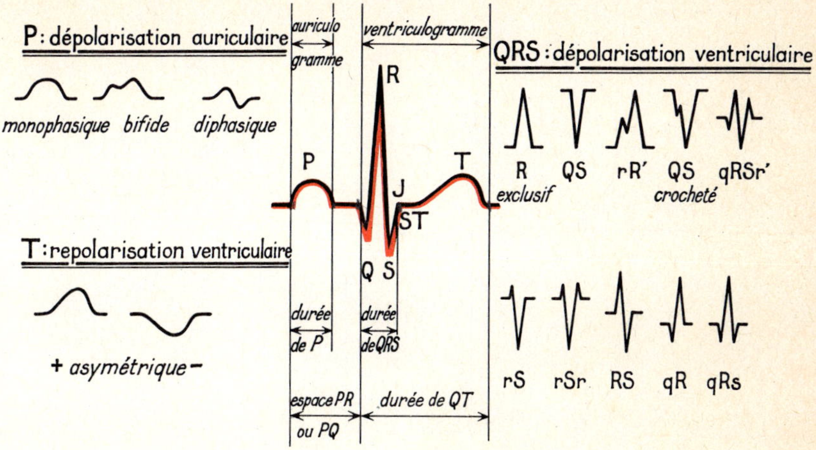

Critères d'un ECG normal.

Rythme sinusal.
PR : 0,12 à 0,20 sec

FRONTALES

AP : de 0° à + 80°.
P : ⩽ 0,11 sec.
P2 : < 2,5 mm.
AQRS : de — 30° à + 110°.
QRS : < 0,10 sec.
AT (1) : de — 10° et + 70°.
ST iso-électrique, T asymétrique.
QT : *voir abaques spéciaux.*

PRÉCORDIALES

Transition : V3 V4.
PV1 : < 2 mm.
PV6 : positive, parfois bifide mais ⩽ 0,11 sec.
DID (2) : ⩽ 0,03 sec. DIG : ⩽ 0,05 sec.
RV1 : ⩽ 8 mm. R/S en V1 : < 1.
RV6 : ⩽ 25 mm. R/S en V6 : > 2.
ST-T : T asymétrique + depuis V2 (après 16 ans).
SOKOLOW-LYON (3) : ⩽ 40 mm.
SV2 + RV7 ⩽ 35 mm.

(1) La divergence des axes de QRS et de T doit être inférieure à 90°.
(2) DID = retard de la déflexion intrinsécoïde droite. — DIG = retard de la déflexion intrinsécoïde gauche.
(3) L'index de SOKOLOW-LYON est la somme arithmétique de SV1 + RV5 ou RV6 (on choisit, entre ces deux dérivations, celle ou R est le plus ample).

FIG. 2. — *Electrocardiogramme* (planche extraite de *Electrocardiographie pratique,* par R. RULLIÈRE, Masson et Cie, édit.).

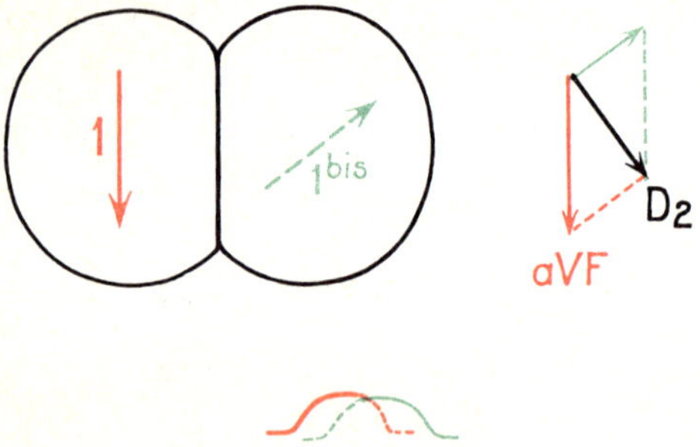

L'activation des oreillettes n'est pas absolument simultanée. La situation du pacemaker sinusal fait que l'oreillette droite est activée d'abord. L'oreillette gauche commence à se dépolariser environ 0,03 seconde après le début de la dépolarisation de l'oreillette droite. Les vecteurs de dépolarisation ont une direction différente pour les deux oreillettes. Pour l'oreillette droite, le vecteur-résultante est vertical, et presque frontal quoiqu'un peu dirigé vers l'avant. Pour l'oreillette gauche, le vecteur-résultante est dirigé vers la gauche, un peu au-dessus de l'horizontale et un peu vers l'arrière par rapport au plan frontal.

Ainsi, l'onde P apparemment monophasique est, en fait, constituée par la juxtaposition des dépolarisations des deux oreillettes. La partie initiale de P est d'origine auriculaire droite, la partie terminale d'origine auriculaire gauche. Ce fait a une grande importance pour expliquer les répercussions morphologiques de l'hypertrophie d'une oreillette.

Enfin, la direction des vecteurs auriculaires droit et gauche explique que la résultante finale (c'est-à-dire l'axe de P) soit à peu près frontale, dirigée vers la gauche et plus ou moins voisine de D_2. Chez le sujet âgé, elle tend à s'horizontaliser. C'est pourquoi l'axe moyen de P est normalement compris entre 0° et + 80°.

FIG. 3. — *Dépolarisation auriculaire* (planche extraite de *Electrocardiographie pratique,* par R. RULLIÈRE, Masson et Cie, édit.).

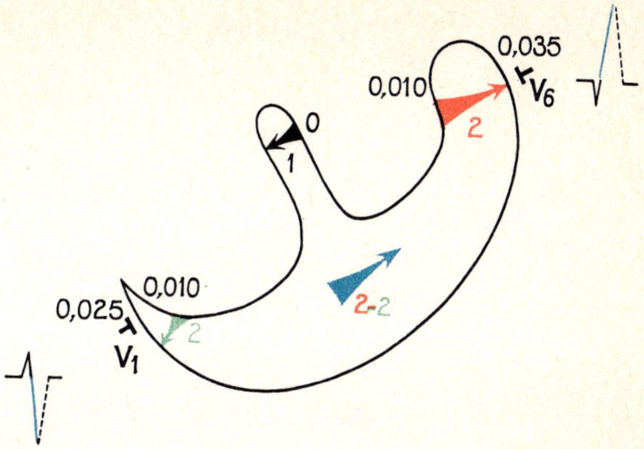

La dépolarisation ventriculaire normale commence dans la partie haute et postérieure du septum, tout à fait à gauche dans les couches directement sous-endocardiques gauches. *Les premiers vecteurs sont orientés vers l'endocarde septal droit* (1) Ensuite la dépolarisation du septum moyen et inférieur se fait, aussi bien à droite qu'à gauche, à partir de l'endocarde par des vecteurs qui vont à la rencontre les uns des autres. Enfin la dépolarisation des couches musculaires murales se fait de l'endocarde vers l'épicarde (2).

La dépolarisation du ventricule droit est contemporaine de celle du ventricule gauche. *A chaque moment les vecteurs gauches sont prépondérants sur les vecteurs droits* si bien que la résultante est orientée — comme les vecteurs gauches — vers la gauche (2-2). On comprend ainsi la morphologie du ventriculogramme en V1 où *r exprime les vecteurs septaux supérieurs et S la somme des vecteurs gauches diminués des vecteurs droits.* En V6, q est d'origine septale haute, R est de même origine que S en V1.

La dépolarisation, qui commence pour les ventricules au temps 0, arrive aux points extrêmes sous-endocardiques droit et gauche en 0,010 sec. La traversée des couches myocardiques murales est plus lente, si bien que *la dépolarisation se termine à droite avec un retard de 0,025 sec, à gauche avec un retard de 0,035 sec : chiffres qui expriment le retard de la déflexion intrinsèque.* En effet, à partir de ce moment, le stylet revient passivement à la ligne iso-électrique. En pratique clinique, on parle de retard de la déflexion « intrinsécoïde » car l'électrode réceptrice est éloignée de l'épicarde. Il se mesure du début de QRS au début de la dernière pente de R (ou R'). Il exprime : estimé en V1 ou V2, le temps total de la dépolarisation ventriculaire droite (D.I.D.) — estimé en V5 ou V6, le temps total de la dépolarisation ventriculaire gauche (D.I.G.).

FIG. 4. — *Dépolarisation ventriculaire* (planche extraite de *Electrocardiographie pratique,* par R. RULLIÈRE, Masson et Cie, édit.).

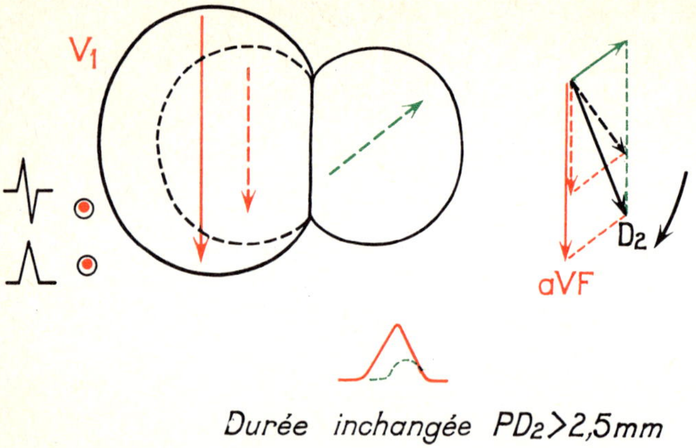

FIG. 5. — *Hypertrophie auriculaire droite* (H.A.D.) (planche extraite de *Electrocardiographie pratique,* par R. RULLIÈRE, Masson et Cie, édit.).

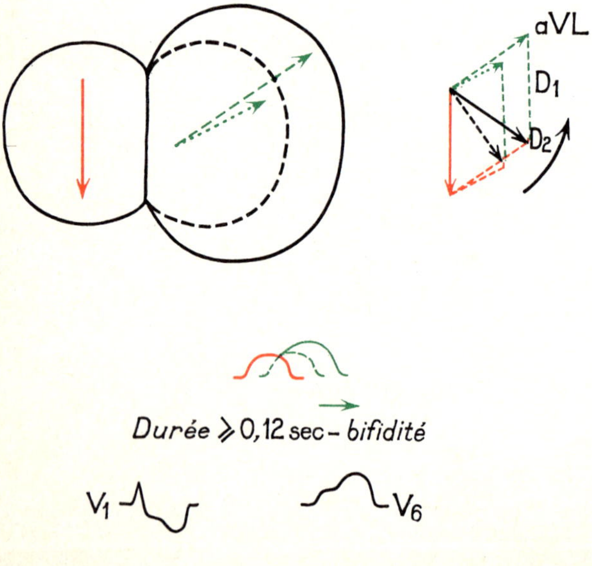

FIG. 6. — *Hypertrophie auriculaire gauche* (H.A.G.) (planche extraite de *Electrocardiographie pratique,* par R. RULLIÈRE, Masson et Cie, édit.).

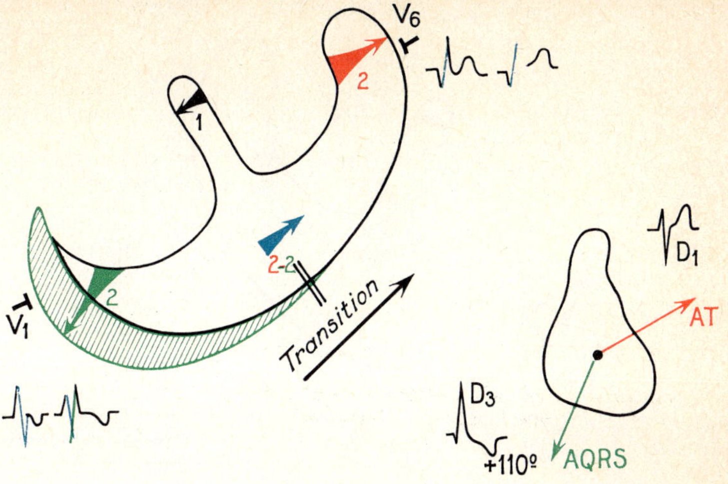

FIG. 7. — *Hypertrophie ventriculaire droite* (H.V.D.) (planche extraite de *Electrocardiographie pratique,* par R. RULLIÈRE, Masson et Cie, édit.).

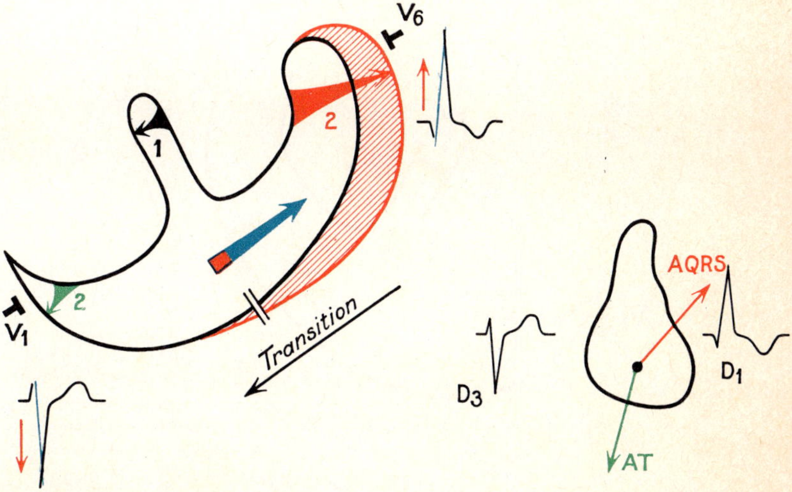

FIG. 8. — *Hypertrophie ventriculaire gauche* (H.V.G.) (planche extraite de *Electrocardiographie pratique,* par R. RULLIÈRE, Masson et Cie, édit.).

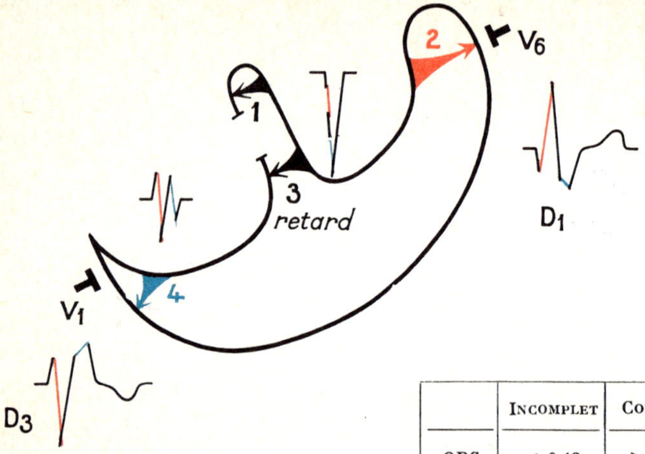

	INCOMPLET	COMPLET
QRS	< 0,12	⩾ 0,12
DID	< 0,08	⩾ 0,08

FIG. 9. — *Bloc de branche droite* (B.B.D.) (planche extraite de *Electrocardiographie pratique*, par R. RULLIÈRE, Masson et Cie, édit.).

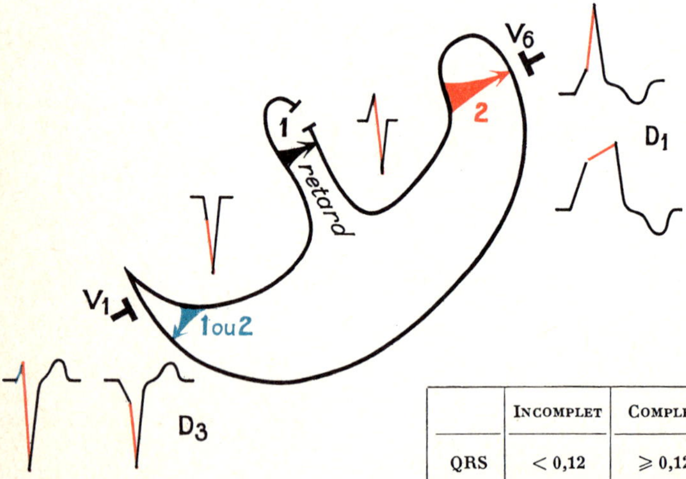

	INCOMPLET	COMPLET
QRS	< 0,12	⩾ 0,12
DIG	< 0,08	⩾ 0,08

FIG. 10. — *Bloc de branche gauche* (B.B.G.) (planche extraite de *Electrocardiographie pratique*, par R. RULLIÈRE, Masson et Cie, édit.).

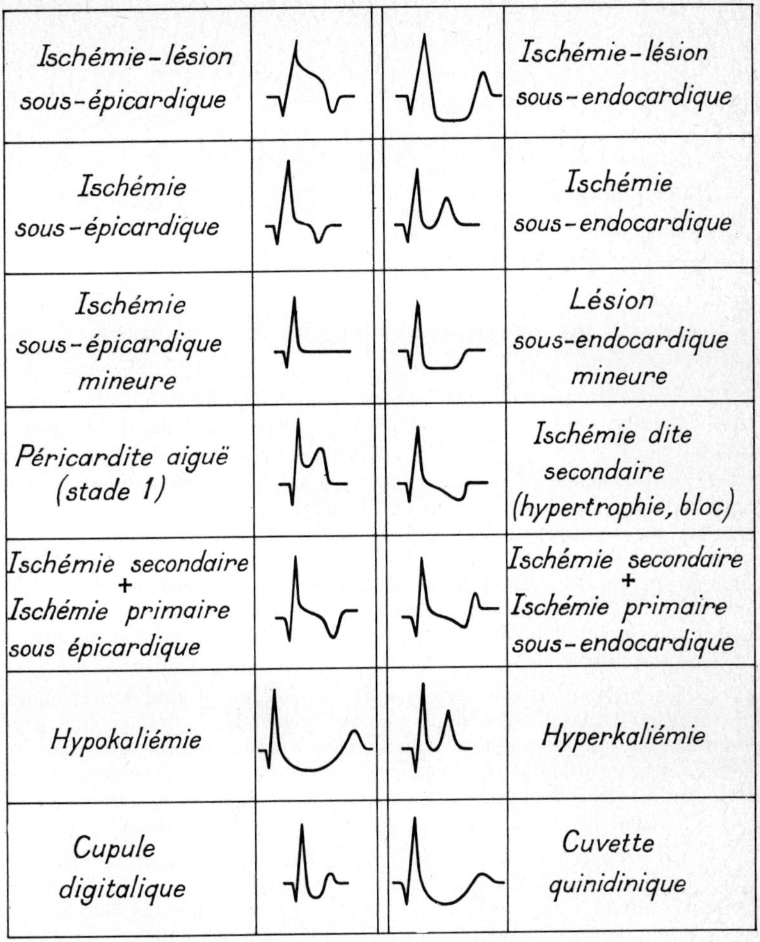

FIG. 11. — *Anomalies de repolarisation* (R. RULLIÈRE, *Electrocardiographie pratique*, Masson et Cie, édit.).

LES EXAMENS BIOLOGIQUES ET CARDIOLOGIQUES DE COMPLÉMENT

I. — LES EXAMENS BIOLOGIQUES ET APPARENTÉS

Ils sont fort nombreux et l'on ne saurait ici être exhaustif. Toutefois, l'examen cardiologique « standard » permet souvent de les sélectionner.

1° *En présence d'une cardiopathie valvulaire,* on demandera, d'une part des examens pouvant prouver l'étiologie rhumatismale (antistreptolysines) ou son évolutivité (V.S., électrophorèse, fibrinémie); d'autre part, s'il s'agit d'une I.A., des réactions pouvant assurer l'étiologie syphilitique (B. W., réactions de floculation, test de Nelson). Dès qu'il existe une fièvre, l'hypothèse d'une endocardite bactérienne doit faire exiger : au moins 9 hémocultures, un débit-minute urinaire (hématurie), une électrophorèse...

2° *En présence d'une cardiopathie ischémique,* il faut tout d'abord s'assurer qu'il existe ou non un diabète (glycémie, hyperglycémie provoquée), ou une anomalie du métabolisme lipidique (cholestérolémie, lipémie, triglycéridémie, lipidogramme). Une douleur anginoïde tant soit peu durable fait demander des dosages quotidiens des transaminases S.G.O.T. dont l'élévation suggère une nécrose myocardique.

3° *En présence d'une maladie hypertensive,* il est important d'exiger un bilan rénal (débit-minute urinaire, azotémie, P.S.P., Van Slyke, ionogramme, albuminurie, uroculture), voire, dans certains cas, un dosage des catécholamines urinaires et de l'acide vanilmandélique (V.M.A.).

4° *En présence d'une cardiomyopathie,* d'aspect plus ou moins primitif, il faut doser le fer sérique et le coefficient de saturation de la sidérophyline (hémochromatose), rechercher des cellules de Hargraves (lupus) et exiger des biopsies diverses (cutanées, musculaires, gingivales, hépatiques) afin d'affirmer ou d'infirmer une péri-artérite noueuse, une sclérodermie, une dermatomyosite, une hémochromatose, une amyloïdose, etc.

5° *En présence d'une fibrillation auriculaire avec ou sans insuffisance cardiaque* chez un sujet d'âge moyen et en l'absence d'une étiologie définie, il faut savoir suspecter une hyperthyroïdie et demander un réflexogramme, un dosage de l'iode protéique et une fixation thyroïdienne de l'I. 131.

6° *Dans presque tous les cas, enfin, il est essentiel de vérifier la crase sanguine* en raison des risques thrombo-emboliques des valvulaires et des risques thrombotiques des coronariens. On fait appel au taux de prothrombine couplé au test à l'héparine, ou au thromboélastogramme (cf. maladie thrombo-embolique).

II. — LES MÉCANOGRAMMES

Ils représentent une acquisition cardiologique fondamentale, dans la mesure où, explorations non sanglantes, ils ne font courir aucun risque au malade. Leur étude est couplée à l'enregistrement d'une dérivation électrocardiographique. Ils consistent essentiellement en : phonocardiogramme, apexogramme, carotidogramme, jugulogramme.

1° Le phonocardiogramme
(fig. 12 et 13)

- Il sert, par le jeu d'un microphone, d'un amplificateur et d'un enregistreur, à inscrire les phénomènes vibratoires précordiaux dont certains seulement sont perçus à l'auscultation. Des filtres permettent de sélectionner les basses, moyennes ou hautes fréquences. Le microphone est appliqué aux foyers classiques d'auscultation et au foyer d'audibilité maximum.
- Il enregistre donc les bruits du cœur :
  - — B1, maximum à la pointe, de durée moyenne de 0,12 à 0,14 sec, apparaissant 0,02 sec après le début de QRS, fait de quatre composantes dont l'interprétation est discutée. Il correspond, *grosso modo,* à la fermeture mitro-tricuspidienne (2ᵉ et 3ᵉ composantes);
  - — B2, maximum à la base, de durée inférieure à 0,10 sec, apparaissant juste à la fin de T, fait de 2 composantes correspondant à la fermeture des sigmoïdes aortiques (A2) puis, 0,02 à 0,03 sec plus tard, à la fermeture des sigmoïdes pulmonaires (P2), ce bruit étant atténué par rapport à A2;
  - — B3, maximum dans la région endo-apexienne, de durée allant de 0,06 à 0,08 sec, de faible amplitude, survenant 0,12 à 0,14 sec après le début de A2, fait de 3 ou 4 oscillations, bruit de remplissage ventriculaire rapide mais passif;
  - — B4, non audible chez le sujet normal, fait de deux sortes de vibrations : les unes de basse fréquence, survenant de 0,07 à 0,14 sec après le début de P et en rapport avec la contraction auriculaire — les autres, de haute fréquence, survenant de 0,20 à 0,24 sec après le début de P et en rapport avec la surdistension ventriculaire secondaire à la systole auriculaire.

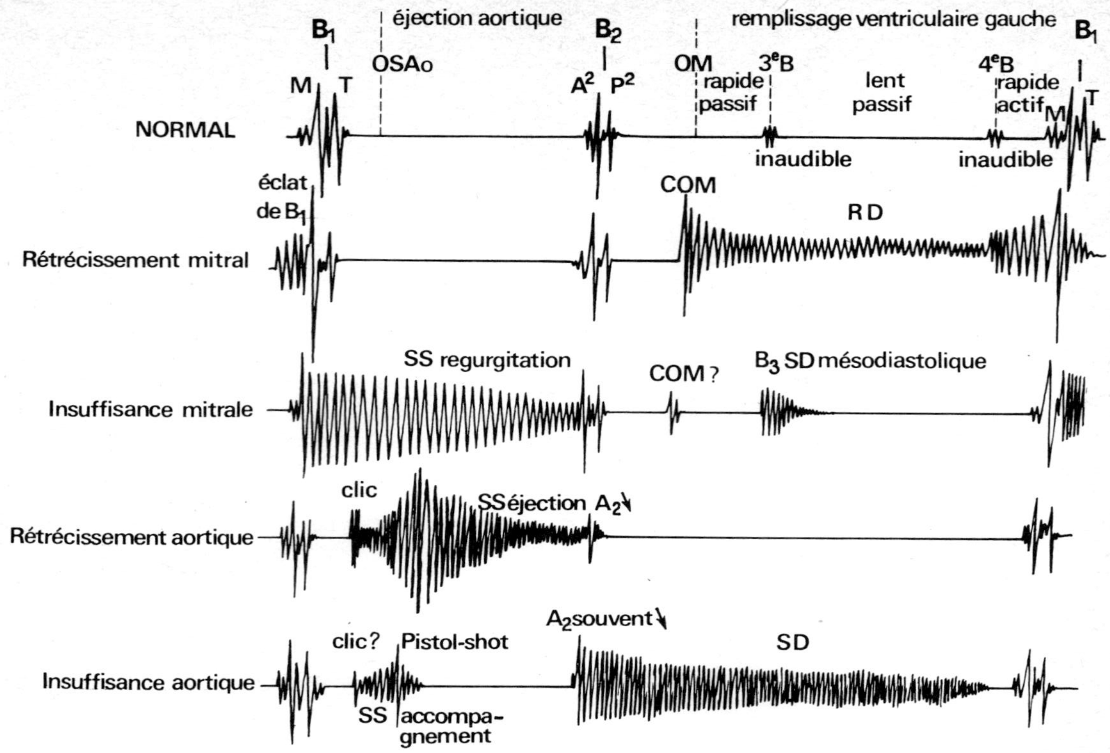

FIG. 12. – *Bruits et souffles.*

• L'intérêt du phonocardiogramme est d'être plus objectif que l'auscultation à l'oreille. Il peut préciser le temps exact d'un souffle et sa durée dans le silence considéré (souffles proto, méso, télé, holo-systoliques ou diastoliques). La forme du souffle permet d'opposer schématiquement les souffles *rectangulaires de régurgitation* (I.M., I.A.) aux souffles *losangiques d'éjection* (R.A., R.P.). Le phonocardiogramme enregistre encore les galops, le C.O.M. (claquement d'ouverture mitrale), les clics d'éjection, le pistol-shot, etc. Il est utilement couplé aux autres mécanogrammes.

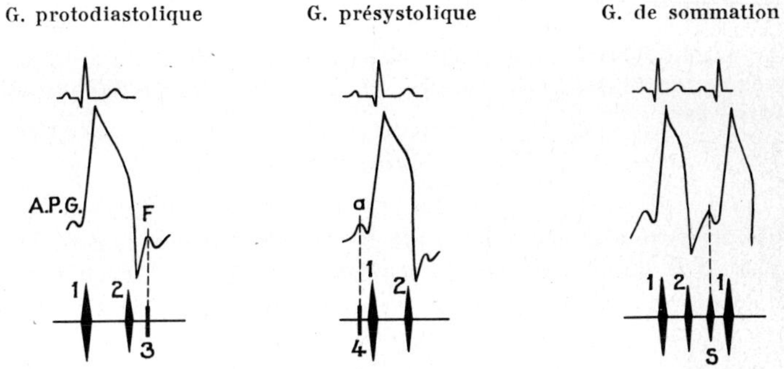

FIG. 13. — *Phonocardiogramme : les trois bruits de galop* (d'après *Les mécanogrammes,* par SERRADIMIGNI et coll., Maloine, edit.).

2° *L'apexogramme*
(fig. 14)

• Il enregistre les mouvements de la pointe du cœur, le capteur étant placé dans l'espace intercostal où la pulsation est la plus nette.

• La courbe inscrit en AC la phase de contraction isométrique, B marquant la fermeture de la mitrale. C marque le début de l'éjection aortique et O l'ouverture de la mitrale (repère du C.O.M.). Le remplissage ventriculaire se fait en 3 étapes : de remplissage rapide et passif (R.R.), de remplissage lent et passif (R.L.) et de remplissage rapide et actif lié à la contraction auriculaire (C.A., onde *a*). L'onde F est contemporaine de B3.

• L'apexogramme est surtout très utile pour apprécier le jeu de la mitrale (cf. R.M. et I.M.).

3°. *Le carotidogramme*
(fig. 15)

• Il enregistre le pouls carotidien, le capteur étant placé à l'endroit où les pulsations carotidiennes sont les plus nettes.

• La courbe commence en A, soit de 0,02 à 0,03 sec après l'ouverture des sigmoïdes aortiques. La durée AB mesure le temps d'ascension (0,06 à 0,12 sec). C, incisure catacrote, marque la fermeture des sigmoïdes aortiques et permet de repérer A2 sur le phonocardiogramme (A2 précède de 0,02 à 0,03 sec). La durée AC mesure le temps d'éjection ventriculaire gauche : on l'évalue habituellement par rapport à la durée du cycle précédent $\left(\frac{\text{temps d'éjection AC}}{\sqrt{\text{durée du cycle}}} \# < 0{,}30 \text{ sec}\right)$.

• Le carotidogramme est très précieux dans le diagnostic des affections valvulaires aortiques (R.A. surtout) et dans celui des cardiomyopathies obstructives.

4° *Le jugulogramme*
(fig. 16)

• Il enregistre le pouls veineux jugulaire (reflet des pressions de l'O.D.) en plaçant le capteur sur le bulbe jugulaire (difficultés techniques).

• La courbe est très complexe et comprend, en rythme sinusal, plusieurs « accidents » : « a » correspond à la contraction de l'O.D. — « c » est liée soit au début de l'éjection carotidienne, soit au bombement de la tricuspide — « x » est contemporain de la systole ventriculaire droite et lié surtout au retrait du plancher auriculo-ventriculaire — « v » marque, en son sommet, l'ouverture de la tricuspide — « y » correspond à la fin du remplissage rapide et passif du V.D.

• Le jugulogramme est précieux pour dépister une insuffisance ou un rétrécissement tricuspidiens et une péricardite constrictive.

III. — LES CATHÉTÉRISMES CARDIAQUES
(fig. 17 et 20)

*1° **Le cathétérisme cardiaque droit*** consiste à introduire une sonde spéciale dans une veine du pli du coude et à la pousser, sous surveillance radioscopique, successivement dans la V.C.S., l'O.D., le V.D., l'A.P. puis à la bloquer dans une ramification artérielle pulmonaire (pression dite « capillaire »).

*2° **Le cathétérisme cardiaque gauche*** est plus délicat. L'abord des cavités gauches a pu se faire par voie transbronchique sous bronchoscopie (abord de l'O.G.), par voie directe transthoracique (abord de l'O.G. et/ou du V.G.). La voie transseptale (abord de l'O.G. par perforation du septum interauriculaire à partir de l'O.D. cathétérisée par la veine saphène) est rarement de mise. La voie la plus employée est la voie rétrograde à partir de l'artère fémorale ou de l'artère humérale.

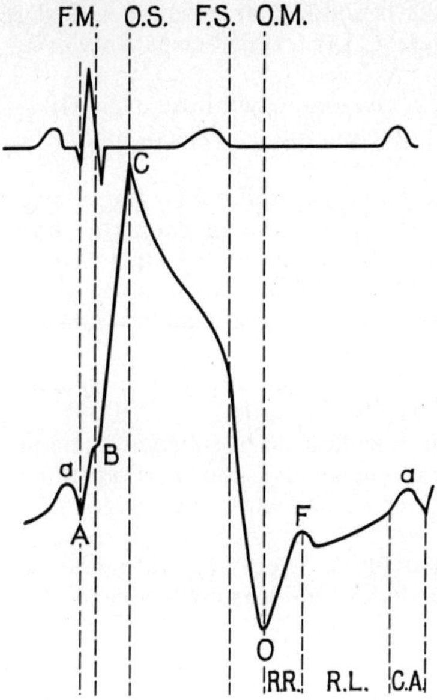

FIG. 14. — *Apexogramme.*

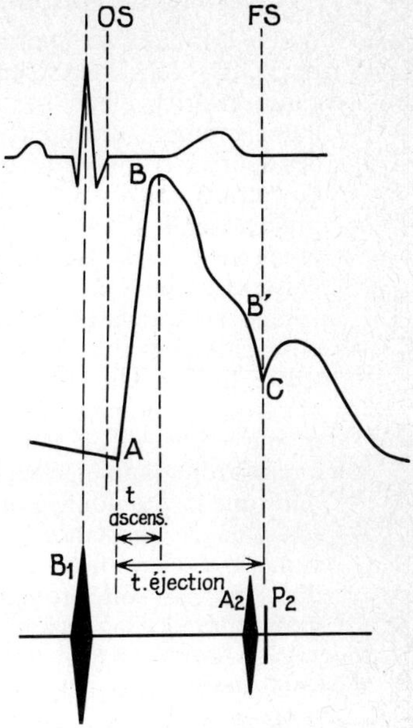

FIG. 15. — *Carotidogramme.*

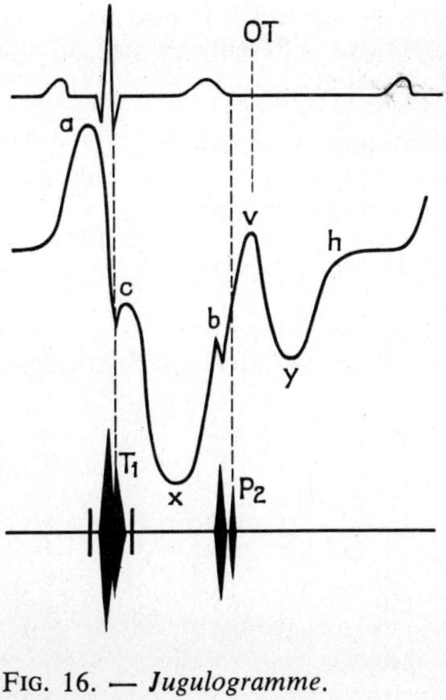

FIG. 16. — *Jugulogramme.*

(D'après
Les mécanogrammes,
par SERRADIMIGNI et coll.,
Maloine, édit.)

3° ***Les renseignements fournis*** sont multiples :

— trajets normaux ou anormaux de la sonde (par exemple : passage de l'O.D. dans l'O.G. en cas de C.I.A., trajet en φ en cas de canal artériel, etc.);

— enregistrement des courbes des pressions cavitaires, avec études des courbes en plusieurs points pour les régions d'éjection (courbes de retrait);

— prélèvements d'échantillons sanguins aux différents étages avec étude de l'oxymétrie, pour déceler un shunt (par exemple : enrichissement en O2 à l'étage auriculaire bas en cas de C.I.A., à l'étage ventriculaire en cas de C.I.V., etc.);

— enregistrement des bruits intracardiaques grâce à un micromanomètre fixé en tête du cathéter;

— électrocardiographie intracavitaire grâce à une sonde spéciale munie d'une pièce jouant le rôle d'électrode;

— angiocardiographie sélective par injection de la substance opaque dans une cavité donnée (proche d'une sténose, proche d'un shunt);

— injection de substances « traçantes » : soit colorants, avec prélèvement d'échantillons de sang artériel périphérique (épreuve de dilution), — soit produits radio-actifs, avec exploration scintigraphique de la région précordiale (radiocardiographie).

4° ***Certains calculs*** permettent de définir :

— *le débit cardiaque :* (N = 5 à 6 l/min)

$$DC = \frac{\text{consommation de } O_2 \text{ en cm}^3/\text{min}}{O_2 \text{ sang artériel (en cm}^3/\text{l)} - O_2 \text{ sang veineux mêlé (en cm}^3/\text{l)}}$$

— *l'index cardiaque* qui est le débit cardiaque ramené au mètre carré de surface corporelle (N = 3,1 à 3,5 l/min/m²);

— *les débits pulmonaire et systémique* différents en cas de shunt, d'où, par déduction, le débit du shunt;

— *la surface mitrale;*

— *les résistances vasculaires,* d'une part périphériques (850 à 1.800 dynes/cm^{-5}/sec, en moyenne 1.200); d'autre part pulmonaires (100 à 250 dynes/cm^{-5}/sec, en moyenne 150).

PRESSIONS EN MM HG (MAURICE ET SCEBAT)
(chez l'adulte).

	Systolique	*Diastolique*	*Moyenne*
O.D.	—	—	2
V.D.	25	0	8
A.P.	25	8	12
C.P.	—	—	8
O.G.	—	—	7
V.G.	120	2	40
Ao	120	65	85
Humérale	130	60	85
Fémorale	140	55	85

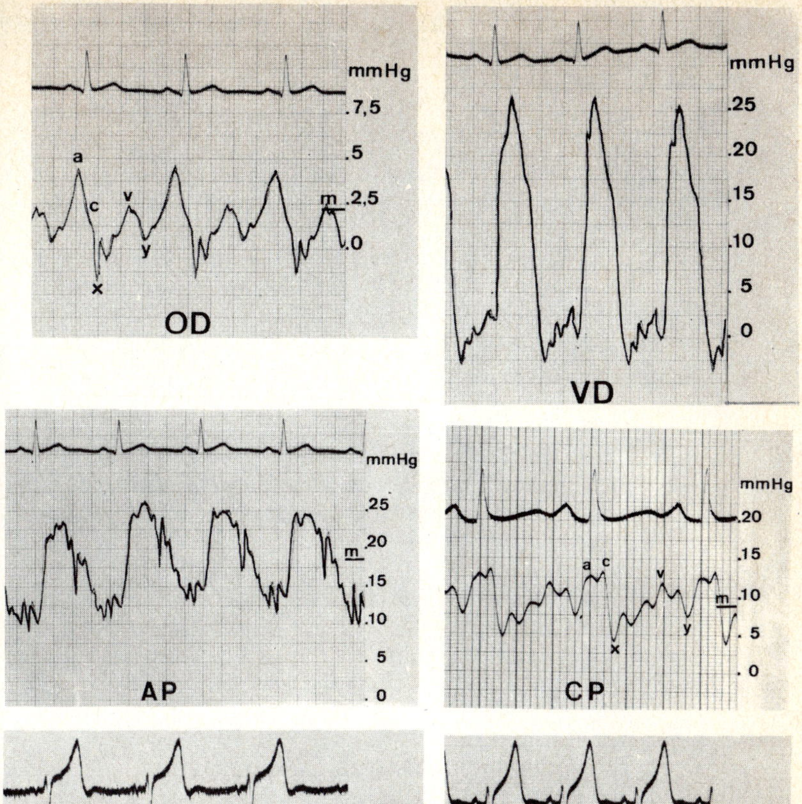

FIG. 17. — *Cathétérismes : courbes de pressions* (service du Pr LENÈGRE).

5° ***Intérêt pratique.*** — Le cathétérisme cardiaque n'est pas une méthode absolument sans danger. On doit donc en peser les indications. Son intérêt est grand, à titre d'exemples, dans :

— *les valvulopathies* où il décèle :
  — les gradients de pressions de part et d'autre d'un rétrécissement,
  — les modifications de morphologie de la courbe auriculaire concernée en cas d'insuffisance mitrale ou tricuspidienne;

— *les malfaçons congénitales* où il renseigne :
  — par les trajets anormaux de la sonde,
  — par les modifications des pressions en amont et en aval des sténoses,
  — par les variations de l'oxymétrie qui décèlent les shunts et permettent l'évaluation de leur débit,
  — par l'analyse des courbes de dilution qui permettent la localisation du shunt en jouant sur les points d'injection et de prélèvement;

— *la péricardite constrictive,* où la courbe ventriculaire, droite surtout, décrit le dip-plateau, non absolument spécifique cependant;

— *l'insuffisance cardiaque,* caractérisée par une élévation de la pression télédiastolique du ventricule considéré et habituellement (mais non toujours) par une chute du débit cardiaque.

IV. — ANGIOCARDIOGRAPHIE, ANGIOGRAPHIES (fig. 18 et 19)

Toutes ces méthodes consistent à opacifier les vaisseaux et les cavités cardiaques à partir de produits iodés dont la concentration peut aller de 60 % à 100 % selon les cas et les indications. Leur risque est certain, parfois vital.

1° ***L'angiocardiographie par voie veineuse*** est la technique « standard », par injection dans la veine basilique au pli du coude. Le produit de contraste utilisé doit être à forte concentration en raison de la dilution progressive. La pression d'injection doit être élevée (6 à 8 kg/cm^2) et rapide (3 à 4 sec) pour avoir un « embol opaque » capable d'être suivi jusqu'à l'aorte abdominale.

— On peut enregistrer la progression de l'embol par des clichés successifs (4 par seconde) ou par la cinématographie (cinéangiocinématographie).

— Les images fournies montrent l'opacification successive de la V.C.S., de l'O.D., du V.D., de l'A.P., de ses branches, du temps capillaire pulmonaire, des veines pulmonaires, de l'O.G., du V.G., de l'aorte et de ses branches. On peut, en fin d'examen, faire un cliché abdominal qui sert d'U.I.V.

— Les incidences (1 en angiocinématographie, 2 en angiographie simple, de face et de profil) dépendent de ce qu'on recherche *a priori*.

2° ***Les angiocardiographies sélectives,*** couplées au cathétérisme, sont souvent préférables par le fait que l'injection intracardiaque ou intra-aortique diminue les images de superposition et réduit la dilution.

— L'angiocardiographie sélective par voie droite peut se faire au niveau de l'O.D. (suspicion de C.I.A.), du V.D. (opacification immédiate de l'aorte en cas de fistule aorto-pulmonaire).

— L'angiocardiographie sélective par voie gauche peut se faire au-dessus des sigmoïdes aortiques (visualisation d'une I.A., du dôme d'un R.A., d'anévrisme du sinus de Valsalva rompu ou non), au niveau du V.G. (jet vers le V.D. et surtout l'A.P. d'une C.I.V.), au niveau de l'O.G. (jet vers l'O.D. d'une C.I.A.).

— La coronarographie par injection sélective et successive des 2 troncs par cathétérisme de chaque ostium est la meilleure technique. La lecture se fait sur des clichés et/ou sur un film. On couple habituellement la coronarographie avec une ventriculographie gauche qui apprécie la cinétique du V.G.

3° ***Les artériographies et aortographies*** peuvent se faire par ponction directe de l'aorte ou d'une artère fémorale par exemple, ou voie indirecte et rétrograde après introduction d'un cathéter dans une fémorale. On peut ainsi obtenir :

— une artériographie rénale, essentielle au bilan d'une hypertension;
— une aortographie, fondamentale en cas d'anévrisme ou d'artérite;
— une artériographie des membres, en cas d'oblitération « basse ».

4° ***La phlébographie*** a des indications beaucoup plus limitées, notamment à la chirurgie des varices.

V. — ÉCHOCARDIOGRAPHIE

• Dernière venue des méthodes non sanglantes, elle utilise les ultra-sons soit en faisceau unique (*E type Time-Motion*), soit en faisceaux multiples (*E type Multiscan*).

• Méthode en plein essor, elle se révèle précieuse dans le diagnostic des **péricardites,** l'estimation du caractère serré ou non et calcifié ou non d'un **R.M.,** le mécanisme des **I.M.,** l'appréciation des **dilatations cavitaires** et de la **compliance myocardique.**

• **L'échographie Doppler** appliquée aux artères peut détecter voire quantifier une **I.A.**

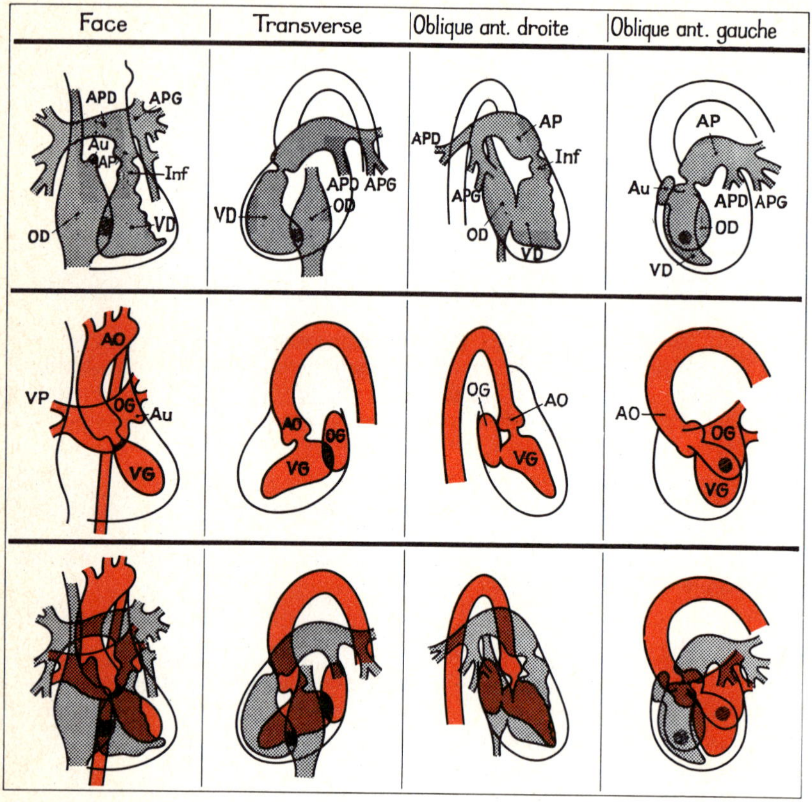

FIG. 18. — *Angiocardiographie normale* (d'après J. FERRANÉ).

1. Tronc
2. Circonf. G.
3. Int. vent. ant.
4. Diagonale
5. Septale
6. A. bord gauche

Cor. G.

1. Tronc
2. A. du conus
3. A. nœud K. F.
4. A. bord D.
5. A. interv. post.
6. A. ventricul.
7. A nœud Tawara

Cor. D.

Les 2 coronaires

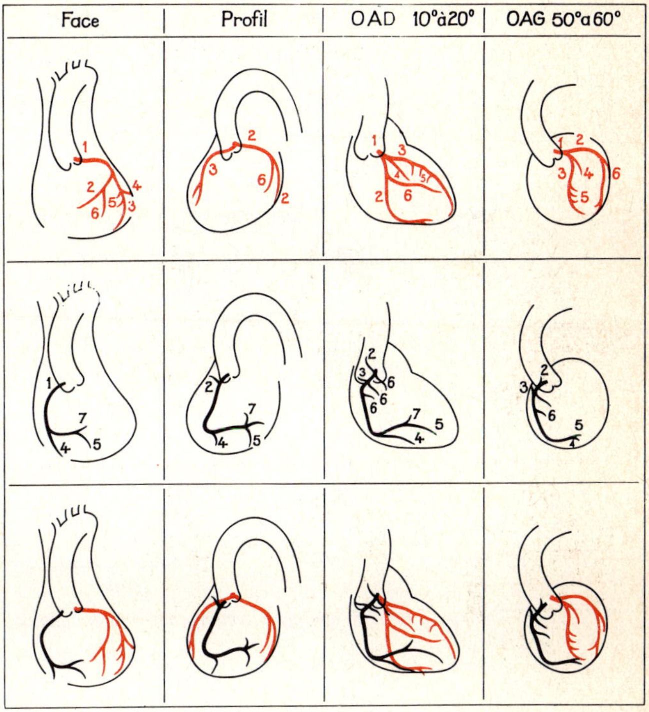

FIG. 19. — *Artériographie coronaire normale* (d'après V. BISMUTH et M. C. PLAINFOSSÉ).

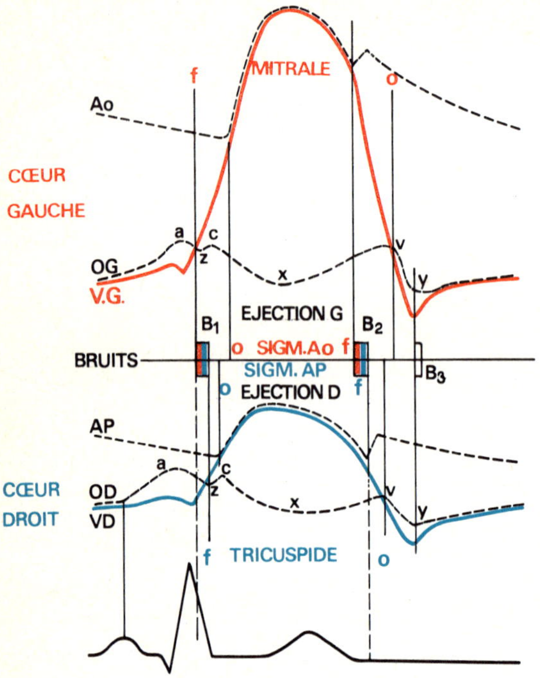

FIG. 20. – *Phénomènes hémodynamiques systémiques et pulmonaires (cathétérisme).*

2

CARDIOPATHIES CONGÉNITALES

Les anomalies cardio-vasculaires congénitales sont d'un polymorphisme extrême. Le faible volume que l'on peut leur consacrer dans un abrégé oblige à un choix. On ne traitera donc, dans un style très bref, que les plus importantes d'entre elles concernant :

— les cardiopathies non cyanogènes avec obstacle sans shunt : sténoses de la voie pulmonaire, rétrécissements aortiques, sténose de l'isthme de l'aorte;

— les cardiopathies non cyanogènes avec shunt gauche-droite : C.I.A., canal atrio-ventriculaire, C.I.V., canal artériel;

— les cardiopathies cyanogènes avec shunt droite-gauche : tétralogie, trilogie, atrésie tricuspidienne, maladie d'Ebstein, syndrome d'Eisenmenger;

— enfin, les malpositions du cœur et quelques malpositions vasculaires cyanogènes ou non.

I. — STÉNOSES DE LA VOIE PULMONAIRE

L'obstacle peut siéger au niveau de l'orifice (sténose orificielle pulmonaire), au niveau de l'infundibulum (rétrécissement infundibulaire) ou au niveau du tronc et des branches de l'artère pulmonaire.

1. — STÉNOSES PULMONAIRES ORIFICIELLES
(fig. 21)

• **Anatomie et physiopathologie.** — La sténose est en gicleur, en museau de tanche ou en diaphragme plat, les valvules sont peu indivi-

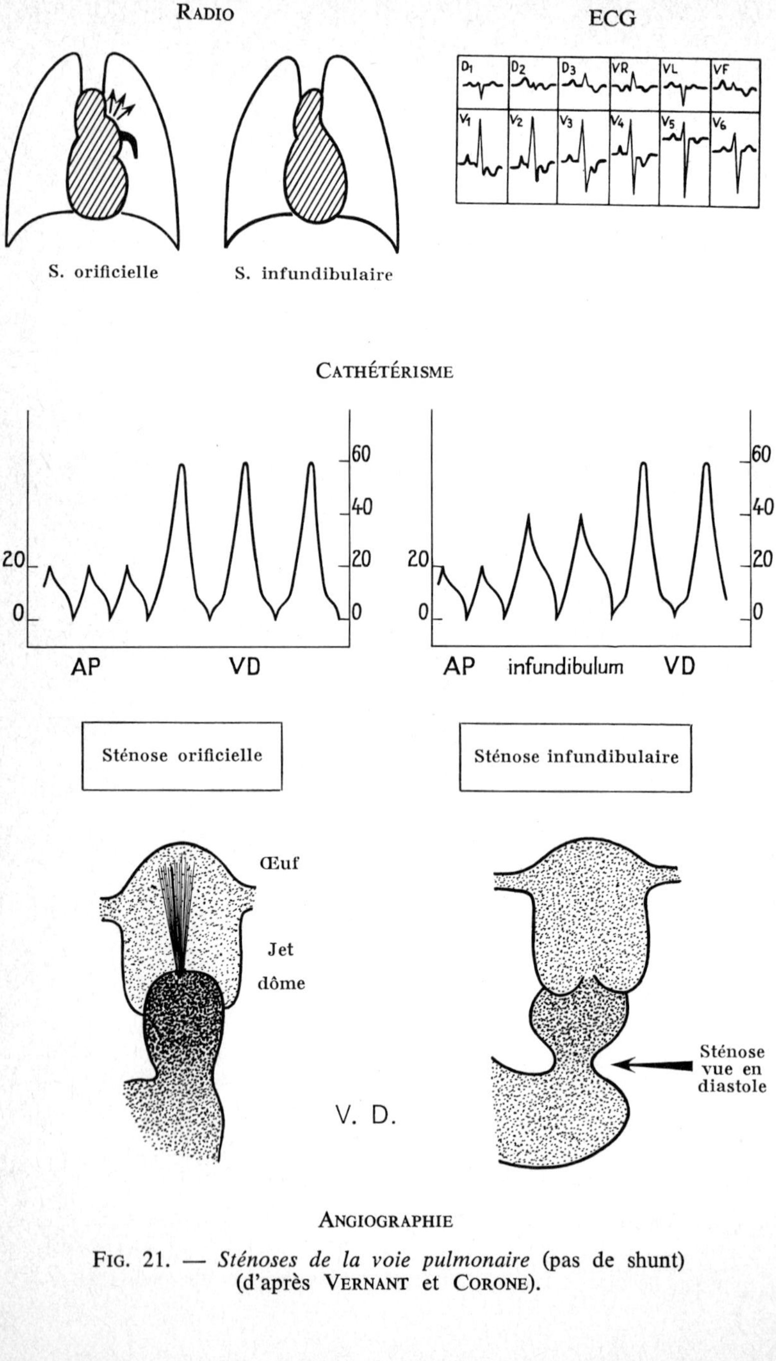

FIG. 21. — *Sténoses de la voie pulmonaire* (pas de shunt) (d'après VERNANT et CORONE).

dualisées ou pas du tout; l'appareil valvulaire est en dôme vers l'artère pulmonaire. Cet obstacle entraîne une hypertrophie ventriculaire droite avec élévation de la pression systolique dans le ventricule droit.

• **Clinique.** — Pas de cyanose, dyspnée variable.

— Souffle systolique rude, intense, frémissant au deuxième espace intercostal gauche, irradiant dans le dos, avec deuxième bruit pulmonaire aboli ou très diminué.

• **Examens complémentaires.** — Radioscopie : convexité de l'arc moyen, expansif à sa partie supérieure; branche gauche de l'artère pulmonaire en « porte-manteau »; poumons plutôt clairs.

— ECG : AQRS droit, surcharge ventriculaire droite de type systolique, de barrage, d'autant plus marquée que la sténose est serrée.

— Jugulogramme : onde a augmentée d'amplitude.

— Phonocardiogramme : souffle losangique parfois précédé d'un clic systolique, atténuation de P2.

— Cathétérisme droit : pas de passage dans une C.I.A.; pression ventriculaire droite élevée, pression artérielle pulmonaire basse, passage brusque de l'une à l'autre lors du retrait de la sonde; pas de shunt.

— Angiographie : dôme convexe vers le haut, jet à travers le gicleur, dilatation ovoïde du toit de l'artère pulmonaire (œuf).

• **Chirurgie.** — Si la pression systolique du V.D. excède 80 mm Hg : sous circulation extra-corporelle, valvulotomie en bivalve avec ou sans résection associée de l'infundibulum.

II. — STÉNOSES PULMONAIRES INFUNDIBULAIRES

• **Anatomie.** — De deux types, musculaire et souvent en canal, ou fibreuse et souvent en diaphragme.

• **Clinique.** — Le souffle systolique est un peu plus bas (3e espace gauche) et le deuxième bruit pulmonaire est volontiers conservé.

• **Examens complémentaires.** — Radioscopie : arc moyen normal.

— ECG : identique à celui des sténoses orificielles.

— Phonocardiogramme : pas de clic systolique, P2 normal.

— Cathétérisme : le retrait de la sonde enregistre une zone intermédiaire entre pression basse de l'artère pulmonaire et pression élevée de la chambre de remplissage du V.D.

— Angiographie : en diastole, défaut d'ouverture de l'infundibulum.

• **Chirurgie.** — Si sténose serrée, ventriculotomie droite et exérèse de l'obstacle.

III. — STÉNOSES DU TRONC ET DES BRANCHES DE L'ARTÈRE PULMONAIRE

• **Anatomie.** — Multiples aspects selon le siège, l'importance, le nombre des sténoses et les associations.

• **Clinique.** — Le souffle est au 3ᵉ espace gauche avec deuxième bruit bien perçu en cas de sténose du tronc; le souffle systolique est axillaire en cas de sténose des branches.

— Faciès d'« elfe » avec retard intellectuel si association à une sténose sus-orificielle aortique.

• **Diagnostic de cathétérisme et d'angiographie.**

• **Pas de traitement** sauf sténose isolée proximale.

II. — RÉTRÉCISSEMENTS AORTIQUES

(fig. 22)

Anatomiquement de trois types : soit orificiel (bivalve ou en diaphragme), soit sous-orificiel (en diaphragme), soit sus-orificiel (diaphragme fibreux ou hypoplasie segmentaire de l'aorte).

I. — RÉTRÉCISSEMENTS AORTIQUES ORIFICIELS

• **Clinique.** — Pas de cyanose.

— Tolérance, mais si sténose serrée : dyspnée, angor, syncope d'effort.

— Souffle holo-systolique intense, rude, frémissant au 2ᵉ espace intercostal droit, irradiant vers les vaisseaux du cou avec abolition du deuxième bruit et clic proto-systolique à la pointe.

• **Examens complémentaires.** — Radioscopie : dilatation de l'aorte ascendante et H.V.G. si sténose serrée.

— ECG : H.V.G. de type surcharge systolique si sténose serrée.

— Carotidogramme : allongement du temps d'éjection et de la durée systolique avec plateau systolique vibré.

— Cathétérisme par voie aortique rétrograde ou transseptale : gradient brusque entre haute pression ventriculaire gauche et basse pression aortique.

— Angiographie : fin pertuis entre chambre de chasse du V.G. et aorte dilatée.

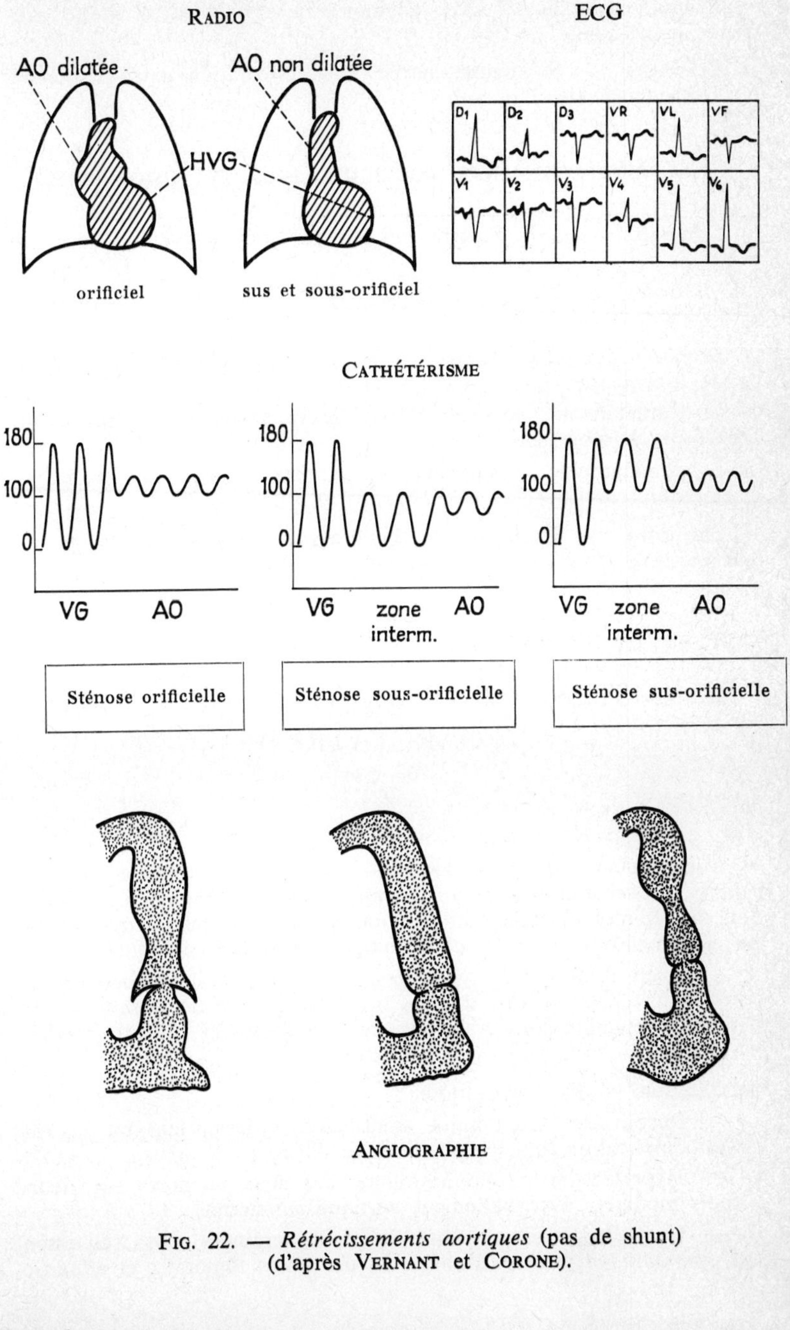

FIG. 22. — *Rétrécissements aortiques* (pas de shunt) (d'après VERNANT et CORONE).

• **Risques évolutifs.** — Crise angineuse, I.V.G. (O.A.P.), greffe oslérienne, mort subite.

• **Chirurgie.** — Si sténose serrée, sous circulation extra-corporelle, ouverture en bivalve.

II. — RÉTRÉCISSEMENTS AORTIQUES SOUS ET SUS-ORIFICIELS

• **Clinique.** — Faciès d'« elfe » et débilité orientent vers sténose sus-orificielle.

— Dans les deux cas, même souffle, mais pas d'abolition du deuxième bruit aortique, pas de clic proto-systolique à la pointe.

• **Examens complémentaires.** — Radioscopie : pas de dilatation de l'aorte ascendante.

— Cathétérisme : lors du retrait de la sonde, trois régimes de pression (voir schémas).

— Angiographie : essentielle pour préciser le siège haut ou bas de la sténose.

• **Chirurgie.** — Excision du diaphragme sous-orificiel ou plaque losangique prothétique pour sténose sus-orificielle.

III. — STÉNOSES DE L'ISTHME DE L'AORTE (COARCTATION)

(fig. 23)

• **Anatomie et physiopathologie.** — Sténose avec rétrécissement du calibre de l'aorte et diaphragme fibreux siègent au voisinage de l'insertion du ligament artériel, au pied ou à quelques centimètres au-delà de la sous-clavière gauche; le diaphragme est percé ou obturé.

— Il en résulte une hyperpression dans la moitié supérieure du corps et une hypopression dans la moitié inférieure où le sang revient par une circulation collatérale (intercostales perfusées à contre-courant, mammaires internes, réseaux péri-scapulaires).

• **Clinique.** — Pas de cyanose.

— Découverte systématique (souffle ou hypertension) ou à cause d'une complication (hémiplégie, maladie d'Osler).

— **Hypertension systolo-diastolique des deux membres supérieurs, parfois modérée, avec battement aortique sus-sternal.**

— **Hypotension aux membres inférieurs (crampes) avec, fait essentiel, abolition ou extrême diminution des pouls fémoraux et effondre-**

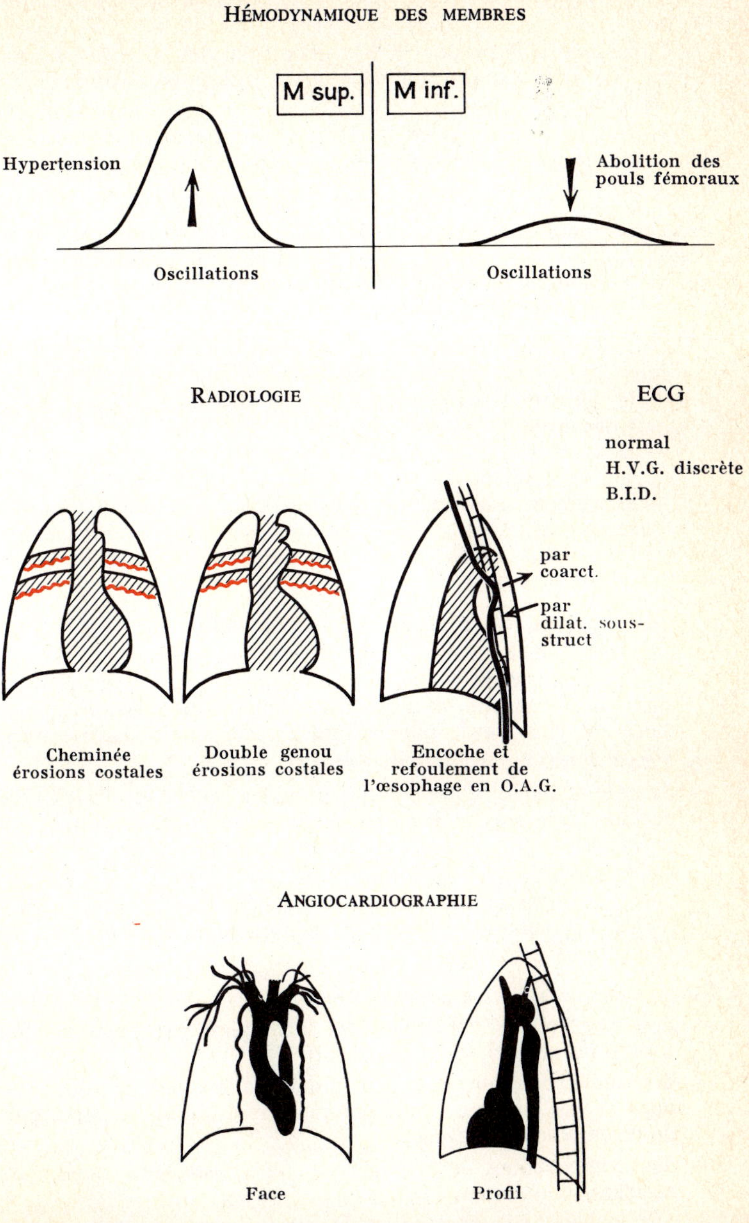

FIG. 23. — *Coarctation aortique* (pas de shunt).

ment de l'indice oscillométrique aux cuisses par rapport aux membres supérieurs.

— Circulation collatérale (++) : palpation des artères intercostales dans les régions para-vertébrales et du réseau péri-scapulaire au bord externe des omoplates.

— Souffle systolique modéré le long du bord gauche du sternum et dans l'espace inter-scapulo-vertébral gauche avec accentuation du deuxième bruit aortique.

• **Examens complémentaires.** — Radiologie : plusieurs aspects sont possibles : soit pédicule en cheminée, soit aspect en double genou ou en double bouton. Mais le fait fondamental est l'existence d'*érosions costales :* encoches des bords inférieurs de la 3e à la 6e côte.

— ECG : normal ou discrète H.V.G., parfois bloc incomplet droit.

— Angiographie par voie veineuse, en O.A.G. discrète, montre :

— le segment sus-strictural dilaté au niveau de l'aorte et du tronc artériel brachio-céphalique;

— la coarctation : soit localisée, soit sur plusieurs centimètres, soit en diabolo;

— le segment sous-strictural plus ou moins dilaté dans ses premiers centimètres;

— l'importance de la circulation collatérale (intercostales, mammaires internes).

• **Formes cliniques.** — Il existe des coarctations :

— avec persistance du canal artériel; soit canal sus-strictural (d'où shunt gauche-droite), soit canal sous-strictural avec possible shunt droite-gauche (cyanose des orteils) si la pression pulmonaire est plus élevée que la pression aortique sous-stricturale;

— avec d'autres anomalies valvulaires (I.A., R.A., R.M., I.M.);

— de siège atypique : entre carotide primitive gauche et sous-clavière gauche (hypertension localisée au membre supérieur droit), au niveau de l'aorte thoracique descendante basse, voire de l'aorte abdominale;

— chez le nourrisson : insuffisance cardiaque globale, avec cardiomégalie et abolition des artères fémorales contrastant avec un pouls radial vigoureux.

• **Risques évolutifs.** — Ce peuvent être :

— des hémorragies cérébrales ou méningées par rupture d'un anévrisme artériel;

— des anévrismes aortiques par distension ou par dissection et, dans ce cas, sus- ou sous-stricturaux avec risque de rupture et de thrombose emboligène;

— des complications athéromateuses (ramollissements cérébraux, accidents coronariens);

— une maladie d'Osler avec greffe sur la coarctation ou sur des valves aortiques bicuspides;

— enfin et tardivement, une insuffisance cardiaque gauche puis globale.

• **Chirurgie.** — Toute coarctation relève de la chirurgie même si elle paraît bien tolérée. L'âge idéal pour intervenir est entre 10 et 15 ans; plus tard, le risque opératoire s'élève à cause de l'athérome associé. Le risque opératoire est de 1 % entre 10 et 15 ans et globalement de 5 %. On pratique l'opération de Crafoord avec résection de la sténose et suture termino-terminale. Si la coarctation est étendue, greffe d'aorte conservée ou de dacron, exceptionnellement pontage.

IV. — COMMUNICATIONS INTERAURICULAIRES (C.I.A.)

(fig. 24)

• **Anatomie et physiopathologie.** — Le siège du trou du septum interauriculaire est variable : soit central (ostium secundum), soit antérieur près du septum auriculo-ventriculaire (ostium primum), soit haut près de la V.C.S. (sinus veinosus), soit bas près de la V.C.I. et de la valvule d'Eustachi. Ces C.I.A. peuvent s'associer et sont plus ou moins grandes. Elles peuvent s'accompagner de retours veineux anormaux surtout dans l'O.D. ou les veines caves.

— Il y a, dans tous les cas, shunt de l'O.G. vers l'O.D. et augmentation du débit dans le cœur droit et l'artère pulmonaire.

• **Clinique.**

— Pas de cyanose.

— En règle, aucun symptôme fonctionnel; tardivement : dyspnée d'effort, bronchites saisonnières; plus tardivement encore : hémoptysie, voire cyanose intermittente si le shunt s'inverse.

— Souffle systolique modéré au foyer pulmonaire et dans la région inter-scapulo-vertébrale gauche avec dédoublement du deuxième bruit dont la deuxième composante est souvent accentuée surtout en cas d'hypertension pulmonaire.

• **Examens complémentaires.**

— Radioscopie : expansion de l'arc moyen convexe et des branches artérielles pulmonaires; vascularisation pulmonaire normale ou augmentée; petite aorte.

— ECG : bloc incomplet droit presque constant avec, éventuellement, déviation axiale droite, surcharge ventriculaire droite de type diastolique et discret allongement de PR.

— Le cathétérisme des cavités droites montre :

— le passage de la sonde à travers la C.I.A. jusque dans une veine pulmonaire;

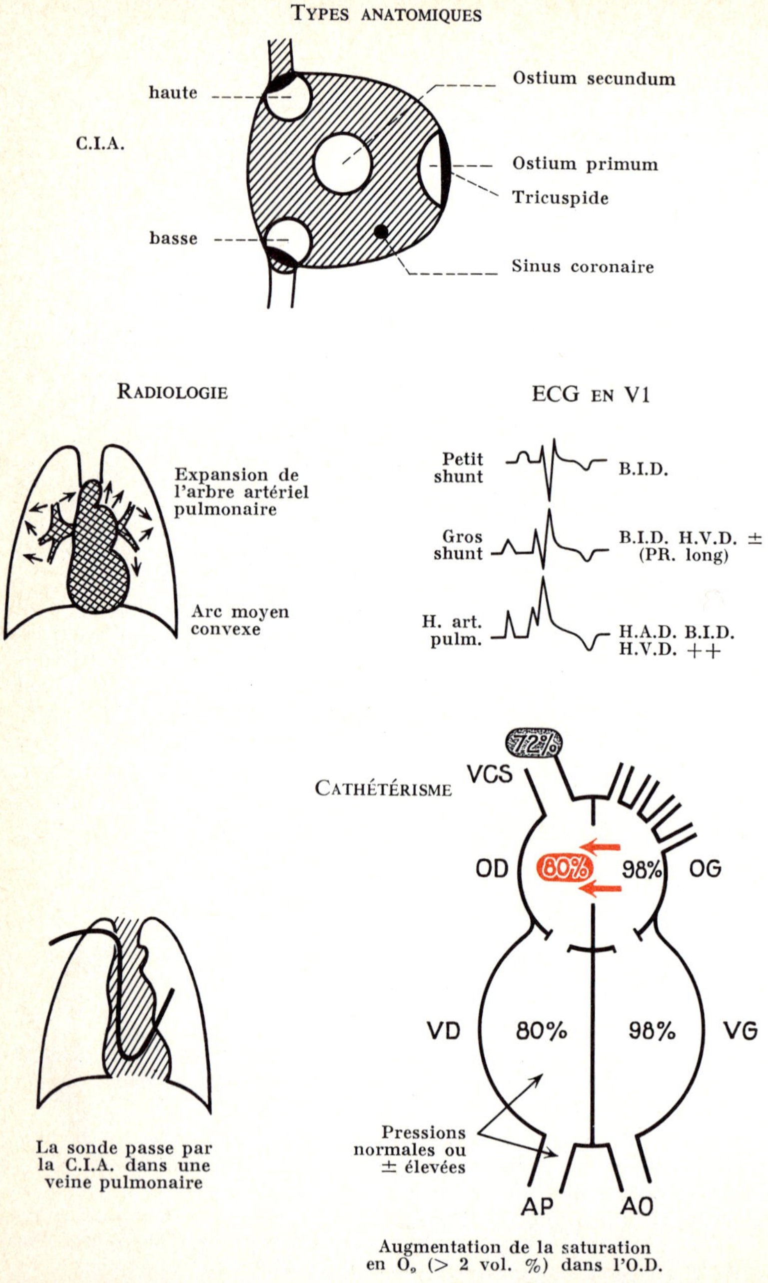

FIG. 24. — *Communications interauriculaires* (shunt G → D).

— un enrichissement en oxygène d'au moins deux volumes du sang auriculaire droit par rapport à celui de la V.C.S.;

— des pressions pulmonaires, ventriculaire et auriculaire droites soit normales, soit augmentées en cas de résistance pulmonaire élevée;

— L'angiographie sert essentiellement à dépister les éventuelles anomalies associées : veine cave supérieure gauche, retours veineux pulmonaires anormaux.

• **Formes cliniques.** — Outre les formes anatomiques, l'importance du shunt et l'état des résistances pulmonaires d'une part, et d'autres anomalies associées d'autre part, permettent de distinguer des :

— C.I.A. à faible shunt avec, en radioscopie, vascularisation pulmonaire sensiblement normale et simple bloc incomplet droit à l'ECG;

— C.I.A. à shunt élevé et hypertension pulmonaire modérée avec B2 dédoublé, claqué, roulement tricuspidien, poumon hypervascularisé, surcharge ventriculaire droite de type rsR′ en V1-V2;

— C.I.A. avec grande hypertension pulmonaire comportant clangor du deuxième bruit pulmonaire, petit souffle diastolique d'insuffisance pulmonaire, grosse artère pulmonaire et poumons clairs en radiographie, AQRS droit et franche surcharge systolique du V.D. sur l'ECG;

— C.I.A. avec retour veineux pulmonaire anormal partiel, diagnostiqué par cathétérisme et angiographie;

— C.I.A. avec R.M. (syndrome de Lutembacher) dont le seul élément de certitude est la présence de calcifications mitrales en radioscopie.

• **Chirurgie.** — Sous circulation extra-corporelle, on ferme la communication par suture directe ou par plaque synthétique. L'âge idéal est entre 15 et 20 ans, le risque opératoire de l'ordre de 2 à 3 %. On temporise habituellement si la C.I.A. est à très faible shunt. On n'opère pas s'il existe une hypertension pulmonaire importante avec faible shunt.

V. — COMMUNICATIONS INTERVENTRICULAIRES (C.I.V.)

(fig. 25)

• **Anatomie et physiopathologie.** — Le siège du trou du septum interventriculaire est exceptionnellement « musculaire », en fente, dans la partie moyenne de la cloison. En règle, il est juxta-orificiel, c'est-à-dire très haut et, dans ce cas, soit antérieur (au-dessus de l'éperon de

Types anatomiques

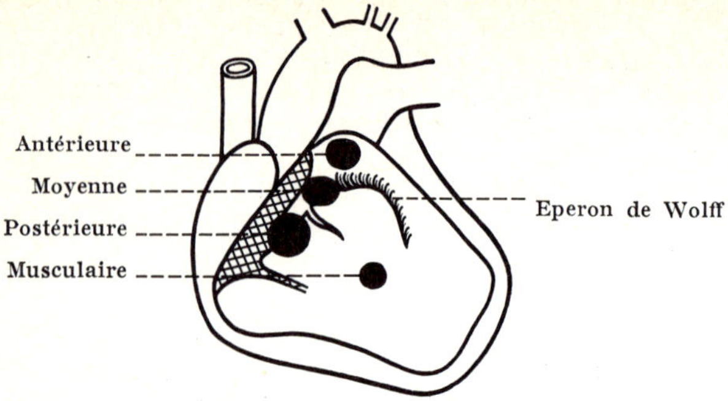

Maladie de Roger

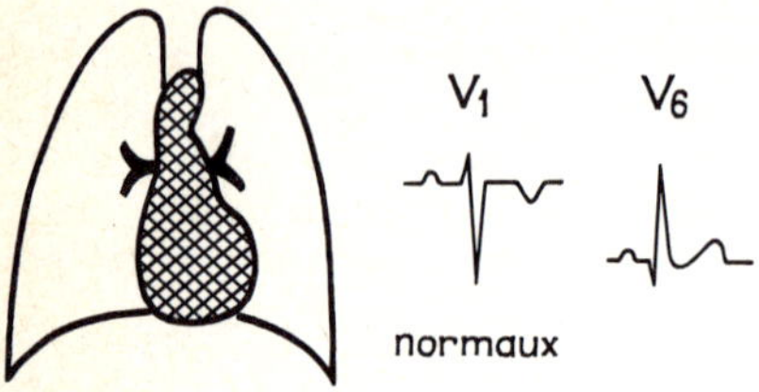

Gros shunt G → D

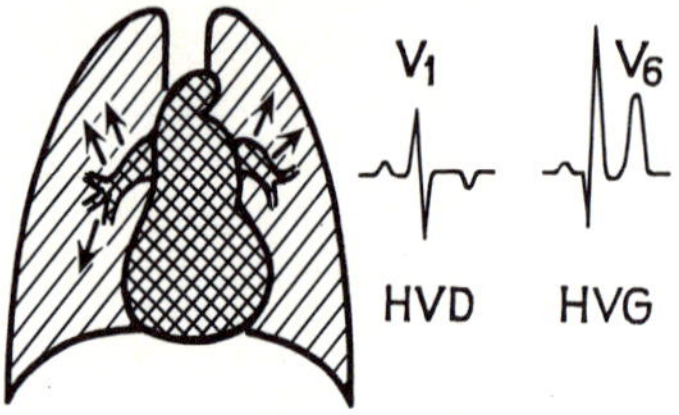

Cathétérisme

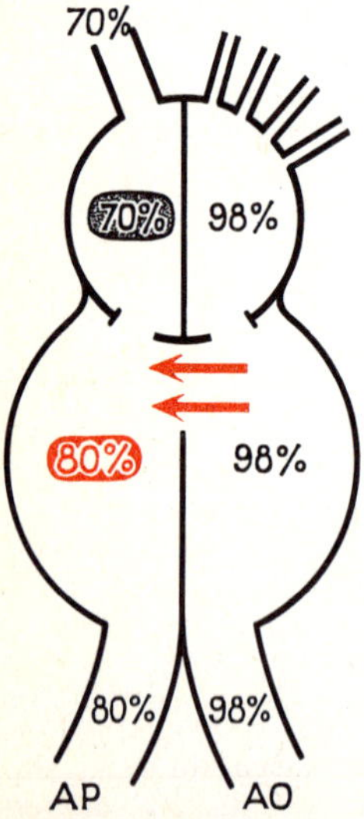

Pressions :

V.D. et A.P. < 30 mg Hg = Roger

V.D. et A.P. ↗ ↗ ↗

< 70 % systémiques : shunt moyen

> 70 % systémiques : shunt énorme ou élévation des résist. pulm.

Augmentation de la saturation en O_2 (> 2 vol. %) dans le V.D.

Fig. 25. — *Communications interventriculaires* (shunt G → D).

Wolff), soit moyen (au-dessous de l'éperon de Wolff), soit postérieur, masqué par la valve septale de la tricuspide. Des C.I.V. multiples sont possibles. Leur taille est variable et leur pourtour peut être musculaire ou fibreux. Le faisceau de His longe en général, à quelques millimètres, le bord postérieur puis inférieur de la C.I.V.

— Le défaut septal entraîne un shunt gauche-droite dont l'importance est inversement proportionnelle à la résistance que peuvent lui opposer soit la petite taille de la C.I.V., soit les résistances pulmonaires augmentées, soit une éventuelle sténose de la voie artérielle pulmonaire.

I. — C.I.V. DE PETITE TAILLE A FAIBLE SHUNT (Maladie de Roger)

• **Clinique.**

— Pas de cyanose.

— Aspect physique normal, aucun signe fonctionnel.

— Souffle systolique rude, intense, frémissant, bas-situé (4ᵉ E.I.G.), en général panradiant, en rayon de roue.

• **Examens complémentaires.** — Radiographie : sensiblement normale.

— ECG : sensiblement normal.

— Cathétérisme droit : augmentation de la saturation Hb O_2 dans le V.D. par rapport à l'O.D. Pression du V.D. et de l'A.P. inférieure à 30 mm Hg.

— Tolérance parfaite : abstention opératoire.

II. — C.I.V. LARGES A GROS SHUNT GAUCHE-DROITE

• **Clinique.**

— Pas de cyanose.

— Hypotrophie et déformation thoracique (saillie du manubrium avec dépressions sous-mammaires et parfois médio-sternale).

— Souffle systolique intense, frémissant, panradiant, avec B2 pulmonaire accentué et, parfois, petit roulement diastolique axillaire.

— Radioscopie : gros cœur; hypervascularisation pulmonaire avec artères dilatées expansives; grosse O.G.

— ECG : surcharges ventriculaires droite et gauche, parfois H.A.G.

— Cathétérisme droit : outre l'enrichissement de l'Hb O_2 dans le V.D. par rapport à l'O.D., élévation de la pression systolique du V.D. soit entre 30 et 70 % de la pression systémique (formes mineures), soit supérieure à 70 % de la pression systémique (formes majeures); pression « capillaire » élevée (résistances pulmonaires normales ou peu élevées).

• **Risques évolutifs.** — Complications broncho-pulmonaires bactériennes ou virales.

— Maladie d'Osler par greffe sur la C.I.V. ou l'orifice aortique.
— Abcès du cerveau (rare).
— Insuffisance cardiaque globale.

• **Chirurgie.** — Sous C.E.C., mise en place d'une plaque prothétique. Risque vital de l'ordre de 5 % dans les formes mineures, de 10 à 20 % dans les formes majeures. Risque de léser le faisceau de His : bloc auriculo-ventriculaire et bloc de branche droit post-opératoires.

III. — DEUX ASPECTS CLINIQUES PARTICULIERS

— C.I.V. avec forte élévation des résistances pulmonaires, aux confins du syndrome d'Eisenmenger, mais avec shunt gauche-droite persistant, quoique discret. Contre-indication opératoire.

— C.I.V. avec sténose infundibulaire ou valvulaire de l'A.P. (C.I.V. à « poumons protégés ») aux confins de la tétralogie de Fallot, mais avec shunt gauche-droite persistant, quoique discret. A opérer si H.V.D. importante.

VI. — CANAL ATRIO-VENTRICULAIRE COMMUN (C.A.V.C.)

(fig. 26)

Anatomie et physiopathologie. — On réserve ce terme aux malformations associant une C.I.A., de type ostium primum, à des anomalies plus ou moins importantes de la grande valve mitrale et de la valve septale tricuspidienne.

— Anatomiquement, il en existe trois formes : soit partielle (ostium primum + fente de la grande valve mitrale), soit intermédiaire (ostium primum + fente mitrale et fente de la valve septale tricuspidienne), soit complète (fente continue mitro-tricuspidienne avec hémivalves mitro-tricuspidiennes supérieure et inférieure d'où C.I.V. en continuité avec la C.I.A.).

— Il existe un shunt gauche-droite; l'insuffisance mitrale est fréquente, mais non obligatoire. Il existe un risque évolutif vers l'hypertension artérielle pulmonaire par augmentation des résistances avec, tardivement, risque de shunt bi-directionnel.

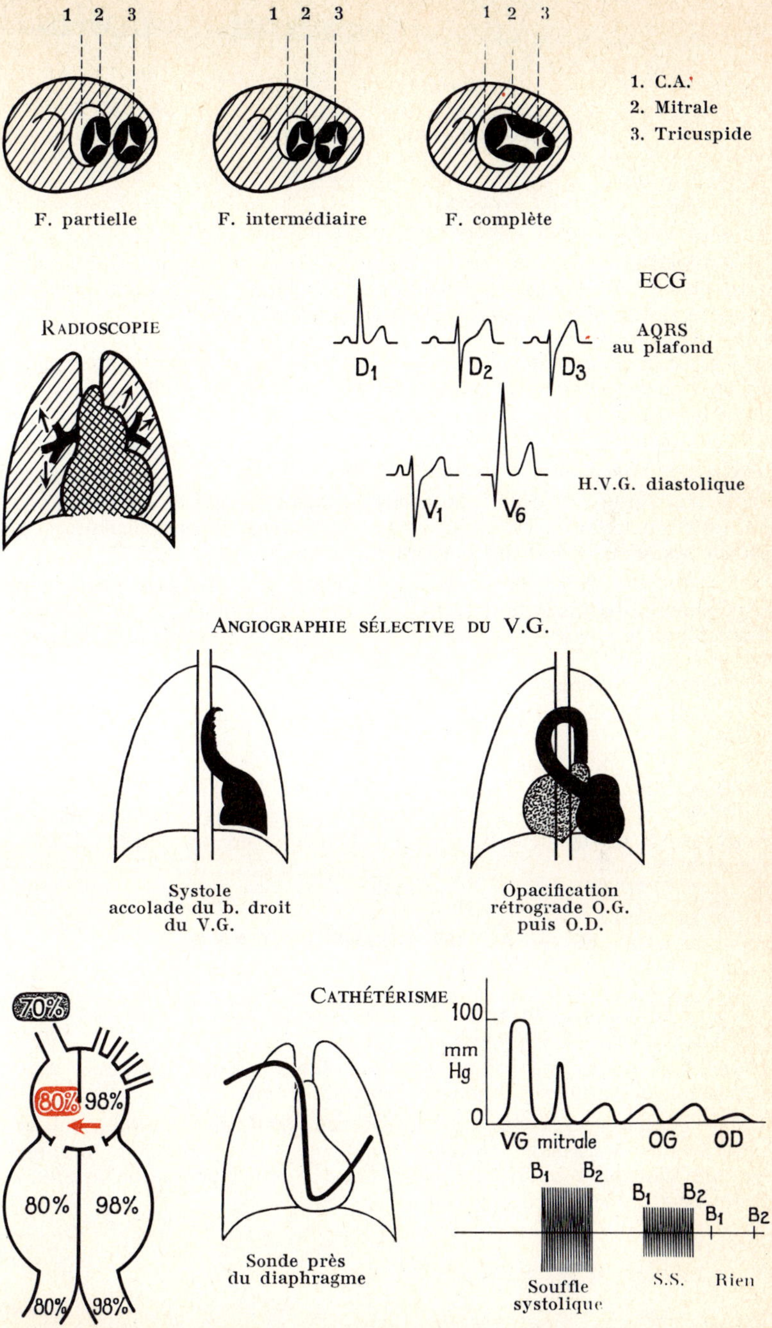

FIG. 26. — *Canal atrioventriculaire commun* (shunt G → D).

I. — FORME PARTIELLE DU C.A.V.C.

• **Clinique.** — Pas de cyanose.

— Hypotrophie et infections broncho-pulmonaires.

— Souffle systolique et dédoublement du deuxième bruit au foyer pulmonaire (C.I.A.) avec souffle intense, parfois frémissant, apexo-axillaire (I.M.). Parfois, galop proto-diastolique apexien.

• **Examens complémentaires.** — Radiologie : arc moyen gauche expansif et artères pulmonaires expansives (C.I.A.); H.V.G. plus ou moins importante (I.M.).

— ECG (++) : AQRS « au plafond » (aux environs de —90°); surcharge diastolique ventriculaire gauche.

— Cathétérisme droit : la sonde franchit la C.I.A. « très bas ». Le sang s'enrichit en O_2 aux étages auriculaire et ventriculaire. Le souffle systolique d'I.M. est enregistré par micro-sonde dans l'O.G.

— Angiographie sélective du V.G. (par voie artérielle rétrograde si possible) : opacification de l'O.G. (= I.M.), puis de l'O.D. (= C.I.A.). Verticalisation du bord droit du V.G. (aspect en accolade, en systole.)

• **Risques évolutifs.** — Infections broncho-pulmonaires à répétition.

— Insuffisance cardiaque droite plus précoce que pour les C.I.A. pures.

• **Chirurgie.** — Sous C.E.C., fermeture de la C.I.A. et correction de l'I.M., si elle existe, par suture ou plaque. Mais ne pas fermer la C.I.A. si on ne peut corriger l'I.M. : donc ne pas opérer si I.M. majeure.

II. — AUTRES FORMES DE C.A.V.C.

— Ostium primum sans I.M. : tableau de C.I.A. avec parfois, à l'ECG, AQRS « au plafond ».

— I.M. avec petit ostium primum : tableau d'une I.M. mais avec expansion des artères pulmonaires en radioscopie.

— Formes graves avec vaste déhiscence septale auriculo-ventriculaire et fente mitro-tricuspidienne : enfant mongolien, I.M. dominante, cyanose discrète car shunt bi-directionnel à cause d'une hypertension artérielle pulmonaire. Abstention opératoire.

VII. — PERSISTANCE DU CANAL ARTÉRIEL
(fig. 27)

La fermeture du canal artériel se fait normalement lors de la deuxième semaine de la vie. Le canal persiste dans 1 % des cas après un an. C'est la plus fréquente des cardiopathies congénitales après la C.I.A. Elle frappe plus souvent les filles que les garçons. Le canal permet un shunt gauche-droite, aorto-pulmonaire, entre la face inférieure de la crosse, juste après la naissance de la sous-clavière gauche, et la face supérieure de la branche gauche de l'A.P., juste après son origine.

I. — CANAL ARTÉRIEL A FAIBLE SHUNT

• **Clinique.** — Pas de cyanose.

— Morphologie normale. Aucun signe fonctionnel.

— Souffle continu, systolo-diastolique, tunnellaire, parfois frémissant au deuxième E.I.G. La composante systolique s'entend parfois jusqu'à la pointe.

• **Examens complémentaires.** — Phonocardiogramme : souffle continu à renforcement télédiastolique et protosystolique.

— Radiologie : normale.
— ECG : normal.
— Cathétérisme droit : la sonde, passant de l'artère pulmonaire dans l'aorte descendante, décrit un aspect en φ. La saturation en Hb O_2 est plus forte dans l'A.P. que dans le V.D. La micro-sonde enregistre le souffle continu dans l'A.P. face au canal.

• **Risques évolutifs.** — Maladie d'Osler (+ + +) par greffe sur le canal ou sur les sigmoïdes aortiques.

— Mort subite (?).
— Insuffisance cardiaque.
— Hypertension pulmonaire.

• **Chirurgie.** — Section-suture. Risque vital inférieur à 1 %.

II. — CANAL ARTÉRIEL AVEC GROS SHUNT ET HYPERTENSION ARTÉRIELLE PULMONAIRE MODÉRÉE

• **Clinique.** — Pas de cyanose.

— Hypotrophie discrète, infections respiratoires, dyspnée d'effort.

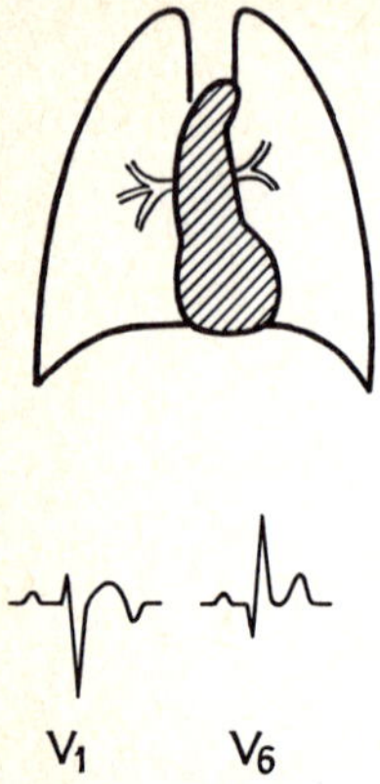

A faible shunt

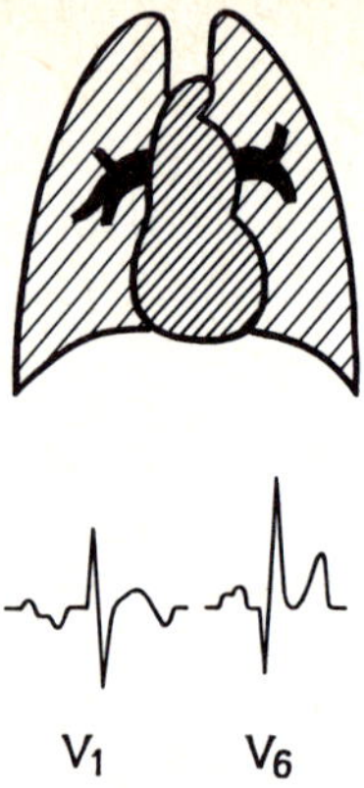

A gros shunt
et H.A.P. modérée

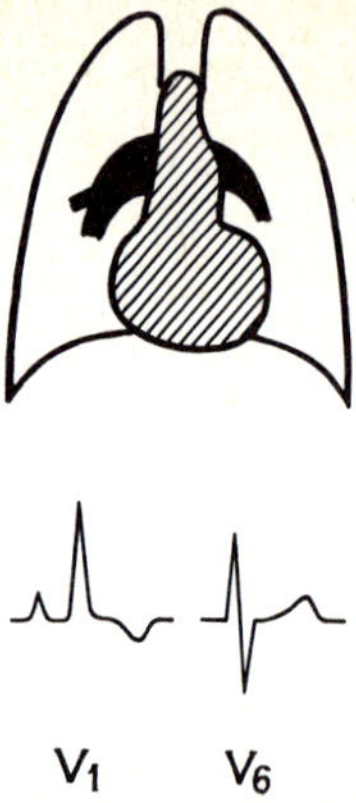

A petit shunt
et H.A.P. forte

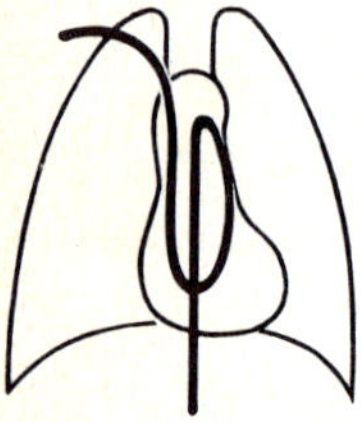

Trajet de la sonde
en φ

CATHÉTÉRISME

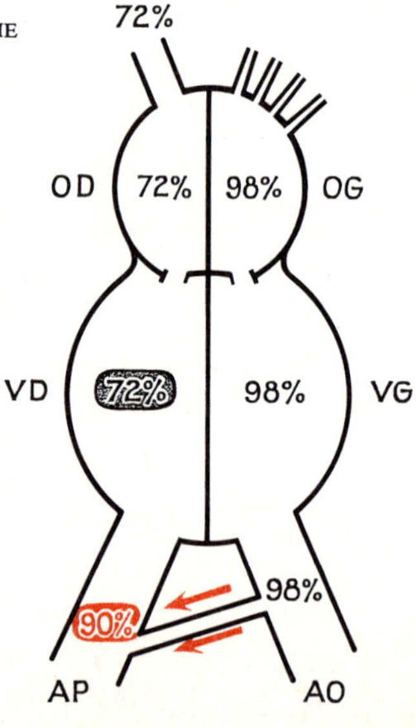

Augmentation de la saturation
en O_2 dans l'A.P.

FIG. 27. — *Canal artériel* (shunt G $\rightarrow$ D).

— Souffle continu ou simple souffle systolique avec accentuation du deuxième bruit pulmonaire.

— Baisse de la tension minima artérielle avec pouls périphérique de type insuffisance aortique.

• **Examens complémentaires.** — Radioscopie : convexité de l'arc moyen gauche; artères pulmonaires dilatées, non expansives; hypervascularisation pulmonaire.

— ECG : surcharge ventriculaire gauche de type diastolique. H.A.G. ±. Surcharge ventriculaire droite de type systolique.

— Cathétérisme droit : outre un riche enrichissement en O_2 de l'A.P. par rapport au V.D., augmentation des pressions du V.D., de l'A.P. et de la pression capillaire.

• **Chirurgie.** — Section-suture. Risque d'autant plus grand que l'hypertension pulmonaire est forte.

III. — CANAL ARTÉRIEL AVEC PETIT SHUNT ET FORTE HYPERTENSION ARTÉRIELLE PULMONAIRE

• **Clinique.** — Hypotrophie.

— Pas de souffle (!) mais, au foyer pulmonaire : éclat de B2 et parfois souffle diastolique d'insuffisance pulmonaire fonctionnelle.

• **Examens complémentaires.** — Radioscopie : grosse artère pulmonaire au hile, mais poumons clairs en périphérie.

— ECG : H.V.D. de type surcharge systolique.

— Cathétérisme droit : les pressions de l'A.P. et du V.D. sont sensiblement égales aux pressions de l'aorte et du V.G.

• **Chirurgie.** — Section-suture discutable.

VIII. — TÉTRALOGIE DE FALLOT
(fig. 28)

• **Anatomie et physiopathologie.** — Décrite en 1888, cette malformation comporte :

— Un rétrécissement de la voie artérielle pulmonaire qui intéresse toujours l'infundibulum, presque toujours l'orifice pulmonaire, parfois le tronc et les branches de l'A.P.;

— une communication interventriculaire haute, large, à bord musculaire;

— une dextro-position aortique avec assez grosse aorte surplombant la C.I.V.;

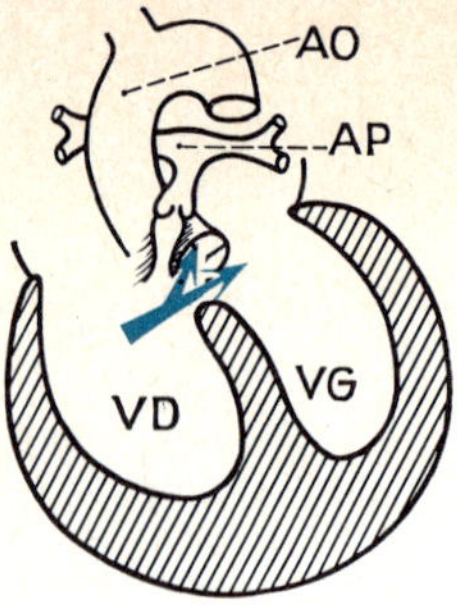

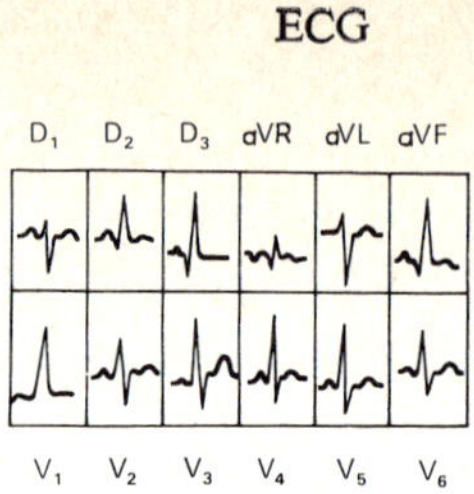

RADIOLOGIE

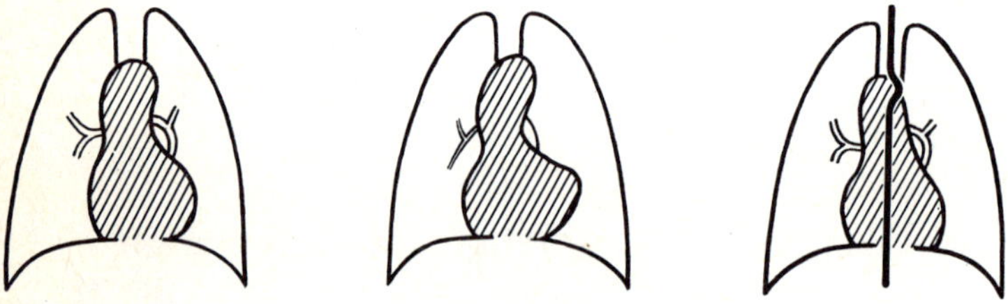

Normal
A.P. grêles

Coup de hache
Poumons clairs

Aorte à droite
(1/4 des cas)

CATHÉTÉRISME DROIT

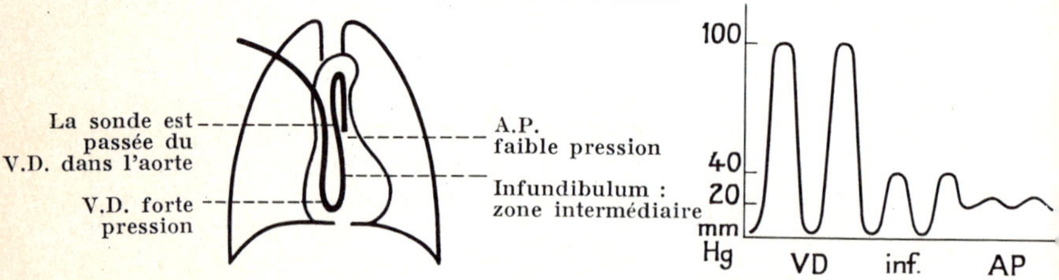

ANGIOGRAPHIE SÉLECTIVE DU V.D.

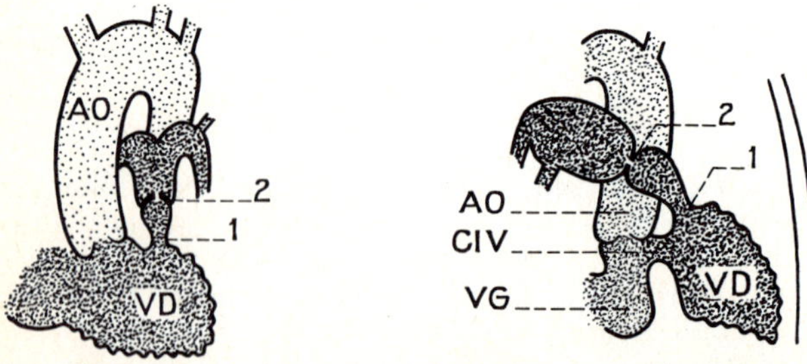

Face

Profil G.

1. Sténose infundibulaire
2. Sténose valvulaire

FIG. 28. — *Tétralogie de Fallot* (shunt D → G)
(d'après VERNANT et CORONE).

— et une hypertrophie ventriculaire droite, conséquence de la sténose de la voie pulmonaire. Ainsi, une partie du sang du V.D., gêné dans son écoulement par l'obstacle de la voie artérielle pulmonaire, s'évacue par la C.I.V. dans l'aorte : c'est un shunt droite-gauche, d'où la cyanose; le débit pulmonaire est inférieur au débit périphérique.

• **Clinique.** — La fréquence de la tétralogie de Fallot est telle que devant toute cyanose chez un enfant, c'est, *a priori*, le diagnostic à retenir. Le tableau clinique comporte habituellement :

— **une *cyanose* précoce, mais assez rare avant l'âge de 2 ou 3 mois, et, par la suite, parfois discrète après les efforts ou les cris, parfois marquée, violacée et permanente, qui s'accompagne d'une polyglobulie à 7 ou 8 millions de G.R. par mm^3;**

— une dyspnée plus ou moins intense;

— une soif pour lutter contre l'hémoconcentration de la polyglobulie;

— un hippocratisme digital;

— un accroupissement (« squatting ») à l'effort;

— au cœur : souffle systolique intense et frémissant au 3e E.I.G. avec deuxième bruit normal. Dans les tétralogies sévères, le souffle peut manquer.

• **Examens complémentaires.**

— Radiologie :

— dans les formes moyennes : vascularisation pulmonaire diminuée, arc moyen creux, pointe du cœur sus-diaphragmatique;

— dans les formes discrètes : silhouette cardiaque quasi normale;

— dans les formes graves : artères pulmonaires minuscules avec pédicule étroit, arc moyen creux, en coup de hache;

— **aorte à droite de l'axe œsophago-trachéal dans un quart des cas (syndrome de Cailliot).**

— ECG : aspect de surcharge ventriculaire droite « systolique », dite de type adaptation, c'est-à-dire AQRS entre + 120° à 150°; en V1, onde R exclusive; dès V2, aspect RS; persistance des ondes S jusqu'en V6.

— Cathétérisme droit : la sonde s'engage du V.D. dans l'aorte, parfois aussi de l'O.D. dans l'O.G. (C.I.A. associée = pentalogie). Aucun enrichissement en Hb O_2 à tous les étages mais désaturation du sang de l'artère fémorale, preuve du shunt droite-gauche. La pression du V.D. est aux environs de 100 mm Hg avec montée rapide et sommet arrondi. La pression de l'artère pulmonaire est basse. Il existe souvent une zone de pression intermédiaire (sténose infundibulaire).

— Angiographie sélective à partir du V.D. Elle montre :

— l'injection précoce de l'aorte, quoique un peu plus tardive et un peu plus discrète que celle de l'A.P.;

— l'obstacle pulmonaire infundibulaire étendu sur plusieurs centimètres, associé ou non à un aspect en dôme témoignant d'un obstacle valvulaire, et parfois associé à une hypoplasie ou à une agénésie du tronc ou des branches de l'artère pulmonaire.

• **Risques évolutifs.** — Neurologiques : par thrombose veineuse ou artérielle (hémiplégie, monoplégie, cécité) et par abcès du cerveau (hypertension intra-crânienne, signes de localisation).

— Endocardite d'Osler par greffe sur la C.I.V., l'orifice aortique ou l'orifice pulmonaire.

— Hypervascularisation pulmonaire tardive (Fallot vieillis) par revascularisation pulmonaire à partir des artères bronchiques et pariétales (érosions costales).

• **Chirurgie.** — Il faut opérer en cas de grande gêne fonctionnelle, de grandes crises de cyanose, de crises convulsives, de pertes de connaissance, de polyglobulie qui s'aggrave.

— L'intervention peut être soit palliative, soit radicale. Palliative par anastomose de Blalock-Taussig (entre sous-clavière gauche et branche gauche de l'A.P.), par anastomose de Potts (entre face antérieure de l'aorte descendante et face postérieure de la branche gauche de l'A.P.) par anastomose cavo-pulmonaire (V.C.S. anastomosée à branche droite de l'A.P.). L'intervention radicale, à cœur ouvert, sous C.E.C., comporte la fermeture de la C.I.V. par prothèse et l'ouverture de la voie pulmonaire infundibulo-orificielle.

— L'âge et l'état de la voie pulmonaire déterminent le choix de l'intervention :

  — avant huit ans : anastomose de Blalock ou de Potts : celle-ci si l'artère pulmonaire gauche est de petit calibre;

  — après huit ans : si, à l'angiographie, la voie pulmonaire est « vaste », cure radicale; si la voie pulmonaire est étroite, anastomose de Blalock ou anastomose cavo-pulmonaire.

— La mortalité est de 5 % pour l'anastomose de Blalock et de 20 % au moins pour la cure radicale. De plus, la cure radicale expose à un bloc de branche droit et à une augmentation importante du volume cardiaque dans deux tiers des cas. En revanche, l'anastomose de Blalock donne encore 50 % de bons résultats au bout de dix ans.

IX. — TRILOGIE DE FALLOT

(fig. 29)

• **Anatomie et physiopathologie.** — Cette malformation comporte : un rétrécissement pulmonaire (en dôme, souple ou fibreux, avec gicleur central de l'orifice de l'A.P.), à cause de cet obstacle, une hypertrophie ventriculaire droite concentrique majeure, et enfin une communication interauriculaire (en général de type ostium secundum).

— L'élévation des pressions dans le V.D. puis dans l'O.D. entraîne un shunt droite-gauche, cyanogène, à travers la C.I.A.

• **Clinique.** — *Cyanose,* mais fait essentiel, d'apparition relativement retardée avec dyspnée et essentiellement syncopes.

— Souffle systolique intense et frémissant au foyer pulmonaire avec abolition du deuxième bruit pulmonaire.

• **Examens complémentaires.** — Radioscopie : hyperclarté pulmonaire avec arc moyen gauche convexe, en crosse de hockey, expansif à sa partie supérieure (effet de gicleur). De plus, H.V.D. et souvent H.A.D.

— ECG (+ + +) : forte hypertrophie ventriculaire droite, de type surcharge systolique avec forte déviation axiale droite et, de V1 à V4 ou V5, aspect R exclusif et ST déprimé et T négative. Souvent H.A.D.

— Cathétérisme droit : la sonde peut passer à travers la C.I.A. L'hypertension du V.D. peut atteindre ou dépasser 200 mm Hg et la courbe est à montée lente et sommet pointu. En revanche, aspect écrasé de la courbe artérielle pulmonaire témoignant de l'hypotension artérielle pulmonaire. De plus, désaturation périphérique témoin du shunt droite-gauche.

— L'angiographie montre : une image en dôme de la sténose, le jet né du pertuis et la dilatation ovoïde du tronc de l'A.P. En cas d'injection dans l'O.D., possibilité d'opacification de l'O.G. à travers la C.I.A.

• **Risques évolutifs.** — Syncopes parfois mortelles.

— Accidents cérébraux par thromboses ou abcès.

— Epanchements péricardiques.

— Surtout I.V.D.

• **Chirurgie.** — La méthode de Brock par dilatation à cœur fermé, par voie trans-ventriculaire, est abandonnée, sauf exceptions, au profit de la cure radicale, sous C.E.C., à cœur ouvert, avec fermeture de la C.I.A. et résection de l'obstacle pulmonaire quand il est fibreux ou musculaire serré. Risque opératoire de l'ordre de 20 %. Risque d'I.V.D. post-opératoire, mais souvent régressive.

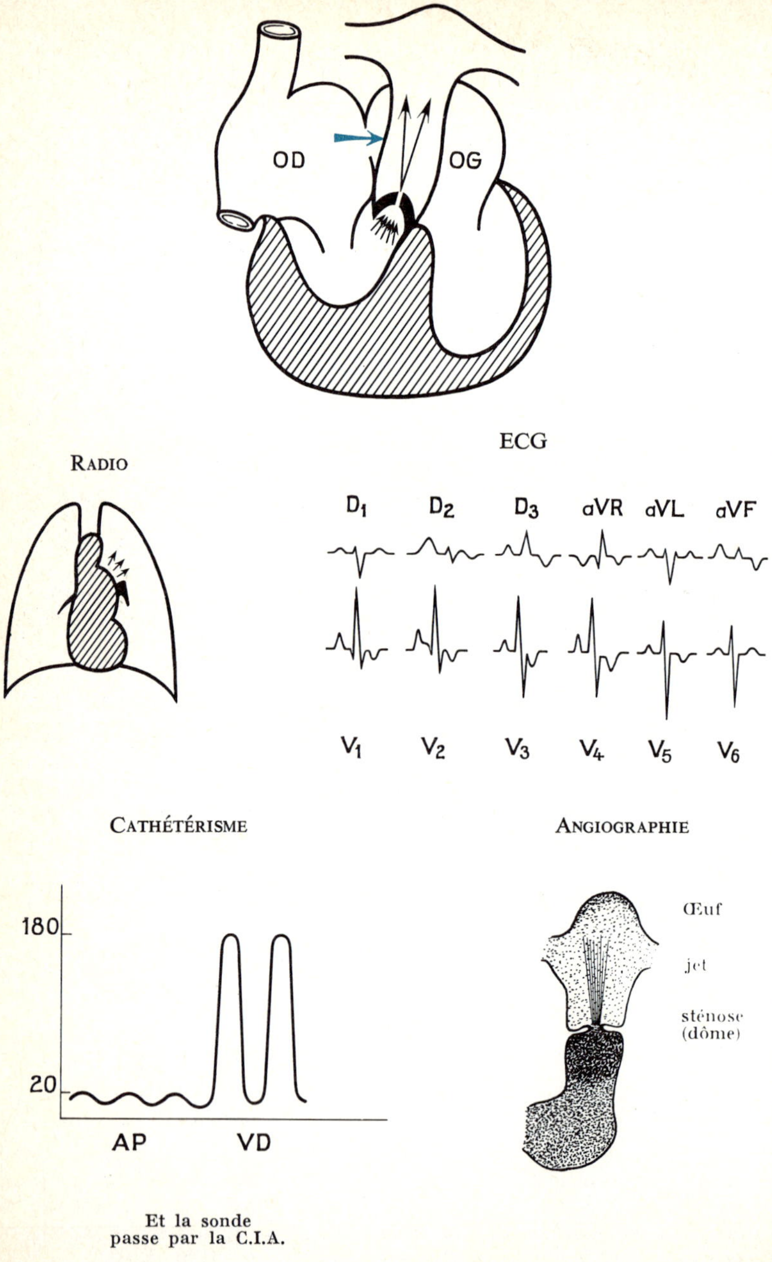

FIG. 29. — *Trilogie de Fallot* (shunt D → G).

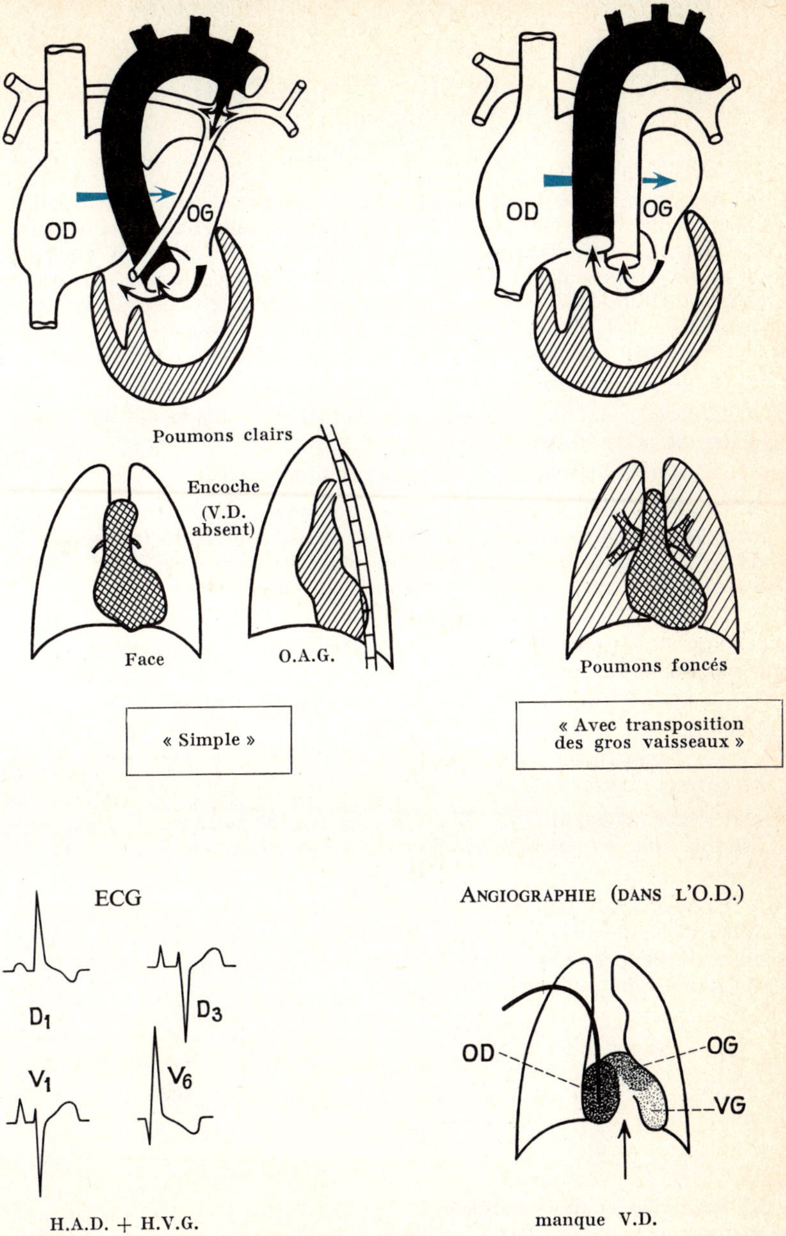

FIG. 30. — *Atrésie tricuspidienne* (shunt D → G) (d'après VERNANT et CORONE).

X. — ATRÉSIE TRICUSPIDIENNE
(fig. 30)

• **Anatomie et physiopathologie.** — L'absence d'orifice tricuspidien entraîne une hypoplasie du V.D. et une hypovascularisation pulmonaire en aval et, par hypertension dans l'O.D., une hypertension veineuse de retour et un shunt droite-gauche à travers une nécessaire communication interauriculaire. La circulation pulmonaire est assurée soit par une C.I.V., soit par un canal artériel, soit par les vaisseaux bronchiques. L'atrésie tricuspidienne peut s'associer à une transposition artérielle et à une sténose de l'artère pulmonaire.

• **Clinique.** — *Cyanose* précoce accentuée avec hippocratisme digital et parfois accroupissement.

— Souffle systolique ± intense, bas situé, médian.

• **Examens complémentaires.** — Radiologie : bord droit du cœur très anormal, presque convexe dans sa partie supérieure (grosse O.D.) et « rentré » dans sa partie inférieure (petit V.D.), de face et en O.A.G. De plus, arc moyen creux et habituellement poumons clairs.

— E.C.G. (+ + +) : presque toujours H.A.D. et surtout H.V.G. : cyanose + H.V.G. est hautement suggestif mais pas totalement pathognomonique de l'atrésie tricuspidienne.

— Cathétérisme droit : la sonde bute contre l'atrésie et passe dans l'O.G.

— Angiographie : l'injection dans l'O.D. opacifie O.G. et V.G.; le V.D. reste clair.

• **Formes cliniques.** — L'atrésie tricuspidienne avec transposition entraîne une hypervascularisation pulmonaire puisque l'A.P. naît du V.G.

• **Chirurgie.** — Aucune cure radicale mais la gravité de l'affection (mort généralement avant l'âge de dix ans) autorise soit une anastomose de Blalock, soit une anastomose cavo-pulmonaire en cas d'hypovascularisation pulmonaire majeure.

XI. — MALADIE D'EBSTEIN
(fig. 31)

• **Anatomie et physiopathologie.** — Les valves tricuspides septale et postérieure sont en partie accolées à la paroi, si bien que l'orifice tricuspidien s'ouvre anormalement bas et à gauche, et qu'une partie du V.D. se trouve auricularisée.

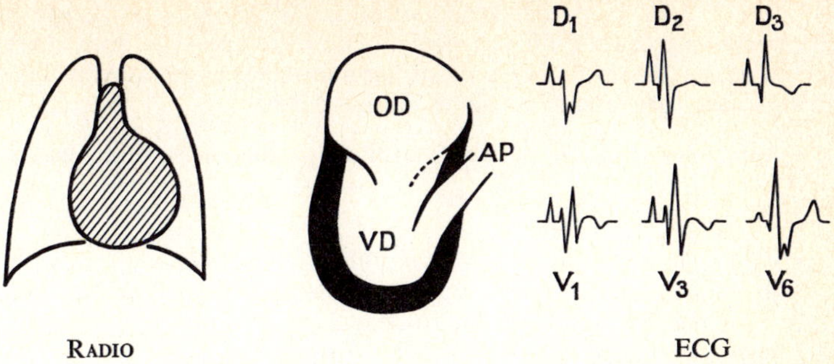

FIG. 31. — *Maladie d'Ebstein* (shunt droite-gauche).

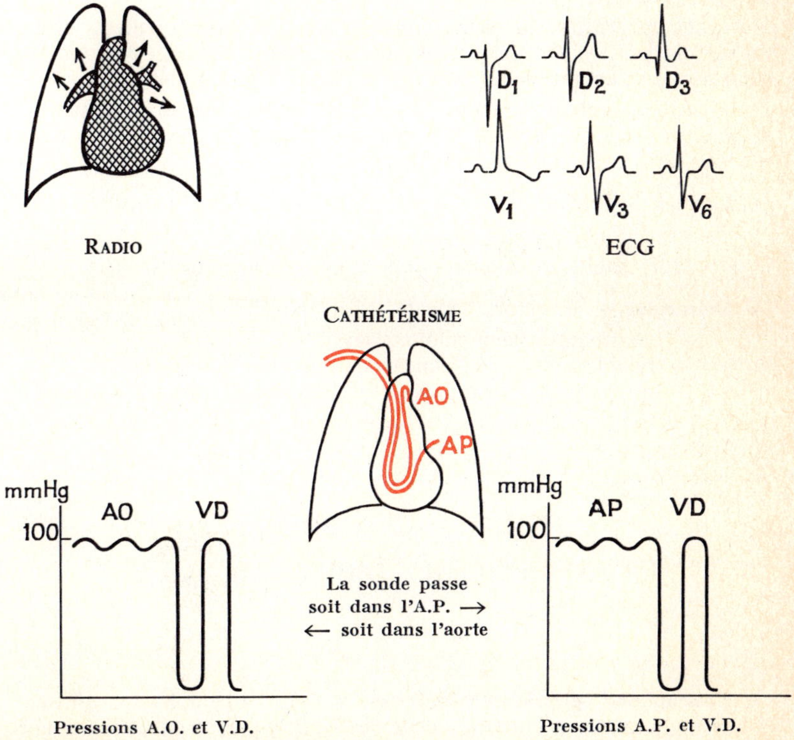

FIG. 32. — *Syndrome d'Eisenmenger* (shunt droite-gauche).

— De ce fait, la partie auricularisée du V.D., se contractant en même temps que le reste du ventricule, gêne le remplissage auriculaire, d'où une stase d'amont. Le septum interauriculaire est ouvert dans les trois quarts des cas, d'où shunt droite-gauche.

• **Clinique.** — *Cyanose,* souvent tardive, parfois accentuée, parfois inconstante.

— Dyspnée.

— Crises de tachycardie plus ou moins fréquentes.

— Rythme à quatre temps par dédoublement de B1 et B2, avec parfois petit souffle systolique latéro-sternal gauche.

— Foie cardiaque, parfois pulsatile surtout dans les formes peu cyanogènes.

• **Examens complémentaires.** — Radiologie : très gros cœur, arrondi, peu battant, avec saillie nette de l'arc inférieur droit; artères pulmonaires plutôt petites; poumons clairs.

— ECG : PR long; H.A.D.; AQRS droit et, surtout, bloc droit de type rare (rsR'S') en W ou en M de V1 à V4.

— Cathétérisme : la sonde s'enroule dans la vaste oreillette droite et parfois passe dans une C.I.A; pressions auriculaires élevées; zone intermédiaire; en revanche, pressions V.D. et A.P. normales ou basses.

— Angiographie : lenteur d'évacuation des cavités droites, parfois visualisation de la chambre intermédiaire. Non sans danger si le cœur est très gros.

• **Risques évolutifs.** — Accident cérébral vasculaire ou infectieux.

— Insuffisance cardiaque.

— Mort subite, notamment lors d'une crise de tachycardie.

• **Chirurgie.** — Toujours délicate; triple possibilité :

— anastomose cavo-pulmonaire;
— rétablissement de l'anneau normal (Lillehei-Hardy);
— prothèse de Starr après résection de l'appareil tricuspidien.

XII. — COMPLEXE ET SYNDROME D'EISENMENGER

(fig. 32)

• **Conceptions physiopathologiques.** — Le « complexe » d'Eisenmenger comporte, à l'origine de sa description par Maud Abbott, une C.I.V. avec lésions d'artériolite pulmonaire, cause d'hypertension pulmonaire d'où le shunt droite-gauche.

— Le « syndrome » d'Eisenmenger, qu'on tend à lui substituer, est de conception plus physiopathologique. Le point essentiel est une artériolite pulmonaire avec shunt droite-gauche par une C.I.V., ou une C.I.A., ou un canal artériel ou une fistule aorto-pulmonaire.

— A l'intérieur de cette conception, on distingue :

- — des syndromes d'Eisenmenger secondaires à un shunt gauche-droite, compliqués tardivement de lésions artériolaires, d'où inversion du shunt et cyanose tardive;
- — et des syndromes d'Eisenmenger primitifs, par maladie autonome des artérioles pulmonaires, d'où hypertension artérielle pulmonaire d'emblée et shunt droite-gauche précoce.

• **Clinique.** — *Cyanose,* permanente ou transitoire, intense ou discrète.

— Dyspnée.

— Hémoptysies (+ +).

— Signes d'hypertension pulmonaire : au foyer pulmonaire, clangor de B2, petit souffle systolique, parfois souffle diastolique d'insuffisance pulmonaire fonctionnelle.

• **Examens complémentaires.** — Radio : énormes artères pulmonaires aux hiles, généralement expansives, contrastant avec la relative clarté pulmonaire en périphérie.

— ECG : AQRS très droit; surcharge ventriculaire droite de type systolique; parfois surcharge diastolique gauche, s'il y a eu primitivement shunt gauche-droite.

— Cathétérisme : pressions V.D. et A.P. très élevées (+ +) égales aux pressions V.G. et aorte, avec résistances pulmonaires supérieures aux résistances périphériques; désaturation aortique. Parfois, discret shunt gauche-droite, mais le débit pulmonaire reste inférieur au débit périphérique. Fait essentiel, c'est le trajet anormal de la sonde qui permet au mieux de préciser le siège du shunt : C.I.A., C.I.V., canal.

— Angiographie sélective dans une artériole pulmonaire en position de sonde bloquée; elle démontre que les artérioles sont grêles et peu nombreuses.

• **Risques évolutifs.** — La survie peut être longue, jusqu'à la quatrième ou la cinquième décennie, mais il y a risque de :

- — hémoptysies;
- — accidents cérébraux;
- — tuberculose pulmonaire;
- — insuffisance cardiaque;
- — mort subite.

• **Chirurgie.** — Impossible.

• **Traitement médical.** — Tonicardiaques, diurétiques, oxygénothérapie.

XIII. — MALPOSITIONS DU CŒUR ET DES VAISSEAUX

I. — MALPOSITIONS DU CŒUR

• **Deux peuvent être congénitales, mais éventuellement acquises, où le V.D. reste à droite du V.G.** — Dextro-position par attraction vers la droite (fibro-thorax, scoliose majeure).

— Dextro-rotation par pivotement autour d'un axe vertical.

• **Deux sont toujours congénitales où le V.G. est à droite du V.D.** Il y a alors :

— soit situs inversus avec dextro-cardie, et souvent situs inversus total : la pointe du cœur est à droite, l'estomac à droite, le foie à gauche. En retournant le cliché radiologique, le cœur se retrouve en position normale. A l'ECG, l'onde P en D1 est négative; en inversant les fils des deux bras, on rétablit un tracé « normal »; V2 correspond à un V1 « normal », V1 à un V2 « normal », V3 R à un V3 « normal ». La tolérance est souvent parfaite.

— soit situs inversus avec lévo-cardie, où la pointe du cœur est à gauche, la silhouette radiologique cardiaque semble normale mais, d'une part l'estomac est à droite, d'autre part, à l'ECG, l'onde P en D1 est négative; ici, V1 est en face du V.G., V6 et V5, en regard du V.D. D'autres malformations sont souvent associées nécessitant une étude angiographique.

II. — MALPOSITIONS DES GROS VAISSEAUX (fig. 33)

1° Transposition commune

• **Anatomiquement**, l'aorte, antérieure, naît du V.D. et l'A.P., postérieure, naît du V.G.; la survie n'est possible que s'il y a double shunt par C.I.A., C.I.V. ou canal artériel.

• **Clinique.** — *Cyanose* immédiate et intense.

— Souffle systolique modéré et éclat de B2 au deuxième E.I.G.

• **Examens complémentaires.** — Radiologie : gros cœur; poumons hypervascularisés. Surtout pédicule étroit, s'élargissant en O.A.G.

— ECG : surcharge droite ou combinée.

— Cathétérisme : la sonde passe du V.D. dans l'aorte et jamais dans l'A.P. Saturation identique dans V.D. et aorte.

— Angiographie ventriculaire droite : injection immédiate de l'aorte qui monte, antérieure, par rapport à l'A.P.

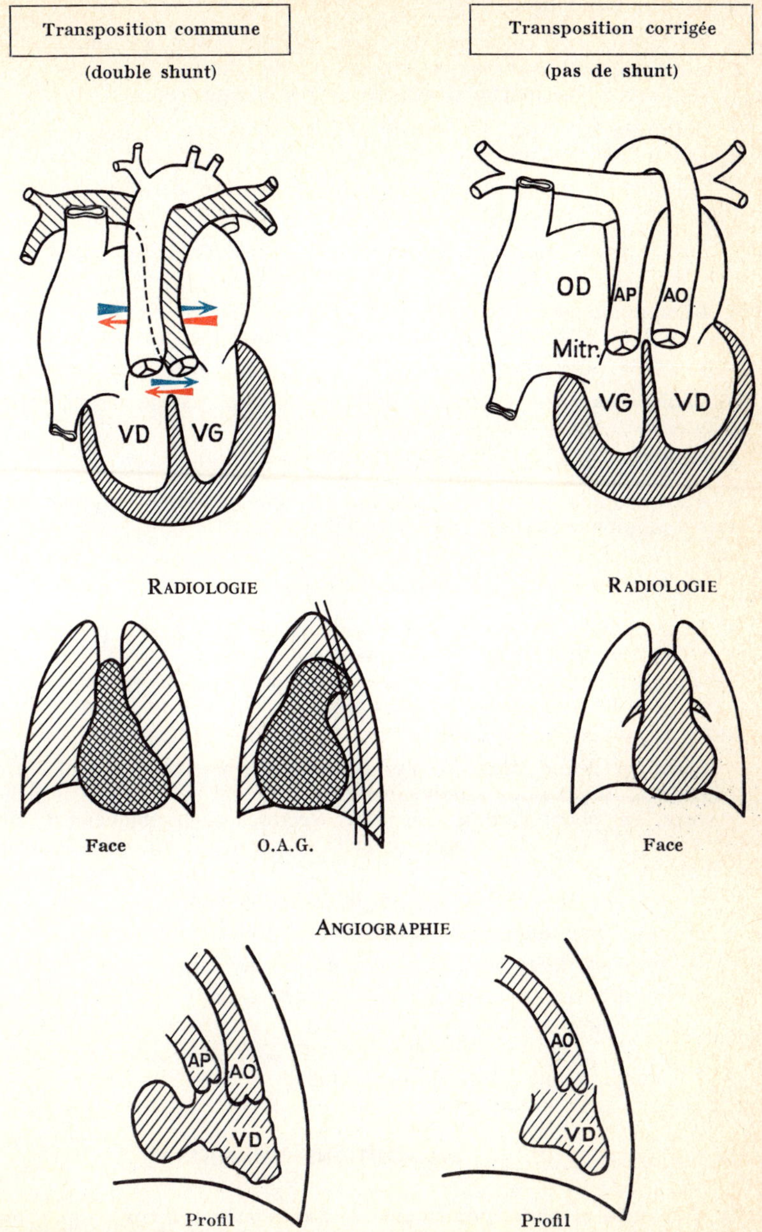

FIG. 33. — *Transposition des gros vaisseaux* (d'après VERNANT et CORONE).

• **Risques évolutifs.** — Majeurs.

— Insuffisance cardiaque, souvent mortelle avant un an.
— Accidents cérébraux, infectieux ou par thromboses.
— Survie plus longue si sténose de l'A.P. associée.

• **Chirurgie.** — Chez le nourrisson : auriculotomie ou déchirure du septum interauriculaire par ballonnet.

— Chez le grand enfant : opération complexe de Mustard (cloisonnement hélicoïdal des oreillettes).

2° *Troncus arteriosus*

• **Anatomiquement**, un seul gros vaisseau naît à cheval au-dessus d'une C.I.V. d'où naissent les artères pulmonaires, les artères coronaires et les vaisseaux de la base.

• **Cliniquement.** — *Cyanose*, souffle systolique, parfois souffle diastolique.

• **Radiologiquement.** — Poumons très hypervascularisés.

• **Angiographie** (+ +). — Elle montre une naissance anormale des artères pulmonaires et ses différents types.

3° *Transposition corrigée*

• **Anatomiquement.** — L'aorte monte en avant, l'artère pulmonaire en arrière; le V.D. avec sa tricuspide est à gauche, le V.G. avec sa mitrale est à droite. Ainsi le sang veineux de l'O.D. passe dans l'A.P. injecté par le V.G. et le sang oxygéné de l'O.G. passe dans l'aorte injecté par le V.D.

• **Dans sa forme pure**, il n'y a pratiquement aucun trouble. On suspecte le diagnostic, radiologiquement, sur un arc moyen gauche convexe, englobant l'arc supérieur et, électrocardiographiquement, sur l'inversion de l'activité septale (q en V1; pas de q en V6). L'angiographie montre que l'aorte née du V.D. dessine le bord gauche du pédicule alors que l'A.P. monte en position médiane.

• **D'autres anomalies sont associées** neuf fois sur dix :

— troubles du rythme; bloc auriculo-ventriculaire + +;
— insuffisance tricuspidienne (en fait, cliniquement « mitrale ») avec souffle apexo-axillaire;
— C.I.V. et sténose orificielle de l'A.P. d'où alors cyanose et aspect simulant une tétralogie de Fallot.

III. — MALPOSITIONS VEINEUSES

• **Anatomie et physiopathologie.** — *Les retours veineux pulmonaires totaux peuvent se faire dans l'O.G., dans la V.C.I.; ils se font le plus souvent dans le système cave supérieur.* Dans ce dernier cas, les veines du poumon gauche se jettent directement et celles du poumon droit par un collecteur dans une veine cave supérieure gauche laquelle gagne la veine cave supérieure droite par le tronc innominé. Une C.I.A. associée permet au sang mêlé de l'O.D. de gagner l'O.G.

• **Clinique** — *Cyanose* tardive et modérée.

— Souffle systolique latéro-sternal gauche.

• **Examens complémentaires.** — Radiologie (+ +) : énorme pédicule élargi, à bords convexes, donnant avec le cœur une image en huit de chiffre; poumons hypervascularisés.

— ECG : bloc incomplet droit; surcharge ventriculaire droite.

— Cathétérisme et angiographie font le diagnostic.

• **Chirurgie.** — Anastomose du collecteur veineux à la face postérieure de l'O.G. et ligature de la veine cave supérieure gauche au-dessus de l'abouchement des veines pulmonaires gauches.

IV. — MALPOSITIONS DES ARTÈRES NÉES DE TRONC ARTÉRIEL

Elles sont multiples, les plus fréquentes étant les anomalies des artères coronaires et les anomalies du quatrième arc aortique.

*1° **Anomalies des artères coronaires.*** — La plus fréquente est la naissance de la coronaire gauche à partir de l'A.P. Le risque est grand chez le nourrisson où l'électrocardiogramme montre les signes d'une nécrose myocardique qui peut être mortelle. En revanche, dans certains cas, des anastomoses entre les deux coronaires peuvent permettre une survie à la condition que le sang artériel de la coronaire droite assure l'irrigation cardiaque : la coronaire gauche fonctionne alors à contre-courant, le sang se déversant de la coronaire gauche dans l'A.P.; dans ce cas, on peut être amené à lier la coronaire gauche.

*2° **Anomalies du quatrième arc aortique.*** — A l'origine, les quatrièmes arcs aortiques droit et gauche enserrent en bracelet l'axe œsophago-trachéal. Les anomalies de développement peuvent aboutir à différentes anomalies dont :

— crosse aortique à gauche mais sous-clavière droite rétro-œsophagienne, née de l'aorte descendante;

— crosse aortique à droite de l'œsophage et sous-clavière gauche rétro-œsophagienne.

Le diagnostic en est possible, d'une part par l'opacification barytée de l'œsophage (empreintes) et, d'autre part par l'angiographie. Elles sont souvent associées à d'autres malformations (tétralogie avec aorte à droite); elles peuvent entraîner des signes de compression œsophagienne et trachéale qui peuvent conduire à une correction chirurgicale.

3

CARDIOPATHIES VALVULAIRES

• *Deux affections* sont spécialement génératrices de cardiopathies valvulaires : le rhumatisme articulaire aigu (R.A.A.) et les endocardites bactériennes (maladie d'Osler). Toutefois d'autres affections peuvent léser les valvules : syphilis, collagénoses, cardiopathies ischémiques, endocardites fibroplastiques, maladies congénitales, etc.

• *Ce sont les valvules du cœur gauche* qui sont le plus souvent atteintes, réalisant ainsi un rétrécissement mitral (R.M.) ou aortique (R.A.), une insuffisance mitrale (I.M.) ou aortique (I.A.). Les deux anomalies, rétrécissement et insuffisance, peuvent coexister sur une même valvule (maladie mitrale ou aortique). Les lésions peuvent porter sur plusieurs valvules (polyvalvulaires).

I. — CARDITES AIGUËS RHUMATISMALES

Un streptocoque du type A de Lancefield est la cause première du rhumatisme articulaire aigu (R.A.A.). Le délai de 10 à 20 jours qui s'écoule habituellement entre l'infection streptococcique et la poussée rhumatismale évoque un mécanisme allergique ou immunologique.

Le R.A.A. ne complique une infection streptococcique que dans 2 à 3 % des cas au maximum. L'atteinte cardiaque au cours ou au décours d'un R.A.A. ne se voit que dans 60 % des cas chez l'enfant et que dans 20 % des cas chez l'adulte, et survient classiquement au cours des premières poussées et dans les R.A.A. hautement fébriles et polyarticulaires; en fait, elle peut survenir dans les formes peu fébriles, voire abarticulaires de la maladie.

La scarlatine et la chorée peuvent se compliquer de lésions cardiaques identiques à celles réalisées par la maladie de Bouillaud.

I. — ANATOMIE PATHOLOGIQUE

- **Les lésions évoluent par trois stades successifs :**
  — de turgescence fibrinoïde, réversible;
  — de nécrose fibrinoïde, non réversible. avec infiltrats histio-lymphocytaires;
  — enfin de sclérose molle, fibreuse, rétractile, d'évolution lente.
- **Les trois tuniques du cœur peuvent être lésées :**
  — *Péricarde :* œdème sous-épicardique d'où épanchement qui ne laisse, après résorption, que des adhérences lâches.
  — *Myocarde :* nodules d'Aschoff avec nécrose fibrinoïde centrale d'où dilatation myocardique par élongation des fibres myocardiques.
  — *Endocarde :* lésions inflammatoires prédominant sur les faces auriculaires des valves mitrales et les faces ventriculaires des sigmoïdes aortiques avec double risque évolutif : soudure des commissures (rétrécissements valvulaires) et sclérose rétractile des valves et des cordages (insuffisances valvulaires).

II. — CLINIQUE

Les atteintes cardiaques du R.A.A. sont d'un polymorphisme clinique extrême. On peut en pratique distinguer deux périodes :

— *les premiers jours :* le temps des problèmes;
— *la cardite sous traitement :* le temps des solutions.

Les premiers jours de la cardite

C'est le temps des problèmes car, d'une part le rhumatisme luimême n'est pas toujours évident, et d'autre part les lésions déterminées par la cardite sont souvent imprécisables d'emblée.

*1° **Le rhumatisme articulaire aigu.*** — *Parfois, il est évident :* quinze jours après une angine, sont apparues des arthrites inflammatoires douloureuses, chaudes, frappant souvent, de façon symétrique, les grosses articulations (genoux, chevilles, coudes, épaules).

— *Parfois, il est plus douteux* car la note articulaire n'a été faite que de simples arthralgies assez fugaces. La note articulaire peut même manquer et le « rhumatisme » n'être traduit que par de la fièvre avec pâleur et sueurs.

— *De toute façon la biologie* oriente vers la maladie de Bouillaud :
— V.S. supérieure à 50 mm à la première heure,
— fibrinémie largement supérieure à 5 g ‰,
— hyper α_2 globulinémie (tardivement hyper γ surajoutée),

— élévation des antistreptolysines O au-dessus de 500 U,
— en revanche le streptocoque n'est encore présent dans la gorge qu'une fois sur dix.

2° ***La cardite rhumatismale.***

• **Installée** vers le 10e jour de la crise de R.A.A., parfois plus tôt, parfois plus tard, — soit bruyamment par des douleurs thoraciques, de la dyspnée, des palpitations, — soit presque silencieusement, justifiant l'examen clinique bi-quotidien du cœur des rhumatisants, elle peut se traduire :

— Cliniquement par :
- — un assourdissement des bruits, un rythme à trois temps, un souffle systolique ou diastolique;
- — des signes pleuro-pulmonaires de stase;
- — des signes d'insuffisance cardiaque droite (gros foie, œdèmes, oligurie).

— Radiologiquement par un gros cœur.

— Electrocardiographiquement par un trouble de la conduction auriculo-ventriculaire, voire de la conduction intra-cardiaque et des anomalies de la repolarisation.

• **L'exact bilan des lésions** est à ce stade impossible car la sémiologie d'une part varie souvent d'un examen à l'autre et d'autre part prête à discussion. Ainsi :
- — un assourdissement des bruits peut traduire aussi bien une myocardite qu'une péricardite ou une endocardite;
- — un souffle rude peut en imposer pour un frottement;
- — un souffle systolique précoce (et parfois même un souffle diastolique discret) peut être fonctionnel et non pas organique;
- — des signes d'insuffisance cardiaque droite peuvent être liés à l'atteinte myocardique ou à l'atteinte péricardique (tamponnade);
- — un gros cœur radiologique peut exprimer une dilatation myocardique ou un gros épanchement péricardique;
- — les troubles de la repolarisation à l'ECG peuvent être le reflet d'une atteinte myocardique ou péricardique.

La cardite sous traitement

Dans les premiers jours de la cardite, celle-ci reconnue, on soumet le malade à la corticothérapie. Sous traitement vont se dégager peu à peu six aspects cliniques particuliers.

a) La péricardite aiguë rhumatismale

• *Avant le traitement,* elle s'est signalée par :
- — des douleurs anginoïdes, une dyspnée parfois importante, voire une tamponnade;

— un frottement péricardique ou un assourdissement des bruits;
— un gros cœur, peu battant à la radioscopie
— et à l'ECG, quelquefois un bas-voltage, plus souvent des altérations diffuses et concordantes de la repolarisation (T plate ou inversée dans toutes les dérivations).

• *Sous traitement,* la régression est spectaculaire en quelques jours (le gros cœur disparaît) et l'évolution ne se fait pratiquement jamais vers la constriction. Si cette atteinte est isolée, le pronostic est excellent.

• *Le diagnostic* peut se poser — en l'absence d'un contexte de douleurs articulaires — avec les autres péricardites (purulentes, tuberculeuses, virales).

b) L'endocardite aiguë rhumatismale

• *Avant le traitement,* elle s'est signalée essentiellement cliniquement par :
— une modification des bruits d'abord assourdis, voilés puis durs, secs;
— l'apparition de souffles : systolique de pointe d'insuffisance mitrale, diastolique de base d'insuffisance aortique. Ces souffles sont habituellement relativement fixes d'un examen à l'autre par opposition aux souffles fonctionnels qui sont variables et labiles;
— à la radioscopie, le cœur est normal ou à peine gros, bat bien;
— l'ECG est normal au début ou ne montre qu'un allongement passager de l'espace PR.

• *Sous traitement,* l'évolution n'est pas spectaculaire. En général, les signes articulaires, infectieux et biologiques anormaux disparaissent; en revanche, la symptomatologie valvulaire se modifie peu et finit par se fixer définitivement sous la forme d'une insuffisance mitrale ou aortique ou mixte.

• *Le diagnostic* peut se poser, chez l'adulte surtout, avec une endocardite bactérienne, voire une collagénose avec atteinte cardiaque, spécialement un lupus érythémateux aigu disséminé.

c) L'endomyocardite aiguë rhumatismale

• *Avant le traitement,* le tableau est celui d'une insuffisance cardiaque aiguë avec :
— assourdissement des bruits, bruits de galop, souffle systolique d'I.M. ou/et diastolique d'I.A.;
— foie cardiaque, oligurie, œdèmes;
— pincement tensionnel et parfois poumon de stase;
— cardiomégalie lentement progressive à la radio;
— anomalies électrocardiographiques majeures, variables, plus ou moins labiles, avant tout de la conduction auriculo-ventriculaire (bloc des 3 degrés, dissociation iso-rythmique), de l'excitation (F.A., flutter plus rares), de la conduction intra-ventriculaire

(blocs de branche), des complexes auriculaires et ventriculaires (hypertrophies, troubles diffus de la repolarisation).

• *Sous traitement,* l'évolution reste grave. Tout au plus voit-on régresser l'insuffisance cardiaque, mais le cœur reste gros, des souffles d'insuffisance valvulaire persistent de même que certaines anomalies électrocardiographiques. Le risque de reprise rhumatismale est grand avec prompt retour à l'insuffisance cardiaque.

• *Le diagnostic* peut se poser avec les myocardites aiguës primitives parfois virales, avec une glomérulo-néphrite aiguë compliquée d'insuffisance cardiaque, avec une péricardite constrictive avec syndrome de Pick.

d) La pancardite aiguë rhumatismale et le rhumatisme malin

• *Avant le traitement,* le tableau cardiaque est voisin du précédent mais :

— au cœur se surajoute souvent une atteinte péricardique (frottement);

— l'atteinte rhumatismale est polyviscérale : érythèmes marginés, nodules de Meynet, purpura, splénomégalie, atteinte pleuro-pulmonaire (pleurésies, œdème) et rénale (oligurie, albuminurie). Il est d'ailleurs difficile de faire la part qui revient aux lésions rhumatismales propres et aux signes secondaires de l'insuffisance cardiaque;

— l'état général est alarmant : pâleur, sueurs, anorexie, torpeur avec fièvre élevée, anémie, forte leucocytose.

• *Sous traitement,* l'évolution peut être mortelle en quelques jours ou semaines. Parfois, l'évolution est subaiguë, marquée par des poussées évolutives plus ou moins régressives (rhumatisme cardiaque évolutif). Au mieux, le rhumatisme finit par s'éteindre, laissant de graves lésions endomyocardiques exposant à une insuffisance cardiaque juvénile précoce.

• *Le diagnostic* est ici évident, le rhumatisme étant reconnu par la seule clinique. Un seul piège : la fausse pancardite maligne par tamponnade péricardique intense qui, au contraire, régresse vite et bien sous traitement.

e) Les cardites à type de seuls troubles de la conduction

• *Avant le traitement,* les tableaux sont divers mais il n'apparaît ni souffles en clinique ni cardiomégalie à la radiographie. Il peut s'agir :

— de simples anomalies électrocardiographiques : allongement de l'espace PR, dissociation iso-rythmique, blocs auriculo-ventriculaires du 2ᵉ degré (bloc 2/1, périodes de Wenckebach);

— d'accidents cliniques dramatiques : syndrome d'Adams-Stokes par bloc auriculo-ventriculaire du 3ᵉ degré.

• *Sous traitement,* l'évolution est favorable car ces troubles régressent habituellement sans séquelles en quelques jours.

• *Le diagnostic* se pose surtout devant un syndrome d'Adams-Stokes de l'enfant. Le contexte rhumatismal articulaire peut manquer. La biologie révèlera son origine rhumatismale.

f) Les cardites à révélation tardive

• *Avant et pendant le traitement du R.A.A.,* il n'y a eu aucun signe cardiaque anormal clinique, radiologique ou électrocardiographique.

• *Des mois ou des années plus tard,* soit fortuitement, soit à l'occasion d'un symptôme, on découvre qu'il existe une cardiopathie. Il s'agit avant tout de sténoses, mitrale ou/et aortique, parfois de maladies mitrale ou aortique.

• *Il faut donc réserver son pronostic* après toute poussée de R.A.A. sans atteinte cardiaque apparente et réclamer une surveillance cardiaque régulière dans les mois et les années qui suivent.

III. — PRONOSTIC GÉNÉRAL

• **Immédiatement favorable de nos jours,** sauf les cas, devenus rares, de rhumatisme malin et de rhumatisme cardiaque d'emblée évolutif cortico-résistants.

• **Ultérieurement bien plus aléatoire,** à cause des risques :

— d'une cardite récurrente aggravant les lésions préexistantes, en surajoutant d'autres;

— des effets hémodynamiques des valvulites engendrées :

— I.A. avec son souffle diastolique de base et son risque d'I.V.G.,

— I.M. avec son souffle systolique apexo-axillaire et ses risques de F.A., d'insuffisance cardiaque globale,

— R.A. avec son souffle systolique frémissant de base et son risque d'angor et d'I.V.G.,

— R.M. avec son roulement diastolique, son éclat de B1, son claquement d'ouverture et ses risques multiples d'arythmies, d'embolies, d'I.V.D.,

— d'une endocardite infectieuse (Osler) greffée sur les lésions valvulaires rhumatismales (insuffisances surtout).

IV. — TRAITEMENT

Curatif, en phase aiguë

— Repos au lit, régime désodé.

— Antibiotiques : bipénicilline (1 à 2 millions d'unités par jour) associée ou non à la streptomycine (0,75 à 1 g par jour).

— Anti-inflammatoires : delta-cortisone (2 mg/kg chez l'enfant; 40 à 100 mg chez l'adulte) avec adjonction de ClK (1 à 3 g/j).

— Thérapeutiques d'appoint : digitaliques, diurétiques.

LE TRAITEMENT CORTICOÏDE doit être :

— *Prolongé* durant 6 à 8 semaines en moyenne (parfois plus si les signes inflammatoires biologiques n'ont pas disparu).

— *Progressivement dégressif* (en fonction de la surveillance biologique hebdomadaire).

— *Relayé* par les salicylés au moins 5 jours avant l'arrêt des corticoïdes.

— *Modifié* en cas de résistance à la delta-cortisone : emploi de l'A.C.T.H. avec ou sans héparine, de la triamcinolone, de la phénylbutazone, etc.

— *Associé* éventuellement à des injections espacées d'A.C.T.H. afin d'éviter l'insuffisance surrénale secondaire.

Prophylaxie des récidives

— Convalescence prolongée en maison spécialisée.

— *Pénicilline long-retard* (benzathine-pénicilline 1, 2 ou 2,4 millions tous les 21 jours) pendant des années (les uns disent jusqu'à la puberté, les autres disent durant au moins cinq ans). Pénicilline orale en cas d'intolérance à la benzathine-pénicilline.

— *Pénicilline à effet immédiat* par voie I.M. devant toute infection amygdalo-pharyngée (amygdalectomie éventuelle) et en cas d'avulsion dentaire (risque d'une endocardite bactérienne).

II. — ENDOCARDITES BACTÉRIENNES

La nosologie des endocardites « malignes » lentes a soulevé, depuis environ trois quarts de siècle, des controverses qui ne sont pas éteintes. On a voulu abusivement réserver le nom de maladie d'Osler aux endocardites lentes, infectieuses, greffées sur une cardiopathie préexistante. En fait, la tendance actuelle est de réunir dans le même cadre les endocardites végétantes ou ulcéro-végétantes — secondaires ou primitives — bactériennes ou mycosiques — à hémoculture positive ou négative — en les séparant nettement des autres endocardites du type Bouillaud ou du type fibro-plastique.

I. — ANATOMIE PATHOLOGIQUE ET PHYSIOPATHOLOGIE

• **Les lésions cardiaques.** — La greffe d'un germe sur une valvule se fait par voie *trans-endothéliale* dans les régions de moindre résistance (importance de la lésion préalable). *Le développement* de la végétation se fait volontiers sur la face axiale des valvules. La fibrine précipite et sert de milieu de culture aux germes, bien protégés dans le réseau fibrineux contre l'attaque leucocytaire.

— Les *végétations* siègent électivement sur la *face axiale* de la *grande valve mitrale* et de la *sigmoïde postérieure aortique*. Leur nombre est variable. Elles sont toujours extrêmement friables (embolies). Il s'y associe souvent des *ulcérations* ou même des perforations contiguës et le processus peut attaquer les cordages, d'où les ruptures. Microscopiquement, la végétation est une masse pulvérulente revêtue d'une couche fibrino-leucocytaire avec, en son sein, des amas microbiens.

• **Les lésions rénales.** — On observe, à côté d'infarctus, des lésions glomérulaires dominantes. Rarement, il s'agit d'une glomérulonéphrite diffuse. En règle, c'est une *glomérulonéphrite circonscrite* dont le type habituel, quoique non spécifique, est *la glomérulonéphrite parcellaire de Lohlein* qui n'atteint qu'une partie des anses capillaires du floculus avec hyalinisation endofloculaire et réaction endothéliale de contact.

— Ces lésions rénales ont une pathogénie discutée. Certaines évoquent une réaction d'*intolérance vasculaire* aux allergènes microbiens, d'autres des *micro-embolies bactériennes*. Le fait qu'expérimentalement les lésions sont plus facilement reproduites avec des germes vivants que morts ébranle la théorie de la simple allergie microbienne (Lillehei, Rich).

• **Les lésions vasculaires.** — Elles expliquent l'aspect protéiforme de la maladie d'Osler selon le viscère plus spécialement atteint. Aux différents étages de l'arbre artériolo-capillaire se produisent d'une part une *prolifération de l'intima* et d'autre part, à certains endroits, soit des *ectasies pariétales*, soit des *thromboses* génératrices d'embolies. Les lésions viscérales sont déterminées en grande partie par ces thromboses. A côté de ces lésions vasculaires, prennent place, dans les viscères, des hyperplasies du système réticulo-endothélial.

— Cette réaction endothéliale vasculaire généralisée soulève les mêmes problèmes étiopathogéniques que les lésions glomérulaires rénales. La réaction allergique est ici très vraisemblable, montrant ainsi combien, malgré sa nature incontestablement infectieuse, l'endocardite d'Osler se rapproche de certains processus qui caractérisent les maladies dites du collagène.

II. — FRÉQUENCE ET CONDITIONS ÉTIOLOGIQUES

L'introduction des antibiotiques a raréfié cette maladie naguère fréquente. L'âge habituel s'échelonne entre 20 et 40 ans; le sexe masculin est plus souvent frappé.

• **Les germes.** — Tous les germes peuvent être incriminés. Il en est cependant de plus fréquents.

— *Les streptocoques* sont classiquement en cause dans au moins 80 % des cas. Spécialement l'α-hémolytique et l'entérocoque; plus rarement, le β-hémolytique.

— Mais ailleurs, il s'agit d'*un staphylocoque doré* (dont la fréquence s'accroît actuellement), d'un pneumocoque, d'un colibacille, d'une brucella, voire d'anaérobies.

— Plus récemment, on a insisté sur deux étiologies :

— d'une part, les endocardites à *Ricketssia Burnetti* (Balkans-Ecosse);

— d'autre part, sur les endocardites par *mycoses* (candida albicans ++, actinomycose, candida parakrusei).

• **La lésion préalable.** — Bien qu'un germe puisse se fixer sur un endocarde parfaitement sain, une lésion préalable est habituelle, qu'il s'agisse d'une cardiopathie congénitale ou d'une cardiopathie acquise.

Les cardiopathies congénitales (13 %). Il s'agit le plus souvent de cinq cardiopathies : canal artériel, C.I.V., tétralogie de Fallot, bicuspidie (faux Osler primitif), coarctation aortique. Le fait est rare sur une C.I.A.

Les cardiopathies acquises sont plus souvent en cause et l'on dénombre 50 à 80 % d'anciens rhumatisants. Les formes sur valvulite syphilitique et sur cardiomyopathie obstructive sont exceptionnelles.

Les lésions du cœur gauche sont la règle (95 %) : atteintes mitrales, aortiques et atteintes doubles mitro-aortiques. Les cardiopathies soufflantes (I.M., I.A.) sont plus souvent en cause que le R.M. pur et surtout le R.A. pur.

Les lésions du cœur droit sont plus rares (5 %). Elles siègent essentiellement sur la tricuspide et sont le fait, avant tout, des cardiopathies congénitales.

• **Porte d'entrée et facteurs favorisants.** — La porte d'entrée du germe peut être digestive, respiratoire, génito-urinaire mais elle est en fait essentiellement *dentaire*. C'est que l'avulsion dentaire s'accompagne d'une bactériémie dans 15 à 20 % des cas sous anesthésie locale et dans 70 à 80 % sous anesthésie générale. Mais cette bactériémie peut aussi se produire lors d'une simple dévitalisation.

— Plus récemment, on a incriminé des portes d'entrée *iatrogéniques* comme la chirurgie à cœur ouvert (staphylo-candida), les cathétérismes cardiaques et surtout les perfusions par tubes de polythène (candida).

— De même, certaines *thérapeutiques* peuvent favoriser des greffes oslériennes, tels un traitement cortisonique non protégé par des antibiotiques, ou au contraire, certains traitements antibiotiques favorisant la greffe de candidoses.

III. — CLINIQUE

La forme classique demeure la forme à hémoculture positive, à streptocoque viridans, chez un ancien rhumatisant, porteur d'une lésion valvulaire mitrale ou aortique ou mitro-aortique.

• **Les signes révélateurs.** — Ils sont parfois brutaux par une manifestation thrombo-embolique : hémiplégie, aphasie, cécité, syndrome abdominal aigu.

— Plus souvent, le début est insidieux par une asthénie, un train fébrile souvent discret, voire des myalgies qui pourraient faire croire à une reprise rhumatismale.

• **La suspicion diagnostique doit être la règle de parti pris chez un valvulaire fébrile.** — *La fièvre*, appréciée sur une double courbe (toutes les 3 heures, maxima-minima) est de tous types mais volontiers ondulante et peu élevée.

— *L'état général* est souvent compatible, un certain temps, avec la poursuite de la profession mais l'asthénie est profonde, la pâleur parfois subictérique (café au lait) singulière, les sueurs abondantes.

— *Les troubles fonctionnels* sont nuls mais quelques arthralgies ou quelques myalgies ne doivent pas égarer.

— *L'auscultation cardiaque* témoigne de la séquelle rhumatismale. Classiquement, elle demeure inchangée : le jet de vapeur apexien d'une I.M. garde son intensité, le souffle diastolique de base d'une I.A. reste immuable. En fait, pourvu que la greffe soit déjà ancienne, une certaine variation de la sémiologie est possible mais, fait essentiel, habituellement très progressive et non pas du jour au lendemain comme dans les endocardites rhumatismales, sauf rupture de cordage ou de valve.

• **L'appoint diagnostique clinique.** — Dans cette forme classique, il est fourni par les témoignages de l'état septicémique et de la maladie diffuse des endothéliums vasculaires.

— *La splénomégalie* est modérée, non douloureuse.

— *L'hippocratisme* digital est rare ou du moins tardif.

— *Les placards érythémateux* des paumes et des plantes (signe de Janeway) se voient rarement.

— *Les pétéchies,* parfois centrées par un point gris blanc, doivent être recherchées, à cause de leur énorme valeur, sur l'ensemble de la surface cutanée.

— Enfin, *les faux panaris, les nodules érythémato-douloureux* non suppuratifs des pulpes digitales, des éminences de la main, des orteils, fugaces en quelques heures, sont plus souvent retrouvés à l'interrogatoire que constatés au premier examen.

— *Le reste de l'examen clinique est habituellement négatif :* pas

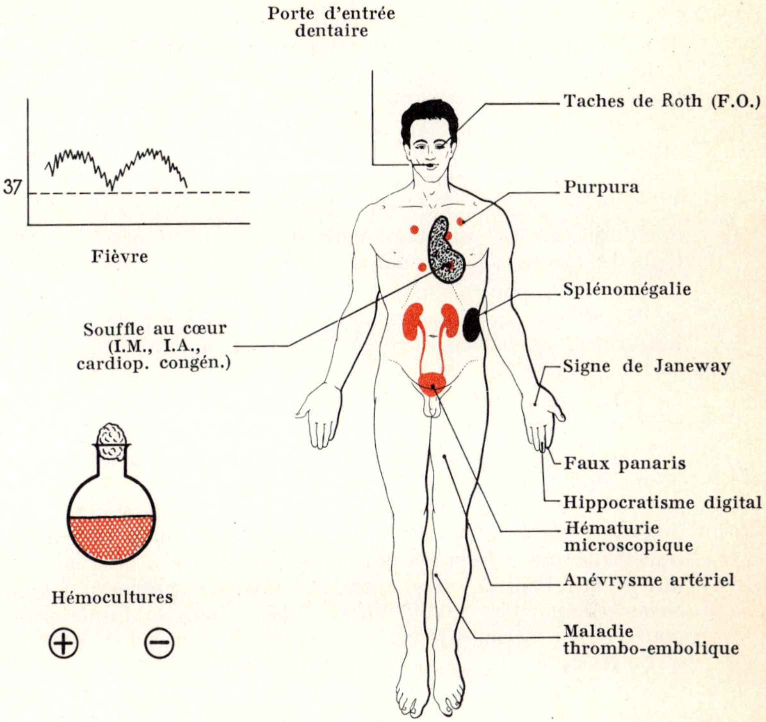

FIG. 34. — *Schéma des endocardites bactériennes.*

d'hématurie macroscopique, pas d'autres manifestations thrombo-emboliques, pas d'anévrisme artériel.

• **Systématiquement, on recherche aussitôt la porte d'entrée.** — Examen génito-urinaire et surtout examen buccal et spécialement des dents (notion d'avulsion récente).

• **Les examens complémentaires** vont confirmer la suspicion :

— *L'hémogramme* montre une anémie modérée aux alentours de 4 millions, normochrome ou discrètement hypochrome, avec leucocytose vers 15.000 et polynucléose modérée (75 %) et parfois discrète monocytose.

— *La vitesse de sédimentation* est accélérée mais souvent faiblement par rapport à ce qui se voit au cours de la maladie rhumatismale, et la fibrinémie reste normale.

— *Le protidogramme* montre une hyperglobulinémie des trois fractions avec souvent une dominante hyper γ (d'où possible positivité des réactions de floculation « hépatiques » et de la syphilis).

— *Le fond d'œil* pourrait montrer une embolie de l'artère centrale ou des thromboses veineuses ou des taches de Roth (hémorragies fusiformes, en bateau, centrées de blanc, au voisinage de la macula).

— *Le débit-minute* urinaire montre une hématurie microscopique mais il faut savoir répéter cet examen pour la constater.

— LES HÉMOCULTURES sont en fait le chef diagnostique majeur. Avant tout traitement, il faut ensemencer *en milieu aéro-anaérobie, trois fois par jour pendant trois jours,* et porter les tubes aussitôt à l'étuve. Dès que le milieu deviendra trouble, le traitement sera entrepris avant même que le germe ne soit identifié et que l'on ait pu étudier les pouvoirs bactériostatique et *bactériolytique* des antibiotiques couplés. Dans la forme prise pour type, c'est un stroptocoque α hémolytique qu'on isole et qu'on teste.

IV. — FORMES CLINIQUES

• **Aspects cliniques.** — *Le tableau clinique est souvent plus pauvre* que dans la description classique. Les travaux modernes ont montré que la splénomégalie manque dans la moitié des cas, l'hématurie dans les deux tiers des cas, que le purpura ne se voit que dans un dixième des cas, les faux panaris dans un vingtième des cas; de même, la leucocytose dépasse rarement 8.000, la polynucléose 75 % et la vitesse de sédimentation peut être normale. On insiste sur les *formes fébriles pures* et sur *les formes « chronicisées »* évoluant pendant des mois sous le masque d'une insuffisance cardiaque ou cardio-rénale, fébrile ou non, émaillée de complications thrombo-emboliques des deux circulations.

— *Il est des formes où domine une manifestation insolite :* insuffisance cardiaque aiguë, infarctus du myocarde par embolie coronarienne, accidents cérébro-méningés ou convulsifs qui peuvent conduire le malade en neurologie; formes dominées par une insuffisance rénale ou par une anémie grave.

— *Les maladies d'Osler du cœur droit* ont souvent une séméiologie très appauvrie, dominée par des embolies pulmonaires à répétition. Elles sont déroutantes parce que l'hémoculture est en général négative.

— *Les endocardites primitives* ont fait l'objet d'une description spéciale, après la dernière guerre. Elles étaient essentiellement de localisation aortique, à symptomatologie viscérale, à hémoculture négative, avec forte hypergammaglobulinémie, chez des sujets ayant des stigmates d'un ancien typhus exanthématique. Actuellement, ces formes primitives ne se distinguent en rien des formes secondaires.

• **Aspects bactériologiques.** — *Le germe peut influencer quelque peu le tableau clinique.* C'est ainsi que le streptocoque α hémolytique donne plus volontiers une forme lente et à sémiologie évocatrice. En revanche, on a insisté sur la pauvreté symptomatique des endocardites à staphylocoque lesquelles, en général, ne s'accompagnent ni de faux panaris, ni de pétéchies, ni de splénomégalie.

— *Les maladies d'Osler à hémocultures négatives* sont le fait du tiers au quart de l'ensemble des endocardites oslériennes. On les raréfie en multipliant les hémocultures et en soignant les ensemencements, sur milieu aérobie (10 ml de sang sur bouillon citraté) et milieu anaérobie (2 ml sur tube de Reilly, 1 ml sur tube de l'Institut Pasteur).

Les formes à hémocultures négatives ne sont pas différentes cliniquement. Elles correspondent à quatre possibilités :

- formes « *gitées* » où la rate est spécialement hypertrophique;
- formes « *négativées* » par l'emploi, aveugle et à dose insuffisante, d'antibiotiques avant l'hémoculture, devant un tableau fébrile non rapporté à sa cause oslérienne;
- formes « *faussement négatives* » caractérisées par des hémocultures qui sont passagèrement troubles. L'hémo-ovo-culture dans ces formes, grâce à l'ensemencement sur œuf embryonné, permet parfois l'isolement de germes « classiques » à partir des formes « L » qui troublaient l'hémoculture sur milieu usuel;
- formes « *décidément négatives* » qui posent le problème des endocardites rickettsiennes, par exemple, et surtout le problème nosologique des formes de passage mal classées avec certaines autres endocardites.

V. — MODES ÉVOLUTIFS ET PRONOSTIC

Le pronostic des endocardites oslériennes reste réservé malgré l'arsenal antibiotique.

• **Pronostic des premiers six mois.** — La mortalité dans les six premiers mois reste d'environ 30 à 50 %. Ces évolutions défavorables peuvent être liées :

— Soit, rarement, à une résistance du syndrome infectieux évoluant vers la cachexie fébrile avec insuffisance rénale;

— Soit, malgré le contrôle de l'élément infectieux, à quatre risques principaux :

— *un accident thrombo-embolique* spécialement grave quand il il est cérébro-méningé, coronarien, rétinien ou de la fourche aortique;

— *un anévrisme artériel,* notamment des membres, qui peut obliger à une amputation;

— *une insuffisance rénale* rapidement incontrôlable et irrévocable;

— *une insuffisance cardiaque* suraiguë, précoce, précédée de l'apparition de blocs de branche ou d'une fibrillation auriculaire et parfois liée à une rupture de cordage.

— L'évolution favorable immédiate se juge sur la clinique et les examens complémentaires. Elle est obtenue après six semaines de traitement. Toutefois, des rechutes peuvent se voir dans 4 à 5 % des cas au cours des deux premiers mois qui suivent.

• **Le pronostic des cinq premières années.** — Il demeure réservé, moins par les risques de récidive que par les risques d'insuffisance cardiaque, d'insuffisance rénale, et, plus rarement, d'accidents cérébraux.

— *L'insuffisance cardiaque* apparaît, selon les statistiques dans 30 à 60 % des cas. Elle est d'autant plus grave qu'elle est plus précoce.

— *L'insuffisance rénale* est plus rare mais, des années après l'endocardite, peut éclore une insuffisance rénale rapidement évolutive.

— *Les micro-anévrismes* qui se sont produits au moment de l'épisode infectieux peuvent rester quiescents pendant des années puis se rompre. Les neurologues ont spécialement insisté sur les accidents hémorragiques cérébro-méningés pouvant survenir, par rupture d'anévrisme, des années après guérison d'une maladie d'Osler.

VI. — DIAGNOSTIC

• **La méconnaissance d'une lésion cardiaque peut être à la base d'erreurs diagnostiques grossières.** — *Une anémie* grave et fébrile, rappelant une maladie de Biermer, mais il n'y a ni hyperchromie, ni mégalocytose, ni mégaloblastose médullaire.

— *Une fièvre* au long cours pourrait évoquer une tuberculose, une salmonellose, une hémopathie maligne, une autre septicémie.

— *Une forme viscérale* d'Osler pourrait être étiquetée, selon les cas, glomérulo-néphrite, méningite, ramollissement cérébral.

• **La méconnaissance d'une cardiopathie valvulaire antérieure et la gravité** soulèvent le diagnostic d'une *endocardite maligne aiguë.*

— Typiquement, elle s'oppose à l'Osler par son début plus brutal, le caractère piaulant et variable du souffle, les grosses embolies infectantes, la forte leucocytose avec polynucléose, l'évolution plus rapide.

— En fait, sur le plan nosologique, les frontières sont mal tranchées puisqu'on décrit des Osler à streptocoque hémolytique et s'accompagnant de lésions ulcéreuses.

• **Le vrai problème diagnostique** est celui d'une fièvre chez un cardiaque. On discute :

— *Une infection intercurrente,* mais elle peut être à l'origine d'une greffe endocarditique.

— *Une affection thrombo-embolique,* surtout chez un mitral.

— *Le grand diagnostic demeure le* RHUMATISME CARDIAQUE ÉVOLUTIF, qui, schématiquement, s'oppose à l'Osler :

- — par l'atteinte myocardique (au moins allongement de P.R., mais parfois fugace) et parfois péricardique;
- — par les remaniements incessants de la sémiologie valvulaire;
- — par l'absence de splénomégalie, la précocité des signes d'insuffisance cardiaque;
- — par l'association de signes cutanés particuliers (nodules de Meynet, érythèmes marginés de Besnier);
- — par les signes biologiques : hyperfibrinémie, V.S. très élevée, hyperglobulinémie α 2 surtout, élévation des antistreptolysines.

Cependant, il faut savoir la possibilité de survenue d'une maladie d'Osler en pleine poussée rhumatismale et l'existence, dans des cas exceptionnels, d'hémocultures transitoirement positives au cours d'une maladie de Bouillaud.

• **Enfin, les formes primitives à hémoculture négative** soulèvent un problème avec d'autres maladies et particulièrement :

— *La maladie de Libman-Sachs* (mais cellule de Hargraves).

— *La maladie de Kussmaul-Maier* (mais lésions artérielles particulières sur biopsie musculaire).

— *Certaines endocardites fibroplastiques.*

VII. — TRAITEMENT

• **Il est six règles thérapeutiques à respecter.** — Isoler le germe (9 hémocultures) pour surtout définir le *pouvoir bactéricide* car la mortalité pour Bastin est de 11 % si ce pouvoir bactéricide est défini et de 45 % lorsqu'il ne l'est pas.

— Choisir l'association d'antibiotiques qui conserve la bactéricidie la plus élevée.

— Adapter les doses pour avoir des concentrations sanguines au moins cinq fois supérieures aux concentrations bactéricides.

— Utiliser une perfusion continue sans cathéter (risque de candidose) pendant 30 à 40 jours.

— Eviter autant que possible l'emploi des anti-inflammatoires cortisoniques.

— Eviter également les anticoagulants sauf accident embolique ou du moins ne les utiliser qu'à faible dose pour simplement faciliter la perfusion.

• **Les antibiotiques.** — Les antibiotiques employés sont bien entendu dictés par leur pouvoir bactéricide.

— Dans deux tiers des cas, on utilise l'association pénicilline (30 à 50 millions)-streptomycine (1 g à 1,50 g). Cette association est d'ailleurs systématiquement mise en route dès que les hémocultures ont été faites. Elle est poursuivie jusqu'à ce qu'on puisse adapter les doses en fonction du pouvoir bactéricide.

— Plus rarement, on use de l'association Tétracycline-Erythromycine, Erythromycine-Streptomycine, Flabelline-Kanamycine.

— Pour les endocardites à candida, on emploie la Fungizone par perfusion intraveineuse de 6 heures, en sérum glucosé, à la dose de 0,1 mg/kg à 0,05 mg/kg tous les 2 ou 3 jours, voire l'Ancotil per os.

— Dans les formes à hémocultures négatives, c'est l'association Ampicilline-Streptomycine à haute dose qui est préalablement mise en œuvre. En cas d'échec, d'autres associations sont choisies un peu à l'aveuglette, notamment Tétramycine-Erythromycine.

• **Chirurgie.** — Les lésions destructives des valvules conduisent parfois à la chirurgie prothétique. C'est souvent après guérison de la maladie qu'on doit intervenir. Parfois, on est conduit à intervenir dans les quatre premières semaines de l'affection devant une I.M. ou une I.A. hémodynamiquement catastrophique (ruptures de valves ou de cordages).

• **Prévention de la maladie d'Osler.** — Le premier devoir, chez tout valvulaire ou congénital dépisté, est de veiller à l'excellence de l'état dentaire. Tout soin dentaire doit être conduit sous la protection, la veille et les sept jours qui suivent une avulsion, d'une antibiothérapie orale par pénicilline (Ampicilline : Totapen 3 à 5 g/j). Les stomatologistes doivent être avertis que leur client est un valvulaire et qu'il faut renoncer aux prothèses fixes chez ces sujets.

— De même, toute infection rhino-amygdalo-pharyngée chez les valvulaires doit engager au traitement antibiotique immédiat et suffisant.

— Enfin, tout canal artériel doit conduire à sa cure chirurgicale systématique à cause du risque bactérien.

III. — RÉTRÉCISSEMENT MITRAL

Le rétrécissement mitral (R.M.), en pratique, est toujours d'origine rhumatismale car le R.M. congénital est exceptionnel. Toutefois, dans les antécédents d'un R.M., la notion de R.A.A. n'est retrouvée qu'une fois sur deux environ et, dans ces cas, la poussée rhumatismale causale remonte parfois à deux ans ou plus. Ailleurs, l'interrogatoire trouve des antécédents de chorée, de rhumatisme scarlatin, d'angines à répétition.

C'est une affection à prédominance féminine, qui se révèle au plus tôt dans la deuxième enfance mais parfois à l'âge adulte.

La surface mitrale normalement comprise entre 5 à 6 cm² peut être réduite considérablement. *On parle de R.M. serré si la surface mitrale s'abaisse au-dessous de 1,5 ou 2 cm².*

I. — ANATOMIE PATHOLOGIQUE

• **Anatomiquement,** il est quatre types fondamentaux de R.M. selon qu'il existe :

— des soudures commissurales, simples, souples,

— des soudures commissurales avec sclérose marginale dense,

— une sclérose valvulaire avec sclérose de l'appareil sous-valvulaire,

— une sclérose calcifiée uni-, bi-commissurale ou diffuse de l'appareil mitral.

• **Hémodynamiquement,** il faut opposer :

— les R.M. purs sans insuffisance mitrale ou avec I.M. localisée : ce sont les R.M. purs ou prédominants;

— les R.M. avec grand reflux même si la sténose est importante avec un appareil valvulaire rigide, rétracté : ce sont des I.M. prédominantes.

II. — RÉTRÉCISSEMENT MITRAL PUR

*1° **Circonstances de découverte.*** — Ce peuvent être :

— Des accidents brutaux : O.A.P., embolie artérielle (hémiplégie) ou pulmonaire.

— Une symptomatologie d'effort : dyspnée, toux, hémoptysie.

— Une découverte systématique, notamment dans les premiers mois d'une grossesse ou dans les suites plus ou moins lointaines d'un R.A.A. ou d'une chorée.

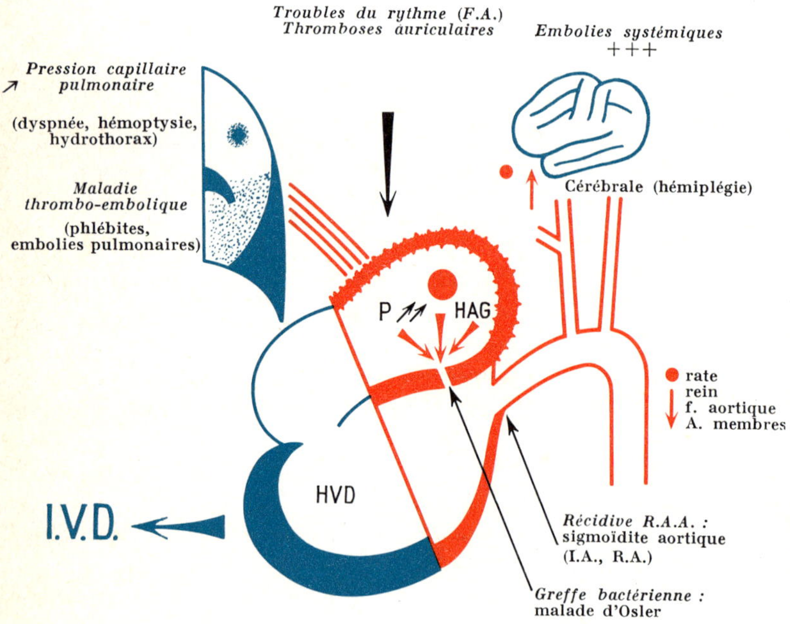

FIG. 35. — *Physiopathologie du R.M.*

2° **Clinique.** — L'aspect physique est souvent normal et il est rare qu'il y ait une hypotrophie et une discrète cyanose des lèvres.

— *La palpation de la pointe* perçoit :

— un frémissement cataire, endo-apexien, diastolique, suivi
— de la chiquenaude de vibration de la fermeture de la mitrale.

— *L'auscultation perçoit l'onomatopée de Durozier :*

— roulement diastolique assez localisé à l'apex ou l'endapex, grave, soudé à la deuxième composante du dédoublement de B2 (C.O.M.), decrescendo jusqu'à un renforcement présystolique bref, râpeux, se terminant par :
— un éclat du premier bruit dur, sec, parcheminé, puis
— un petit silence normal
— et enfin un dédoublement du deuxième bruit par adjonction au deuxième bruit proprement dit d'un claquement sec d'ouverture de la mitrale (C.O.M.).

— *Ces anomalies d'auscultation ne sont pas absolument constantes,* ainsi :

— le roulement diastolique s'atténue en tachy-arythmie et peut disparaître en cas de sténose très serrée;
— l'éclat de B1 est variable en cas de fibrillation auriculaire et s'atténue en cas de grande rigidité ou de calcifications mitrales;
— le claquement d'ouverture s'atténue aussi si l'appareil mitral est rigide.

L'auscultation doit se faire parfois après effort, toujours en décubitus latéral gauche, parfois après digitalisation s'il existe une tachy-arythmie.

3° **Radiologie.** — Après opacification œsophagienne, en scopie, puis sous quatre incidences, on observe :

— De face : sur le bord gauche, une saillie de l'arc moyen (avec abaissement du point G) liée surtout à la saillie de l'artère pulmonaire gauche, plus bas de l'auricule gauche, parfois de l'O.G.; sur le bord droit, un double contour par saillie de l'O.G. un peu au-dessus de l'O.D.

— De profil : grosse O.G. refoulant la colonne barytée, à petit ou grand rayon mais, fait essentiel, non expansive (++).

— En O.A.D. : saillie de l'infundibulum pulmonaire en avant et de l'O.G. en arrière.

— En O.A.G. : petit V.G., éventuelle H.V.D.

— Le parenchyme pulmonaire peut être hypervascularisé.

— Les calcifications mitrales, postéro-inférieures, sont recherchées à l'amplificateur de brillance.

4° ***L'électrocardiogramme :***

— peut être normal;
— peut montrer un rythme sinusal ou une fibrillation auriculaire;

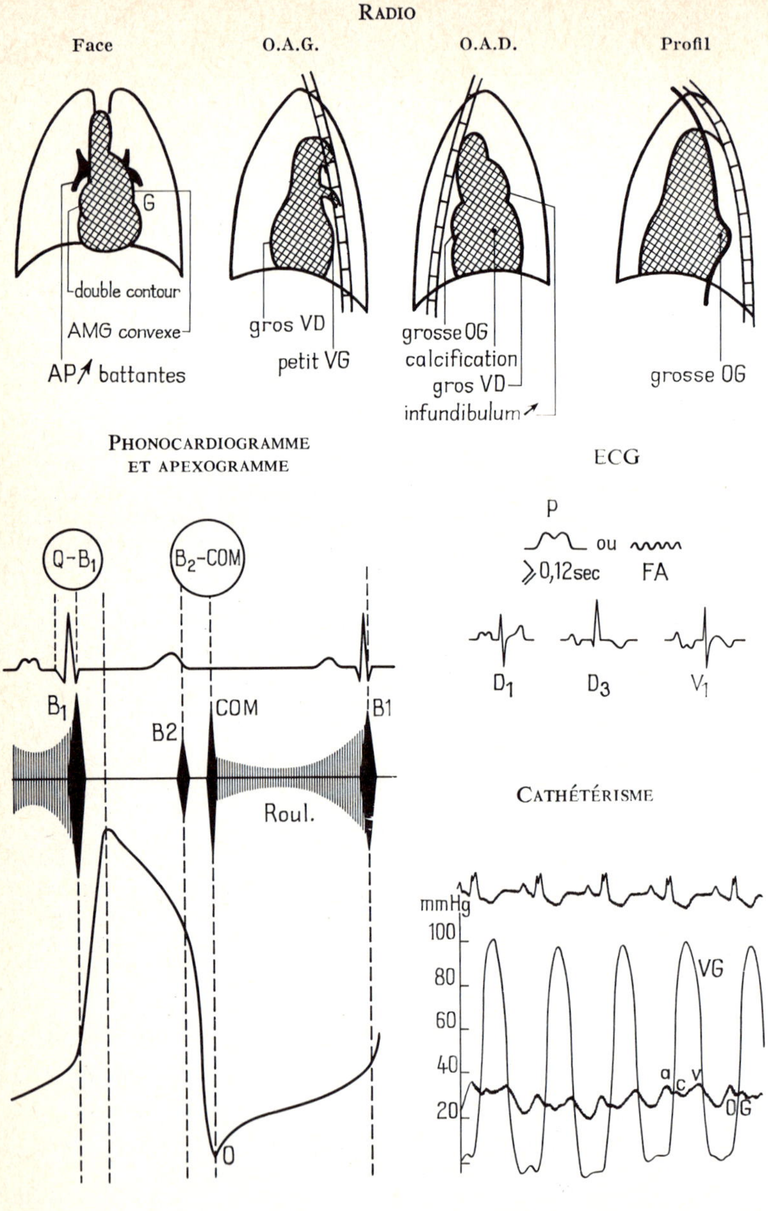

RM serré si
- $Q - B_1$ ↗
- COM précoce (B_2 — COM court)

RM serré si gradient A.V. > 20 mm (ici # 30 mm)

FIG. 36. — *Examens complémentaires du R.M.*

— les ondes P, en cas de rythme sinusal, peuvent être bifides et atteindre ou excéder 0,12 s (H.A.G.),

— AQRS peut être vertical ou même droit (au-delà de + 100°), le rapport RS en V1 peut excéder 1, il peut exister un bloc incomplet droit. Tous ces signes évoquent une H.V.D.

5° ***Trois examens non sanglants*** peuvent confirmer le diagnostic :

— *phonocardiogramme :* C.O.M., roulement diastolique, B_1++;

— *apexogramme :* effacement des ondes F et a, avec courbe diastolique lentement ascendante. O repère le C.O.M.;

— *échocardiogramme :* plateau horizontal diastolique du mouvement de la grande valve; petite valve solidaire de la grande valve.

III. — RÉTRÉCISSEMENT MITRAL ASSOCIÉ

De toutes les associations, l'insuffisance mitrale est la plus fréquente, mais d'autres associations sont possibles avec R.A., I.A., R.T., I.T. Les polyvalvulites mitro-aortiques sont loin d'être exceptionnelles.

1° ***L'insuffisance mitrale associée*** s'exprime par :

— un souffle holosystolique apexo-axillaire;

— une expansion systolique de l'O.G. en radioscopie;

— une H.V.G. radiologique et électrique;

— une accentuation de l'accident E à l'apexogramme.

2° ***L'insuffisance aortique associée*** s'exprime par :

— un souffle diastolique soudé au deuxième bruit, classiquement de base, en fait souvent sus-apexien voire apexien;

— un abaissement de la pression minima artérielle, avec pouls bondissant;

— au carotidogramme, un sommet pointu, parfois bifide, sans incisure catacrote;

— une H.V.G. radiologique et électrique.

3° ***Le rétrécissement aortique associé*** s'exprime par :

— un souffle systolique râpeux, frémissant, de base ou un peu plus bas-situé, irradiant dans les vaisseaux du cou avec atténuation ou disparition du B2 aortique. Toutefois, le débit mitral diminué atténue souvent ce souffle et risque de faire sous-estimer le R.A.;

— au carotidogramme, la courbe a une montée ralentie, un plateau vibré, une incisure catacrote atténuée;

— à la radiographie et à l'ECG : H.V.G.

4° ***Le rétrécissement tricuspidien associé*** s'exprime par :

— un roulement diastolique xiphoïdien augmentant en inspiration;

— une hypertrophie auriculaire droite à la radiographie et à l'ECG;

— une onde a géante au jugulogramme.

5° ***L'insuffisance tricuspidienne associée,*** plus souvent fonctionnelle qu'organique, s'exprime par :

— un souffle systolique xiphoïdien augmentant en inspiration;
— une expansion systolique hépatique;
— une forte amplitude de l'onde v au jugulogramme.

IV. — RISQUES ÉVOLUTIFS

Ils sont très nombreux et surtout le fait des R.M. serrés. Ce sont :

1° ***Les troubles du rythme.*** — Simples extrasystoles ventriculaires ou crise de tachycardie paroxystique du type Bouveret.

— Flutter et surtout *fibrillation auriculaire* laquelle favorise les thromboses auriculaires.

2° ***Les thromboses auriculaires,*** rarement massives et occlusives; plus souvent partielles, mais à l'origine *d'embolies systémiques* parfois récidivantes, avant tout cérébrales (hémiplégie plus ou moins régressive), rénales, mésentériques ou des membres inférieurs. Parfois, paralysie récurrentielle gauche (syndrome d'Ortner).

3° ***Complications pleuro-pulmonaires.*** — *O.A.P.* nocturne ou, surtout, *œdème d'effort* avec dyspnée, chatouillement laryngé, toux sèche, crachat hémoptoïque.

— *Poumon mitral* confirmé, avec dyspnée permanente, parfois asthmatiforme, bronchites à répétition, stase pleuro-pulmonaire à la radiographie.

— *Embolie pulmonaire* avec point de côté, hémoptysies, opacité parenchymateuse ou épanchement pleural séro-hémorragique, le tout compliquant une phlébothrombose des membres inférieurs.

— *Bronchopneumopathie mitrale* par artériolite pulmonaire (barrage pré-capillaire) traduite par thorax en tonneau, aspect réticulo-granité à la radiographie, H.V.D. majeure à l'ECG.

Dès que les signes pulmonaires sont majeurs, le cathétérisme droit s'impose, à la recherche de ce barrage pré-capillaire (gradient artériòlo-capillaire).

4° ***L'insuffisance ventriculaire droite.*** — Evolution inéluctable des R.M. serrés avec pression veineuse augmentée, turgescence jugulaire, foie cardiaque, œdème des membres inférieurs et risques lointains d'une cirrhose cardiaque.

5° ***Les complications gravido-cardiaques*** peuvent concerner :

— le fœtus : avortement, accouchement prématuré;
— la mère : O.A.P. vers le 3e mois ou dans le post-partum, et risque thrombo-embolique.

*6° **Les risques inflammatoires et infectieux.*** — Ce peuvent être :
- — une évolutivité rhumatismale à dépister sur les signes biologiques (cf. R.A.A.);
- — une endocardite bactérienne, plus fréquente en cas de maladie mitrale qu'en cas de R.M. pur (cf. endocardite bactérienne).

V. — DIAGNOSTIC

Le diagnostic du R.M. reste avant tout un *diagnostic clinique* d'auscultation et schématiquement on peut distinguer deux cas selon qu'il y a ou non roulement diastolique.

*1° **Il existe un roulement diastolique.*** — Il faut le distinguer :
- — d'un roulement diastolique de rétrécissement tricuspidien, xiphoïdien et non apexien, mais l'association est possible;
- — d'un souffle diastolique apexien d'une insuffisance aortique majeure, mais il est soudé au deuxième bruit;
- — d'un roulement pré-systolique apexien de Flint d'une insuffisance aortique. L'association I.A. + R.M. étant fréquente, cette distinction est souvent délicate;
- — d'un roulement diastolique de pointe, variable, d'un myxome de l'O.G. Intérêt de l'angiographie (+ +) montrant la lacune du myxome.

*2° **Il n'existe pas de roulement diastolique** (R.M. serré).* — Les discussions sont plus complexes. Il faut éliminer :
- — une péricardite constrictive dont le claquement proto-diastolique peut en imposer pour un claquement d'ouverture mitrale;
- — une C.I.A. qui, certes, a un souffle systolique du 3ᵉ E.I.G., mais une silhouette radiologique trompeuse (A.M.G. convexe, débord droit mais par grosse O.D.). L'association est d'ailleurs possible (syndrome de Lutembacher);
- — exceptionnellement, cœur tri-atrial congénital avec poumon de stase, aspect de grosse O.G. (en fait biloculée), H.V.D. type barrage à l'ECG. Diagnostic d'angiographie.

VI. — TRAITEMENT

Pour choisir une des trois solutions thérapeutiques, il faut d'abord répondre à trois questions préalables.

*1° **Les trois questions préalables.*** — R.M. serré ou non, R.M. prédominant ou non; R.M. souple ou rigide.

a) **R.M. serré ou non.** — L'appréciation en est facile en cas de rythme sinusal, plus difficile en cas de fibrillation auriculaire. Plaident en faveur du R.M. serré :

— œdème aigu et hémoptysie d'effort;

— à la pointe : éclat de B1, dédoublement serré de B2;

— au foyer pulmonaire : syndrome infundibulaire avec éclat de B2, souffle systolique voire souffle diastolique;

— radiographie : forte convexité de l'A.M.G., grosses pulmonaires aux hiles, hiles flous, ligne scissurale, traits scalariformes des bases, épanchements récidivants;

— ECG : forte H.V.D. électrique;

— phonocardiogramme : allongement de Q-B1, précocité du C.O.M. par rapport à A2;

— cathétérisme droit : pression capillaire pulmonaire supérieure à 20 mm au repos, s'élevant nettement à l'effort;

— cathétérisme gauche : gradient diastolique auriculo-ventriculaire supérieur à 20 mm,

— surface mitrale calculée $\leqslant$ à 1,5 cm^2.

b) **R.M. prédominant ou non.** — L'appréciation en est très difficile en cas de maladie mitrale, plus facile si le R.M. sans I.M. s'associe à une sigmoïdite aortique.

— Clinique : imprécise car un R.M. très serré n'a pas de roulement, une I.M. importante peut avoir un petit roulement méso-diastolique,

— Radiologie : expansion de l'O.G. en faveur de l'I.M.; H.V.G. en cas d'I.M., d'I.A. ou de R.A.

— ECG : I.M., R.A., I.A., I.M. donnent un « facteur gauche ».

— Phonocardiogramme : B3 en faveur d'une I.M. importante s'il n'y a ni R.A. ni I.A.

— Cathétérisme : amplitude de l'onde v auriculaire gauche en faveur d'une I.M.

— Cinéangiographie sélective (le moins mauvais critère) pour apprécier une I.M. (sélective dans le V.G.) et une I.A. (sélective dans l'aorte).

c) **R.M. souple, rigide ou calcifié.** — Le R.M. souple est souvent pur, le C.O.M. éclatant. Il n'y a pas de calcifications à la radiographie.

— R.M. rigide : l'I.M. est souvent associée. Le C.O.M. est absent ou faible. Il y a ou non des calcifications à la radiographie.

2° ***Les trois solutions thérapeutiques :*** commissurotomie à cœur fermé, chirurgie à cœur ouvert, traitement médical.

a) **Commissurotomie à cœur fermé.** — *L'indication idéale* est le R.M. pur, serré, à valves souples, et le R.M. serré largement prédominant.

— *L'indication* peut en être transitoirement retardée par :

- — une poussée rhumatismale (pénicilline et corticothérapie préalables);
- — une greffe bactérienne (antibiothérapie préalable);
- — une embolie périphérique (anticoagulants préalables);
- — une défaillance cardiaque (tonicardiaques et diurétiques préalables);
- — une grossesse (repos, régime désodé, diurétiques) mais la commissurotomie est possible durant les trois premiers mois.

— *La mortalité opératoire* est extrêmement faible ($\leqslant 2\ \%$).

— *Les risques post-opératoires* immédiats sont peu importants, à savoir : fibrillation auriculaire, syndrome post-commissurotomie (pleuropéricardite cortico-sensible). Le principal écueil est la création ou l'aggravation d'une I.M.

— *L'avenir* est grevé par les resténoses (10 % au moins), les unes précoces en cas d'appareil mitral calcifié, les autres tardives, vers la sixième année, par lent remaniement des lésions.

b) **Chirurgie à cœur ouvert.** — *L'indication* en est les R.M. non prédominants et associés (I.M. ou I.A. majeures), les R.M. calcifiés, et enfin souvent les resténoses mitrales.

— *La solution* est le plus souvent la mise en place d'une *prothèse* de Starr ou de plusieurs prothèses (mitrale, aortique, voire tricuspidienne), voire d'une « greffe » valvulaire.

— *La mortalité* est encore lourde (10 % environ) si bien que les indications de la chirurgie mitrale à cœur ouvert sont encore relativement nuancées.

c) **Le traitement médical.** — Il est à réserver aux R.M. peu serrés, peu gênants.

— Prévention du R.A.A. : pénicilline long-retard.

— Prévention des embolies : traitement anticoagulant au long cours.

— Prévention de l'insuffisance cardiaque : régime désodé, diurétiques.

— Equilibration d'une fibrillation auriculaire par digitaliques voire réduction par choc.

IV. — INSUFFISANCE MITRALE

L'insuffisance mitrale (I.M.) se caractérise par un reflux anormal du sang du ventricule gauche dans l'oreillette gauche, lors de la systole ventriculaire. Ce reflux peut être le fait soit d'une I.M. fonctionnelle non lésionnelle, soit d'une I.M. organique lésionnelle. Son incidence à l'autopsie des cardiaques varie de 5,6 % (Soulié et collaborateurs) à 24 % (Maurice et collaborateurs) des cas, selon les critères.

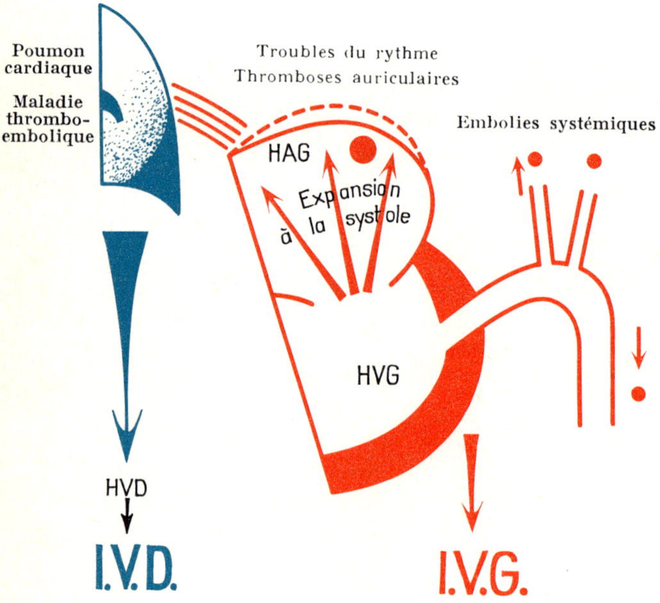

FIG. 37. — *Physiopathologie de l'I.M.*

I. — ANATOMIE PATHOLOGIQUE ET ÉTIOLOGIE

• **L'I.M. organique, pure, sans sténose** (29 % des I.M. selon Maurice). — Elle découle de lésions valvulaires ou sous-valvulaires : fente mitrale, rupture ou perforation valvulaire, rupture du pilier postérieur, rupture d'un ou plusieurs cordages, rétraction et épaississement des valves, raccourcissement des cordages, ballonnisation des valves, éversion des valves. Il peut s'y associer une dilatation de l'anneau mitral au-delà de 110 mm.

— Elle répond à trois étiologies majeures : les cardiopathies rhumatismales (42 % des cas selon Maurice et collaborateurs), les cardiopathies ischémiques et en particulier les infarctus du myocarde (18 %) et l'endocardite bactérienne (6 %).

• **L'I.M. organique avec sténose mitrale** (51 % des I.M. selon Maurice). — Elle réalise la maladie mitrale par rétraction et épaississement des valves, raccourcissement des cordages, exceptionnellement rupture de cordages ou éversion des valves par allongement des cordages. Il existe des calcifications dans la moitié des cas sur les soudures commissurales. L'anneau mitral n'est dilaté que dans un tiers des cas.

— Elle répond exclusivement à l'étiologie rhumatismale.

• **L'I.M. fonctionnelle** (20 % des I.M. selon Maurice). — Elle découle d'une dilatation simple de l'anneau mitral et/ou, plus rarement, d'un allongement du grand axe de la cavité ventriculaire gauche.

— Elle relève des cardiopathies ischémiques (32 %), des myocardiopathies primitives (26 %), des cardiopathies hypertensives (12 %), plus rarement des cardiopathies rhumatismales essentiellement aortiques (10 %).

II. — LE SYNDROME « INSUFFISANCE MITRALE ORGANIQUE »

Bien que ces étiologies différentes et la pluralité des mécanismes possibles nuancent profondément les conditions cliniques et paracliniques, il est licite de décrire un certain nombre de points communs.

• **La palpation** précordiale peut percevoir un *frémissement systolique* quand le souffle est intense, et un choc de pointe ample quand il existe une H.V.G.

• **L'auscultation** entend :

— *Essentiellement et typiquement un souffle holosystolique à maximum apexien, irradiant dans l'aisselle,* intense, rude, en jet de vapeur. Il peut cependant être doux et n'être que protosystolique decrescendo ou télésystolique crescendo débutant par un clic mésosystolique et englobant B2.

— *Les bruits* peuvent être modifiés : B1 est tantôt dur, tantôt affaibli, et varie d'intensité en cas de fibrillation auriculaire; B2 largement dédoublé est parfois intense au foyer pulmonaire.

— *Le phonocardiogramme* enregistre le souffle holosystolique soudé à B1 et parfois, en l'absence de tout R.M. organique, des *anomalies diastoliques caractéristiques d'une I.M. sévère :* d'une part, claquement d'ouverture mitral (C.O.M.), d'autre part B3 suivi d'un très bref roulement diastolique decrescendo.

• **L'examen radioscopique** peut être normal dans les I.M. mineures. Il peut, en revanche, montrer quatre signes d'inégale valeur.

— Une *dilatation de l'O.G.,* visible de profil et en O.A.D., et parfois même de face où l'auricule peut saillir à la partie basse de l'A.M.G. et l'oreillette à la partie haute du débord droit,

— Une *expansion systolique de l'O.G.,* témoin majeur mais qui fait défaut en cas d'énorme O.G., ou en cas d'I.M. discrète.

— Une *H.V.G.* appréciée, de face par l'allongement de l'A.I.G., et en O.A.G. par la saillie en arrière du contour postérieur.

— Des *calcifications mitrales* qui signent, en pratique, l'origine rhumatismale.

• **L'électrocardiogramme** est très variable d'un cas à l'autre : il peut être normal, mais :

— les auriculogrammes peuvent montrer une H.A.G. ou une fibrillation auriculaire;

— les ventriculogrammes peuvent être normaux ou montrer une H.V.G. (c. hypertensives), des signes de nécrose (c. ischémiques), une H.V.D. (I.M. sévère ou R.M. associé).

• **L'apexogramme** peut être normal ou enregistrer :

— un sommet systolique pointu;

— une onde F ample, symétrique et pointue.

• **Les risques évolutifs** sont nombreux :

— troubles du rythme : extrasystoles, flutter auriculaire, surtout fibrillation auriculaire;

— accidents thrombo-emboliques de la grande et de la petite circulation;

— insuffisance cardiaque gauche (poumon cardiaque) puis globale.

• **Le diagnostic est celui d'un souffle systolique d'I.M.** avec les souffles :

— du rétrécissement aortique (classiquement plus haut situé avec atténuation de B2);

— de l'insuffisance tricuspidienne (xiphoïdien, s'exagérant en inspiration),

— des cardiopathies congénitales : C.I.V., C.I.A., rétrécissements pulmonaires orificiels, coarctation aortique (cf. ces questions);

— et les souffles systoliques « innocents » des cœurs normaux.

RADIOLOGIE

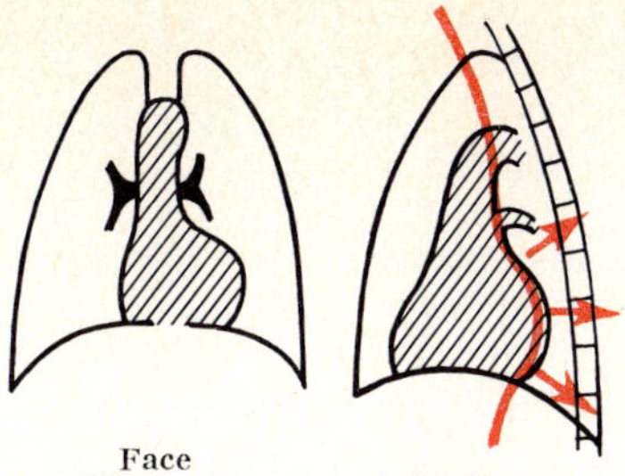

Face
(H.V.G. ±)

Profil
(grosse O.G.
expansive)

ECG

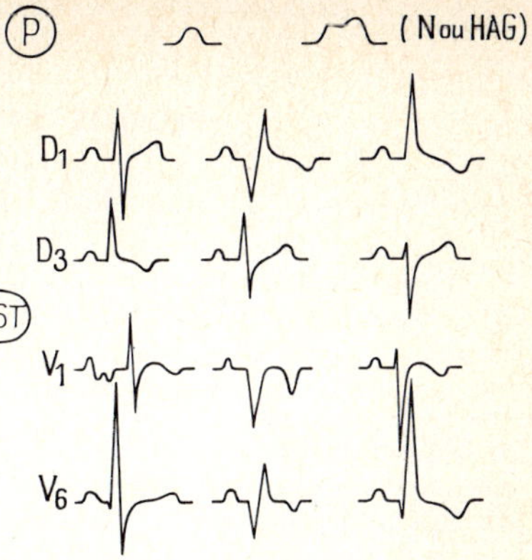

I.M. rhumatismale (avec ou sans R.M.) (H bi V)

I.M. par infarctus myoc. ant.

I.M.F. par I.V.G. (H.V.G.)

ANGIOCARDIGRAPHIE SÉLECTIVE DANS V.G.
(opacification de l'O.G.)

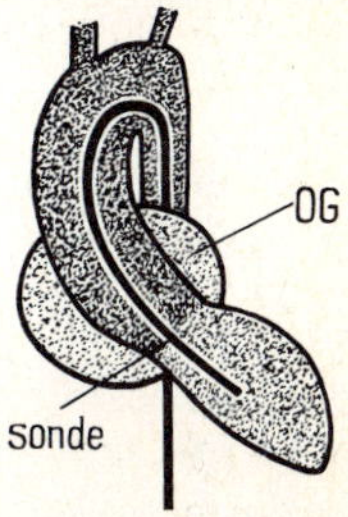

PHONOCARDIOGRAMME ET APEXOGRAMME

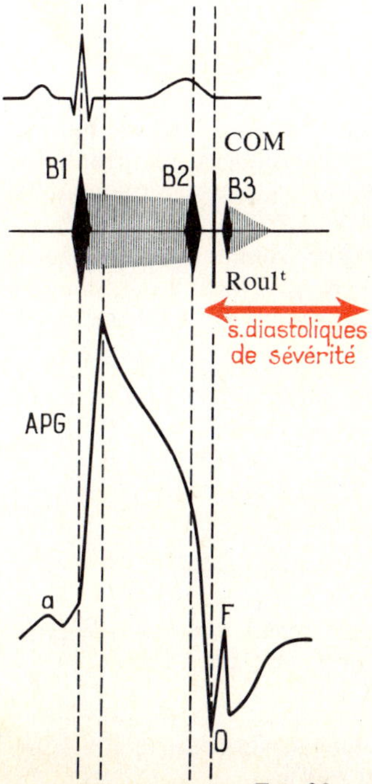

CATHÉTÉRISME GAUCHE
(courbe auriculaire gauche)

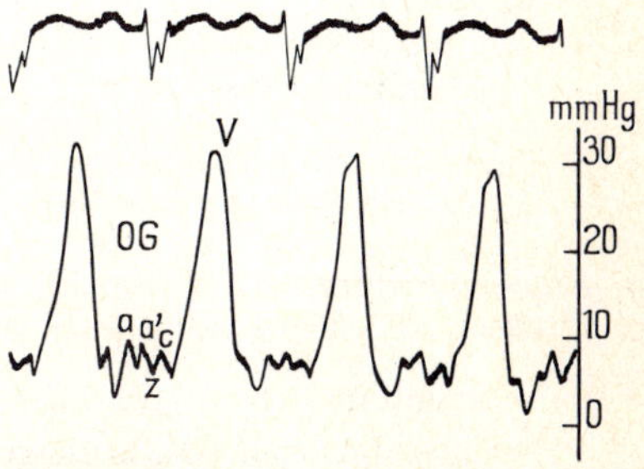

FIG. 38. — *Insuffisance mitrale.*

III. — FORMES ÉTIOLOGIQUES DE L'I.M.

1° I.M. rhumatismale

• **Anatomiquement**, l'I.M. est due le plus souvent à une rétraction des valves et à un raccourcissement des cordages — beaucoup plus rarement soit à une éversion des valves avec cordages longs, soit à une ballonnisation des valves, soit à une rupture de cordages.

• **On découvre** l'I.M. soit lors d'une poussée rhumatismale (cf. *Cardites rhumatismales*) soit à distance de la poussée causale et, dans ce cas, soit fortuitement (souffle systolique « isolé ») soit à l'occasion d'un trouble (dyspnée, palpitations, etc.).

• **Plusieurs aspects stéthacoustiques** sont possibles :

— l'I.M. peut être pure : souffle holosystolique apexo-axillaire typique, en jet de vapeur, invariable aux examens successifs;

— l'I.M. peut être associée à un R.M. : association au souffle systolique apexo-axillaire d'un éclat de B1, d'un roulement diastolique, d'un C.O.M.;

— l'I.M. peut être associée à plusieurs valvulites : maladie mitrale ou I.M., associées à une I.A., un R.A., une maladie aortique, une lésion tricuspidienne (I.T.; R.T.; M.T.).

• **Les difficultés diagnostiques** sont les suivantes :

— ou bien l'I.M. est « associée » : l'origine rhumatismale est certaine mais, en revanche, il n'est pas toujours aisé de faire le bilan exact des lésions sur la simple auscultation (confrontation du phonocardiogramme, de l'apexogramme, du carotidogramme et de l'ECG),

— ou bien l'I.M. est « pure » : l'origine rhumatismale demeure incertaine. Valeur des antécédents (R.A.A., scarlatine, chorée). En revanche, à distance de la crise causale, la « biologie rhumatismale » est négative.

• **Les risques évolutifs** — outre ceux, déjà étudiés, communs à toutes les I.M. — sont :

— une reprise du processus rhumatismal;

— une greffe oslérienne (+ + +, cf. *Endocardites bactériennes*).

2° I.M. des endocardites bactériennes

• **Anatomiquement**, l'I.M. est due le plus souvent soit à une rupture de cordages, soit à une perforation des valves, soit aux deux.

• **Deux éventualités** sont possibles :

— ou bien la rupture de cordage est diagnostiquée au cours d'une endocardite infectieuse reconnue et suivie,

— ou bien la rupture de cordage est passée inaperçue au cours d'une fièvre non reconnue comme d'origine oslérienne et pourtant traitée à l'aveugle et insuffisamment par des antibiotiques.

• **L'I.M. est toujours très grave :**

— l'I.M. est sévère comme en témoignent : le gros souffle systolique avec thrill (3/4 des cas) et souvent troisième bruit protodiastolique et roulement mésodiastolique; le gros V.G. et les grosses pulmonaires en radioscopie; l'H.V.G. ou l'H. bi-ventriculaire à l'ECG;

— une insuffisance cardiaque gauche ou globale s'installe habituellement d'emblée ou dans les trois mois chez la plupart des malades. Les longues évolutions (au-delà de 5 ans) sont rares.

3° *I.M. des cardiopathies ischémiques*

• **Anatomiquement,** l'I.M. est due soit à une rupture d'un pilier ou de cordages, soit à un dysfonctionnement des piliers. Le pilier postérieur est le plus fréquemment en cause.

• **Deux éventualités** sont possibles :

— ou bien l'I.M. est contemporaine de la phase aiguë d'un infarctus reconnu,

— ou bien l'I.M. survient à distance de l'infarctus et même parfois sans que l'infarctus puisse être électriquement reconnaissable.

• **L'I.M. est toujours grave :**

— l'I.M. est sévère : souffle systolique frémissant avec « cortège diastolique »;

— l'insuffisance cardiaque gauche puis globale est inéluctable : en quelques heures habituellement s'il s'agit d'un rupture de pilier, en quelques mois ou années seulement s'il s'agit d'un dysfonctionnement de pilier.

• **Le diagnostic est difficile** dans deux cas :

— en phase aiguë d'un infarctus reconnu : entre rupture d'un pilier et C.I.V. par rupture septale,

— en dehors de la phase aiguë et si l'ECG ne montre aucun signe de nécrose : le syndrome de dysfonctionnement du pilier postérieur se présente comme une I.M. sévère avec I.V.G. chez un « artériel ».

4° *Autres I.M. organiques*

• **L'I.M. congénitale** est due presque toujours à une fente mitrale, plus rarement à l'absence d'un pilier. Elle est rarement isolée, plus souvent associée à des anomalies septales et tricuspidiennes (cf. *Canal atrio-ventriculaire*).

• **L'I.M. traumatique** peut avoir deux origines : rupture de cordages par traumatisme externe (I.M. sévère avec insuffisance cardiaque) et déchirure de valve lors de la commissurotomie mitrale (surtout s'il existe des calcifications).

• **L'I.M. athéroscléreuse,** discutée, caractérisée par des coulées athéro-calcaires avec épaississement et rigidité des valves, en fait souvent associée à un R.A. calcifié, chez des sujets de la soixantaine et au-delà.

5° *I.M. fonctionnelle*

• **Anatomiquement** elle est strictement liée à une dilatation de l'anneau mitral avec souvent allongement du grand axe du V.G. Elle suppose : anatomiquement une dilatation et physiologiquement une insuffisance du V.G.

• **Les causes en sont multiples** — toutes celles de l'I.V.G. — à savoir : cardiopathies ischémiques, myocardiopathies primitives ou secondaires, cardiopathies hypertensives, aortiques rhumatismales ou non, voire congénitales (R.A. orificiels).

• **La clinique se confond avec celle de l'I.V.G. :**

— dyspnée d'effort;

— souffle systolique apexien, doux ou intense, parfois seulement proto ou mésosystolique, faiblement irradié vers l'aisselle, mais fait essentiel, *variable* et associé à un assourdissement du 1er bruit et surtout un bruit de galop gauche;

— H.V.G. radiologique et électrocardiographique.

• **Le diagnostic** peut en être difficile avec une I.M. organique si la cardiopathie est soit rhumatismale (I.A. ou R.A. + I.M. organique ou fonctionnelle), soit ischémique (I.M. par I.V.G. ou par dysfonctionnement du pilier).

IV. — TRAITEMENT

Pour choisir une des deux solutions thérapeutiques, il faut tout d'abord répondre à deux questions préalables.

*1° **Les deux questions préalables :*** I.M. pure ou associée; I.M. sévère ou non.

a) **I.M. pure ou associée.** — Le diagnostic en est simple sur la clinique avec l'appoint du phonocardiogramme. On notera cependant la difficulté spéciale entre maladie mitrale et I.M. sévère mais pure puisque cette dernière peut s'accompagner d'un C.O.M. et d'un roulement mésodiastolique. En cas de maladie mitrale, la difficulté est d'apprécier la cardiopathie prédominante (cf. *R.M.*, chapitre traitement).

b) **I.M. sévère ou non.** — Plaident en faveur de la sévérité hémodynamique d'une I.M. :

— en clinique : dyspnée, thrill et intensité du souffle systolique;

— au phonocardiogramme : signes « diastoliques » à savoir C.O.M., B3, roulement bref mésodiastolique;

— à l'apexogramme : onde F ample, symétrique, pointue;

— au cathétérisme de l'O.G. (par voie gauche rétrograde ou droite transseptale) une onde systolique « v » très élevée contrastant avec une onde diastolique « x » basse, avec gradient supérieur à 20 mm Hg;

— en fait tous ces critères sont incertains et le moins mauvais critère d'appréciation reste la *cinéangiographie sélective* dans le V.G. pour visualiser la fuite (rapidité et degré d'opacification de l'O.G.).

*2° **Les deux solutions thérapeutiques :*** chirurgie ou traitement médical.

a) **La chirurgie de l'I.M.** sous-entend une chirurgie à cœur ouvert sous C.E.C. C'est une chirurgie *grave* (environ 10 % de mortalité opératoire et post-opératoire) à ne réserver donc qu'aux *I.M. sévères, massives, mal tolérées.* Deux techniques sont possibles :

— Annuloplastie de Whooler ou anneau de Carpentier, si les valves sont souples.

— Homo, hétérogreffe ou prothèse — en particulier valve de Starr — dès que les mutilations sont importantes et s'il existe des calcifications. Mais on risque des thromboses, des désinsertions, des surinfections à bactéries et levures.

b) **Le traitement médical est un pis-aller** à réserver aux formes mineures et moyennes en attendant les progrès chirurgicaux. Il est identique à celui du R.M. (cf. *R.M.*). Le traitement de l'I.M. fonctionnelle se confond avec celui de l'I.V.G. (cf. *I.V.G.*).

V. — INSUFFISANCE AORTIQUE

L'insuffisance aortique (I.A.) se caractérise par un reflux anormal du sang de l'aorte dans le ventricule gauche lors de la diastole ventriculaire. Ce reflux peut être le fait d'une I.A. fonctionnelle, non lésionnelle (ce qui est rare), ou d'une I.A. organique lésionnelle (ce qui est fréquent).

ANATOMIE PATHOLOGIQUE

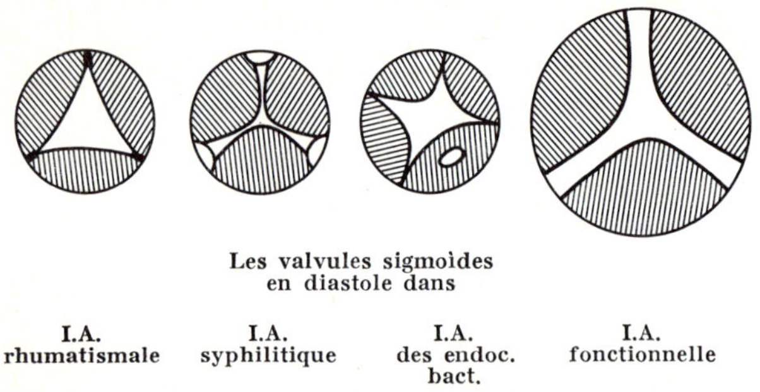

PHYSIOPATHOLOGIE

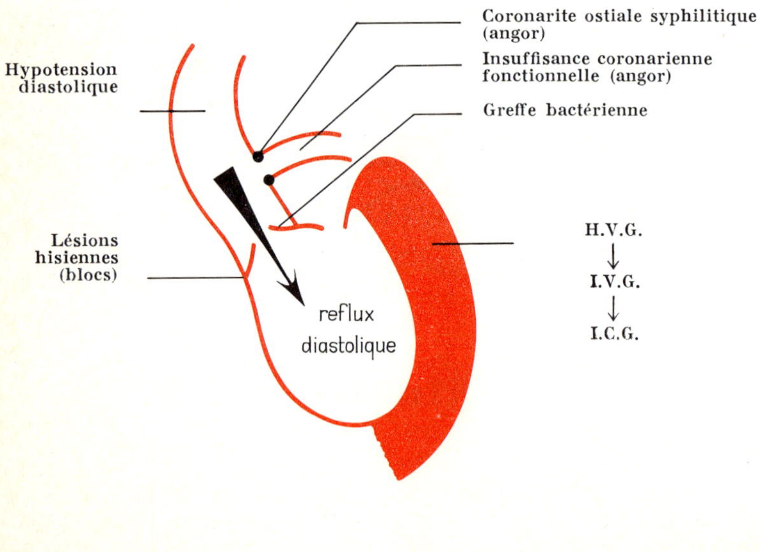

FIG. 39. — *Insuffisance aortique.*

I. — ANATOMIE PATHOLOGIQUE ET ÉTIOLOGIE

- **Les altérations** qui causent le reflux sont de quatre sortes :
  - — déchirure ou perforation d'une ou de plusieurs valves;
  - — rétraction des valves, d'où fuite axiale;
  - — éversion, capotage ou écartement des valves, d'où fuite latéralisée;
  - — défaut d'appui des valves par élargissement de l'anneau ou dissection de la paroi aortique.

- **Les différentes causes** associent plus ou moins ces lésions :
  - — *Dans l'I.A. rhumatismale :* valves épaissies, rétractées, avec fusion commissurale discrète (fuite axiale). Il existe tous les intermédiaires avec le R.A. rhumatismal aux commissures presque totalement soudées, parfois pétrifiées (maladie aortique).
  - — *Dans l'I.A. syphilitique :* rétraction du bord libre valvulaire mais surtout plaque gélatiniforme intercommissurale qui écarte la racine d'insertion des valves (fuite latérale). L'éversion valvulaire est plus rare. L'oblitération coronarienne ostiale est fréquente (32 à 62 % des cas).
  - — *Dans l'I.A. des endocardites bactériennes :* végétations sur la face axiale des valvules près de leur bord libre, mais aussi ulcérations, perforations d'une ou plusieurs valves d'où une fuite généralement majeure.
  - — *Dans l'I.A. des dissections aortiques :* éversion de la sigmoïde qui s'appuie sur le segment aortique « disséqué » ou affaissement de la paroi aortique face à la déchirure interne de l'aorte.
  - — *Dans l'I.A. traumatique :* désinsertion valvulaire le long de la surface aortique ou rupture valvulaire verticale. Les lésions peuvent porter sur une ou deux valves.
  - — *Dans l'I.A. « fonctionnelle », d'origine artérielle :* les valves sont quasiment intactes mais il existe une béance valvulaire par dilatation de l'anneau et de l'aorte ascendante sus-sigmoïdienne.

II. — LE SYNDROME « INSUFFISANCE AORTIQUE ORGANIQUE »

Bien que ces étiologies différentes et la pluralité des mécanismes possibles nuancent profondément les conditions cliniques et paracliniques, il est licite de décrire un certain nombre de points communs :

- **La palpation** *précordiale* est habituellement normale, mais elle peut percevoir :
  - — un frémissement diastolique dans les formes très sévères;
  - — un choc apexien en dôme s'il existe une forte H.V.G.

- **L'auscultation** entend :
  - — *Avant tout, le* SOUFFLE DIASTOLIQUE qui, fait essentiel, est soudé au deuxième bruit qui peut être normal ou diminué. D'emblée maximum, il est decrescendo pour finir avant le premier bruit qui suit. Son siège classique est à la base, à la partie interne du deuxième espace intercostal droit, et, dans ce cas, il irradie soit vers la xiphoïde, soit vers la pointe; en fait, son foyer d'audibilité maximum peut être sur le bord gauche du sternum, voire à la pointe, et, dans ces cas, il peut avoir des irradiations jusque sur la ligne axillaire antérieure. Son intensité est de même très variable : tantôt doux, moelleux, humé, aspiratif et de tonalité élevée, tantôt musical, tantôt même râpeux, intense.
  - — *Accessoirement,* il peut encore exister :
    - — un souffle systolique de base faible, dit d'accompagnement;
    - — un clic protosystolique endo-apexien d'ouverture des sigmoïdes, simulant un dédoublement de B1;
    - — un pistol-shot mésosystolique d'origine aortique nettement sus-apexien;
    - — un roulement présystolique de Flint : en fait, ce roulement prédomine souvent dans la proto ou la mésodiastole.

- **Les signes « périphériques »** apprécient la fuite diastolique.
  - — *Hypotension diastolique* avec maxima normale ou élevée d'où une différentielle élargie. Parfois trou auscultatoire qui risque de faire sous-estimer la maxima.
  - — *Pouls ample,* bondissant, dépressible, habituellement régulier, apprécié par empaumement du poignet en faisant lever le bras.
  - — *Danse des artères* (carotide ++ : S. de Musset) et pâleur du visage.
  - — Accessoirement : pouls capillaire, hippus pupillaire, double souffle intermittent crural de Durozier et double ton de Traube.

- **La radioscopie** permet d'observer :
  - — essentiellement *l'hyperpulsatilité aortique* qui contraste avec la vigoureuse rétraction systolique de la pointe : d'où le mouvement de *sonnette;*
  - — plus accessoirement, un gros V.G. et éventuellement des calcifications aortiques orificielles.

- **L'électrocardiogramme** peut rester normal dans les I.A. discrètes. Dans les I.A. moyennes ou sévères, il peut enregistrer :
  - — Habituellement un rythme sinusal, bien tardivement une F.A.
  - — Surtout une *surcharge ventriculaire gauche :*
    - — de type *diastolique* au « début » : AQRS normal, haut voltage de QRS, index de Sokolow élevé, et en V5 V6 : ondes Q fines mais profondes, grandes ondes R, ondes T positives, pointues et amples;

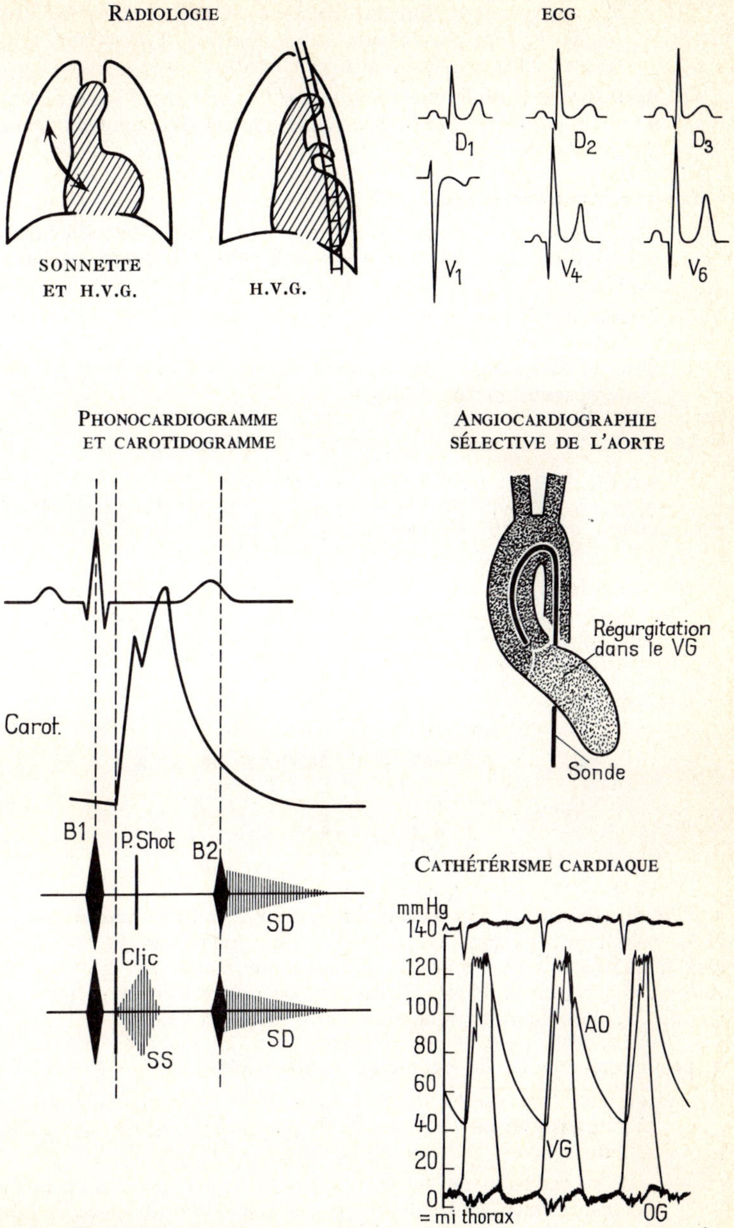

FIG. 40. — *Insuffisance aortique.*

— de type *systolique* plus tardivement : AQRS gauche, AT droit, ondes T négatives asymétriques (parfois à tendance symétrique) dans le précordium gauche.

— Parfois des *troubles de conduction :* bloc auriculo-ventriculaire du premier degré; bloc de branche gauche plus souvent incomplet que complet.

• **Les mécanogrammes** sont d'appoint :

— Le phonocardiogramme pour apprécier les souffles diastolique et systolique, le clic protosystolique ,le pistol-shot et le roulement de Flint.

— Le carotidogramme peut être normal ou montrer, outre une ascension très rapide et haute à sommet pointu ou bifide (pulsus altus et bisferiens), une descente rapide avec une incisure catacrote absente ou peu marquée.

• **Le diagnostic est celui d'un soufffe diastolique** avec :

— Le souffle diastolique d'insuffisance pulmonaire des fortes hypertensions pulmonaires (donc avec H.V.D. électrique). Une difficulté : un souffle diastolique associé à un R.M. (I.A. associée, I.P. fonctionnelle, ou les deux ?).

— Le roulement diastolique d'un R.M. Classiquement différent car sus-apexien séparé du deuxième bruit, mais l'association est possible et l'I.A. pure peut s'accompagner d'un roulement présystolique de Flint.

III. — FORMES ÉTIOLOGIQUES DE L'I.A.

1° I.A. rhumatismale

(classique maladie de Corrigan)

• **Elle représente, à elle seule, de la moitié à trois quarts des cas d'I.A.,** mais elle reste beaucoup plus rare que les mitralites. Elle frappe deux à quatre fois plus souvent l'homme que la femme. Elle se constitue en général entre 15 et 25 ans. On ne retrouve à son origine une maladie de Bouillaud typique que dans 50 % des cas.

• **Les circonstances de découverte** sont triples :

— soit au cours ou au décours de la crise rhumatismale, très tôt par opposition au R.M. ou au R.A., quelques jours ou quelques semaines après le début de la crise;

— soit à l'occasion de signes fonctionnels : palpitations, céphalées ou insuffisance ventriculaire gauche débutante (dyspnée d'effort);

— soit occasionnellement : découverte du souffle diastolique lors d'un examen systématique.

• **La clinique réalise au mieux le syndrome I.A. organique décrit plus haut** mais on oppose, sur les plans hémodynamique et évolutif :

— *les insuffisances aortiques légères,* indéfiniment tolérées du point de vue hémodynamique (la silhouette du V.G. et l'ECG peuvent rester longtemps normaux) — et dont les risques essentiels demeurent d'une part la reprise ou l'évolutivité du *processus rhumatismal* (risque spécial de bloc auriculo-ventriculaire), d'autre part et surtout la greffe d'une *endocardite bactérienne,*

— *et les insuffisances aortiques majeures* et graves qui exposent, en plus des risques inflammatoires et infectieux, d'une part à *l'insuffisance cardiaque,* gauche (O.A.P.) puis globale, habituellement rapidement évolutive dès qu'elle est installée (mortelle en quatre ans en moyenne) et d'autre part à *l'angine de poitrine* (par insuffisance coronarienne fonctionnelle), spéciale car plus souvent spontanée que d'effort, à crises un peu longues, peu trinitrino-sensibles, et d'un pronostic très grave (décès dans les trois ou quatre ans en moyenne, parfois par mort subite).

• **L'I.A. associée à d'autres lésions valvulaires** est plus fréquente que l'I.A. pure. Il peut s'agir :

— *D'une maladie aortique* (I.A. + R.A.). Les signes qui, en présence d'une I.A., assurent la sténose associée sont la présence :

— d'un souffle systolique rude, râpeux au foyer aortique;
— d'un frémissement systolique de base;
— d'un pouls peu ample avec tension minima non abaissée malgré le souffle diastolique important;
— de calcifications aortiques radioscopiquement manifestes;
— de troubles de conduction : bloc A.V. et bloc de branche (gauche plus que droit).

Le pronostic est plus sévère que celui de l'I.A. pure surtout si le R.A. est serré : l'angor est encore plus fréquent, les syncopes d'effort possibles.

— *D'un R.M. :* le bilan exact des lésions est difficile et il est deux cas :

— ou bien l'I.A. est évidente et le R.M. discutable : on doit l'accepter si B1 est exagéré, s'il existe un C.O.M. et radiologiquement une saillie de l'arc moyen;

— ou bien le R.M. est évident et il faut différencier le souffle diastolique de l'I.A. associée du souffle pulmonaire diastolique de Graham Steel : valeur des signes périphériques de l'I.A.

— *D'une I.M.* et il faut alors distinguer (cf. *I.M.*) s'il s'agit d'une I.M. organique ou d'une I.M. fonctionnelle par I.V.G.

— *D'associations complexes :* maladie mitro-aortique, lésions tricuspidiennes.

2° *I.A. syphilitique*

• **Elle ne représente plus que 10 % environ des cas d'I.A.** — Elle frappe 2 hommes pour 1 femme à un âge moyen de 58 ans. C'est qu'elle survient de dix à quinze ans ou plus après le chancre d'inoculation, si bien qu'elle est exceptionnelle avant 40 ans.

• **Les circonstances de découverte** sont doubles :

— soit, c'est rare, à l'occasion d'un examen systématique;

— soit, c'est la règle, à l'occasion d'un angor, d'une dyspnée d'effort, de crises d'œdème subaigu.

• **La clinique est un peu particulière :**

— *Par la fréquence d'un angor* (la moitié ou plus des cas). Angor d'effort ou angor spontané avec crises nocturnes (43 % des cas) et parfois véritable état de mal angineux. Son origine est, dans 4 cas sur 5, une sténose ou une occlusion ostiale syphilitique, mais, dans 1 cas sur 5, l'angor est dû soit à une insuffisance coronarienne fonctionnelle liée à l'I.A., soit à une athérosclérose coronarienne tronculaire.

— *Par l'auscultation singulière* car le souffle diastolique, doux ou intense, peut prendre un timbre musical. Mais, surtout, il s'accompagne souvent d'un souffle systolique d'accompagnement et d'un *clangor* en coup de gong du deuxième bruit à la base.

— *Par l'aspect radiologique :* en dehors de la « sonnette » témoin de l'I.A., on observe souvent un *fin liséré calcaire bordant l'aorte ascendante* ou prédominant sur l'aorte ascendante. Plus rarement, on observe une ectasie aortique et plus rarement encore des calcifications « intra-cardiaques » linéaires et massives témoins d'un anévrisme syphilitique des sinus de Valsalva.

— *Par la vitesse de sédimentation* qui, curieusement, est accélérée dans 80 % des cas sans insuffisance cardiaque.

• **Le B.W. est positif dans 96 % des cas (Léonard) et si le B.W. est douteux, le test de Nelson est toujours positif.**

• **Le pronostic est très sombre** (survie moyenne de six ans à partir des premiers troubles) :

— d'une part à cause de l'angine de poitrine, et la mort subite n'est pas rare (6 à 20 % des cas);

— d'autre part à cause de la rapidité de l'insuffisance cardiaque : I.V.G. sévère d'abord avec paroxysmes œdémateux, puis insuffisance cardiaque globale mais de brève durée, hâtée par l'insuffisance coronarienne associée (en moyenne 18 mois après le diagnostic).

3° *I.A. des endocardites bactériennes*

• **Du point de vue étiologique,** la localisation aortique est la plus fréquente au cours des endocardites bactériennes, qu'elle soit secondaire à une localisation rhumatismale antérieure ou qu'elle soit primitive.

• **Les tableaux cliniques sont très variés** (cf. *Endocardites bactériennes*) mais, en dehors des signes propres à la maladie infectieuse, la répercussion hémodynamique des lésions valvulaires permet d'opposer schématiquement deux tableaux :

— *d'une part, les I.A. légères ou modérées* que l'endocardite infectieuse a à peine augmentées et que le traitement antibiotique a rapidement cicatrisées,

— *d'autre part, les I.A. importantes ou majeures,* d'apparition ou d'aggravation soudaines (par ulcération ou perforation de valves) qui vont entraîner une insuffisance cardiaque rapide et rapidement irréductible. Celle-ci peut même survenir avant que l'infection bactérienne ait été jugulée, ou dans les semaines qui suivent, la mort survenant, dans certaines séries, trois fois sur quatre, avant la fin de la première année d'évolution.

• **Sont considérés comme signes de mauvais pronostic à court terme :**

— des crises angineuses;
— des crises d'œdème aigu pulmonaire;
— une forte cardiomégalie précoce;
— une ischémie antéro-latérale à l'ECG;
— une I.V.D.

4° *I.A. des dissections aortiques*

• **Elle frappe des sujets relativement jeunes** avec une fréquence maximum entre 40 et 50 ans. Le terrain le plus habituel (92 % des cas) est l'hypertension artérielle, mais la dissection aortique peut compliquer une malformation congénitale (syndrome de Marfan, coarctation aortique, bicuspidie).

• **Le tableau clinique** le plus habituel est celui d'un infarctus du myocarde atypique. La douleur, « déchirante », irradie dans le dos et procède par paroxysmes successifs souvent accompagnés de dyspnée. Un état de choc contrastant avec le maintien d'une T.A. relativement élevée, ou des signes d'hémorragie interne sont évocateurs. Le souffle diastolique (23 à 46 % des cas) est bruyant, parfois musical. Il peut exister une asymétrie des pouls, des indices oscillométriques et des tensions artérielles entre les deux bras et aux membres inférieurs.

• **L'électrocardiogramme,** *fait capital, n'enregistre aucun signe de nécrose myocardique* mais parfois des signes d'ischémie.

• **Le diagnostic en est radiologique :** élargissement régulier ou bosselé ou double contour aortique, qui s'accentuent sur les clichés successifs. L'angiographie seule permet d'affirmer le diagnostic.

• **Le pronostic est grave :** 70 % des malades meurent dans les huit jours mais 10 % ont une évolution prolongée sur plusieurs mois ou années. Dans ces cas, l'I.A. est presque toujours présente et expose à une insuffisance cardiaque sévère.

5° *I.A. traumatique*

• **Frappe presque toujours l'homme,** mais surtout entre 20 et 40 ans quand la cause en est un effort (souvent excessif, parfois banal). Ailleurs, la cause est traumatique (chute, coup de pied de cheval, compression du thorax, etc.).

• **Les manifestations initiales** sont variables :

— tantôt douleur pseudo-angineuse durable, dyspnée sévère, syncope, impression de déchirure intra-thoracique;

— tantôt asystolie aiguë (10 % des cas) installée en quelques heures;

— tantôt aucun trouble immédiat, la symptomatologie étant retardée de quelques heures, de quelques jours ou de quelques mois.

• **Il s'agit presque toujours d'une I.A. majeure :**

— avec un souffle diastolique bruyant, rude, souvent musical, piaulant, largement irradié, assez souvent même frémissant (25 % des cas) et accompagné d'un souffle systolique souvent rude;

— avec un retentissement ventriculaire gauche rapide : gros V.G. à la radio; H.V.G. avec ou sans troubles ischémiques à l'ECG.

• **L'évolution est en règle fâcheuse :**

— soit d'une seule tenue vers une insuffisance cardiaque mortelle en moins de six mois;

— soit en deux temps où, après une tolérance parfaite de six semaines... à dix ans (!), survient brusquement l'insuffisance cardiaque grave et rebelle.

6° *Autres insuffisances aortiques organiques*

Il faut citer les I.A. :

• **Acquises** par :

— spondylarthrite ankylosante (radio du bassin systématique si l'I.A. est d'étiologie imprécise);

— lupus érythémateux disséminé;

— mésaortite granulomateuse giganto-cellulaire;

— acte opératoire sur un rétrécissement aortique;

— « Insuffisance aortique idiopathique » (5,5 % des cas selon Gerbaux).

• **Congénitales.** — Il peut s'agit, entre autres, de :
— I.A. congénitale isolée;
— bicuspidie;
— coarctation de l'aorte;
— syndrome de Marfan ou autres affections du tissu conjonctif;
— médianécrose kystique aortique;
— C.I.V. + I.A. (syndrome de Laubry-Pezzi);
— fenestration valvulaire congénitale.

7° I.A. d'origine artérielle, dite I.A. fonctionnelle

• **Elle est l'apanage** de l'âge mûr et des vieillards, prédomine chez l'homme et a pour facteur étiologique essentiel l'*hypertension artérielle.*

• **Les circonstances de découverte sont doubles :**
— soit au cours d'une insuffisance cardiaque;
— soit chez un hypertendu bien portant.

• **Le souffle diastolique est spécial** car :
— habituellement doux et bref, crescendo puis decrescendo;
— variable aux examens successifs;
— associé presque toujours à un souffle systolique modéré;
— et, fait essentiel, à un deuxième bruit éclatant, clangoreux (alors que le B.W. est négatif);
— mais les signes périphériques d'I.A. sont très inconstants et la minima est souvent loin d'être basse.

• **Le reste du tableau clinique est celui de l'hypertension :**
— maxima tensionnelle élevée;
— aorte volumineuse et H.V.G. radiologique (la sonnette est insignifiante);
— H.V.G. électrique avec ou sans bloc de branche.

• **Le pronostic n'est pas lié à l'I.A.** qui reste minime mais le souffle diastolique est un indice de fâcheux pronostic, laissant prévoir une aggravation prochaine vers l'I.V.G. (si elle n'est pas encore patente) puis l'insuffisance cardiaque globale.

IV. — TRAITEMENT

Comme pour l'I.M., pour choisir une des deux solutions thérapeutiques, il faut d'abord répondre à deux questions préalables.

*1° **Les deux questions préalables :*** I.A. pure ou associée; I.A. sévère ou non.

a) **I.A. pure ou associée.** — On a déjà vu que le problème le plus délicat est celui d'un R.M. associé. C'est dans ces cas que le cathétérisme cardiaque, décevant en ce qui concerne l'estimation de l'I.A., devient utile à la recherche d'un gradient diastolique entre O.G. et V.G. On le couple généralement avec la ciné-angiographie aortique pour apprécier l'I.A.

b) **I.A. sévère ou non.** — La sévérité se juge sur :

— l'auscultation : intensité du souffle diastolique et irradiation vers la pointe ou au-delà, durée du souffle systolique d'accompagnement (en l'absence de sténose organique), roulement de Flint, diminution des deux bruits, pistol-shot, galop ventriculaire gauche, souffle systolique de pointe d'I.M.F.;

— l'hypotension artérielle : une minima au-dessous de 6 cm de Hg témoigne d'un fort reflux;

— l'existence d'un angor, si on peut éliminer l'athérosclérose coronaire (coronarographie);

— la répercussion radiologique et électrocardiographique sur le ventricule gauche (H.V.G.);

— le carotidogramme : sommet bifide, absence d'incisure catacrote;

— le cathétérisme gauche, en fait décevant : pression télédiastolique du V.G. élevée en dehors d'une I.V.G.; courbe aortique voisine de celle du carotidogramme;

— surtout la ciné-angiographie sélective dans l'aorte sus-sigmoïdienne par cathétérisme rétrograde pour visualiser le jet et l'opacification plus ou moins rapide et plus ou moins intense du V.G.

2° ***Les deux solutions thérapeutiques :*** chirurgie ou traitement médical.

a) **Le traitement médical** n'est qu'un pis-aller du point de vue hémodynamique (cf. *R.M.* et *I.M.*) mais il peut avoir une incidence étiologique :

— dans les endocardites bactériennes : antibiotiques (cf. *Question*);

— dans l'I.A. syphilitique : pénicilline à dose progressive jusqu'à 1 million U durant un mois.

b) **Le traitement chirurgical** suppose une chirurgie à cœur ouvert sous C.E.C. C'est une chirurgie grave (10 % de mortalité) *à ne réserver qu'aux I.A. sévères, massives, mal tolérées.* On peut remplacer la valvule, soit par une prothèse (valve de Starr ++), soit par une homogreffe, voire une hétérogreffe. Toutefois, 15 % des survivants à l'intervention meurent dans les quatre ans par défaillance cardiaque, désinsertion ou déformation de la prothèse, thromboses, endocardites bactériennes, anémie hémolytique, etc. A noter que l'étiologie nuance les indications : on peut être amené à opérer « à chaud », c'est-à-dire en période infectieuse, dans les I.A. gravissimes de certaines endocardites bactériennes; d'autre part, dans l'I.A. syphilitique, il faut souvent parfaire l'opération par une désobstruction ostiale; enfin, dans les I.A. par anévrisme ou dissection, il faut aussi corriger le segment aortique défectueux.

VI. — RÉTRÉCISSEMENT AORTIQUE ACQUIS

A côté du rétrécissement aortique congénital — étudié plus haut — le rétrécissement aortique (R.A.) orificiel acquis, contrairement au R.M. presque toujours d'origine rhumatismale, semble avoir des étiologies diverses.

L'obstacle à l'éjection ventriculaire est toléré tant que la surface orificielle, normalement légèrement supérieure à 3 cm^2, passe à 0,5 cm^2 en cas de R.A. pur et à 1,5 cm^2 en cas de maladie aortique. Serré, le R.A. diminue le débit sanguin cérébral (syncopes), coronarien (angor). Il entraîne une H.V.G. (risque d'I.V.G.). Fréquemment calcifié, il expose aux embolies calcaires systémiques.

I. — ANATOMIE PATHOLOGIQUE ET ÉTIOLOGIE

- **Les lésions sont variables :**
  - *On oppose deux types de R.A. acquis :* le R.A. *fibreux* non calcifié par soudure cicatricielle des commissures et le R.A. *calcifié.* Ces calcifications sont plus ou moins étendues : tantôt commissurales, tantôt pétrifiant l'appareil valvulaire et, dans ce cas, prédominant soit dans le nid des valves, soit sur le bord et la face ventriculaire des valves. Parfois, l'appareil est absolument rigide avec un pertuis central.
  - *Les lésions associées* sont très fréquentes : Froment ne compte que 32 % de cas de R.A. purs, mais 48 % de R.A. associés à une I.A. et 14 % associés à un R.M.
- **L'étiologie n'èst pas toujours évidente :**
  - *On reconnaît deux étiologie principales : le R.A.A. et l'athérome.* Le rhumatisme articulaire aigu semble, à l'autopsie, à l'origine de 60 % des cas : il est responsable des formes fibreuses, des formes calcaires commissurales, et des formes pétrifiantes associées à d'autres lésions valvulaires. Mais en clinique, le R.A.A. ne semble en cause que dans 40 % des cas seulement. Quant à l'athérome, il ne paraît responsable que dans 10 à 15 % des cas : il crée un R.A. par des dépôts friables sous-endothéliaux dans le fond des sinus de Valsalva sans aucune soudure commissurale.

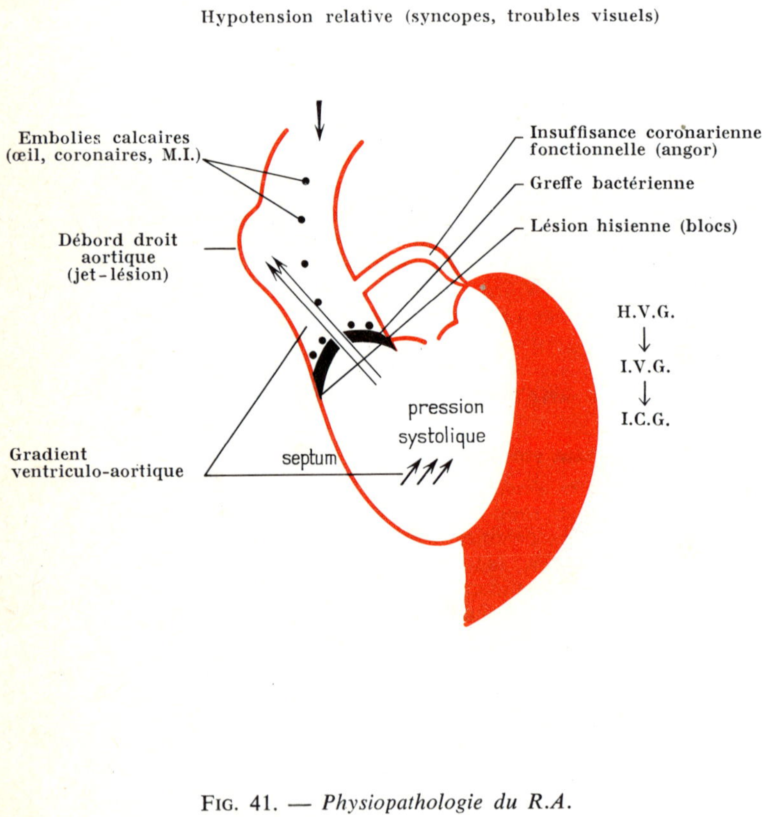

FIG. 41. — *Physiopathologie du R.A.*

— *Dans 30 à 40 % des cas le R.A. paraît « idiopathique » (R.A. de Mönckeberg).* C'est un R.A. calcifié, pétrifiant l'appareil : les calcifications sont diffuses, comblent les nids, tapissent la face aortique des valves, effacent les commissures. La mitrale et la tricuspide sont indemnes. On accuse parfois, à son origine, un R.A.A. passé inaperçu, une bicuspidie méconnue, un athérome.

II. — LE R.A. ACQUIS PUR

• **Les circonstances de découverte sont variables :**

— Tantôt lors d'un *examen systématique,* tant un R.A. peut être longtemps asymptomatique.

— Tantôt à l'occasion de *troubles survenant à l'effort* (+ +) :

— angor d'effort, parfois au moindre effort, parfois angor syncopal,
— syncopes parfois même à l'emporte-pièce, en tout cas de courte durée,
— troubles visuels (amaurose, vision trouble).

— Tantôt à cause d'une *I.V.G.* déjà installée :

— dyspnée d'effort,
— crises d'œdème pulmonaire.

— Tantôt à cause d'une *embolie calcaire :*

— perte brutale de la vision d'un œil,
— claudication intermittente d'un ou des deux membres inférieurs.

• **La palpation perçoit, dans 4 cas sur 5, un frémissement systolique.** Il siège typiquement à la base, à droite du sternum, dans les 2ᵉ et 3ᵉ espaces intercostaux. Il peut être perçu plus bas, même dans la région endapexienne. Il peut irradier dans les carotides. Discret, on le perçoit mieux, la main bien à plat, le malade étant penché en avant et en expiration forcée.

• **L'auscultation** est franchement anormale; il existe :

— *Un souffle systolique* à maximum mésosystique, typiquement rude, râpeux, de très forte intensité, rageur, dont l'audibilité maximum est au 2ᵉ espace intercostal droit, irradiant dans les vaisseaux du cou et vers la pointe, parfois dans le dos. Toutefois, dans 1 cas sur 5, il est atypique : maximum au foyer pulmonaire, à l'endapex, voire dans le 5ᵉ E.I.G. — piaulant parfois dans la région apexienne et atténué ou inaudible entre l'apex et le 2ᵉ E.I.D. Son intensité ne mesure pas toujours la sévérité de la sténose, car elle diminue en cas de défaillance myocardique gauche.

— *Un deuxième bruit diminué ou aboli* mais seulement dans 50 % des cas : il témoignerait plus de la pétrification valvulaire que d'une sténose très serrée.

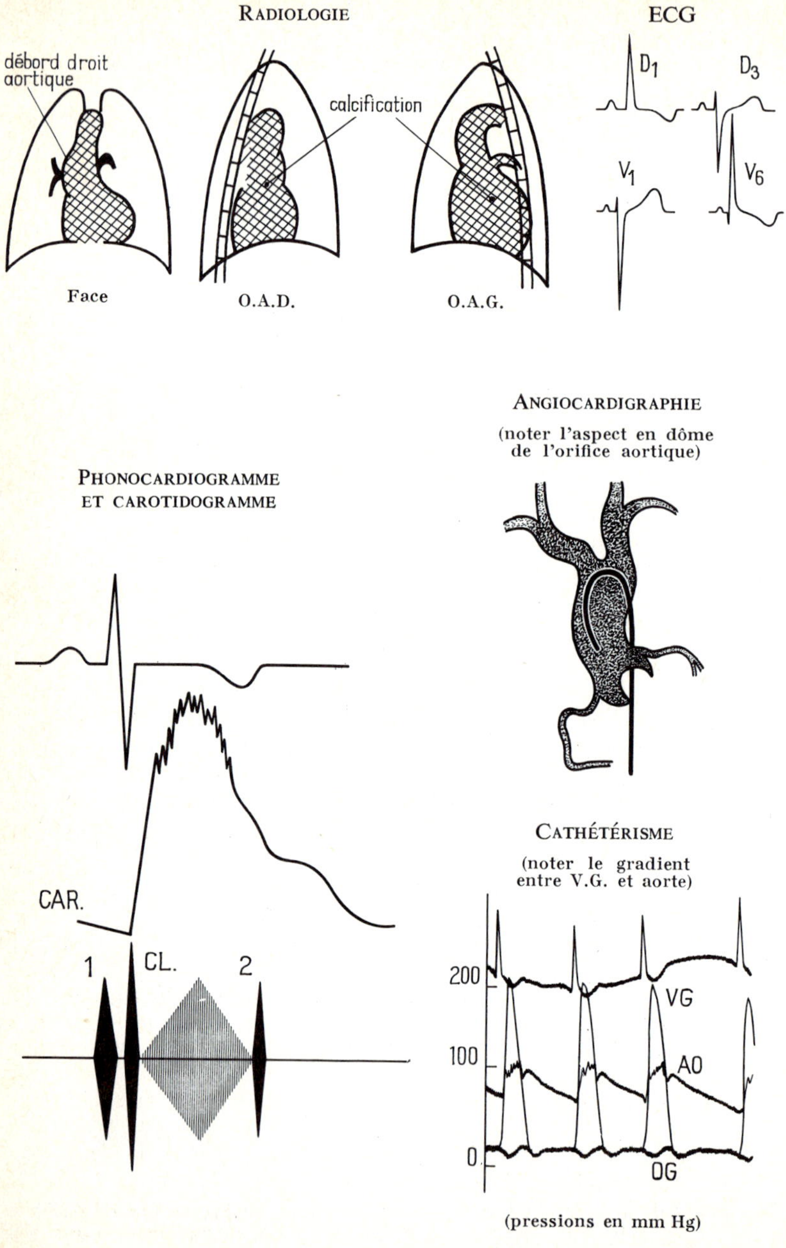

FIG. 42. — *Rétrécissement aortique acquis.*

— *Le phonocardiogramme* peut enregistrer :
  — un B1 normal ou diminué;
  — le souffle systolique losangique d'éjection nettement séparé de B1;
  — un clic protosystolique;
  — et un quatrième bruit du cœur avant B1.

• **Les signes périphériques** sont d'importance :
— Le pouls est petit et retardé par rapport au choc de la pointe.
— La T.A. est basse, la différentielle diminuée.
— *Le carotidogramme* est d'un appoint essentiel montrant :
  — une montée ralentie avec parfois onde anacrote (éjection allongée);
  — un plateau systolique vibré;
  — une incisure catacrote atténuée ou effacée.

• **L'examen radiologique** est essentiel; il peut montrer :
— une dilatation de l'aorte ascendante dessinant un arc moyen droit dans le champ pulmonaire droit;
— les calcifications aortiques, appréciées à l'amplificateur de brillance en O.A.D. et en O.A.G. et animées d'un mouvement de va-et-vient,
— et, le plus souvent, une grosse masse ventriculaire gauche.

• **L'électrocardiogramme peut rester longtemps normal.** — S'il existe des troubles fonctionnels, on peut noter :
— un rythme sinusal (la F.A. est très tardive ou suggère un R.M. associé);
— une H.V.G. de type « surcharge systolique » : hauts voltages de QRS et inversion asymétrique de T en D1, aVL et sur le précordium gauche. En revanche, la déviation axiale gauche de AQRS est peu marquée chez les sujets jeunes;
— des troubles de la conduction : blocs de branche incomplets (surtout gauche), complets, voire même bloc auriculo-ventriculaire des trois degrés (à cause des spicules calcaires qui envahissent le septum);
— des signes d'ischémie primaire généralement de type sous-épicardique, plus rarement de type sous-endocardique.

III. — LES R.A. ACQUIS ASSOCIÉS

• **Le R.A. associé à une I.A.** (maladie aortique) :
— Est presque toujours d'origine rhumatismale, quoique l'I.A. puisse être le fait d'une endocardite bactérienne compliquant un R.A.

— Il faut tout de même opposer :
  - — les *R.A. prédominants* où le souffle diastolique est minime, discret, la minima tensionnelle peu modifiée : la tolérance peut être longtemps bonne comme dans un R.A. pur;
  - — et les *I.A. prédominantes* où le souffle diastolique est intense, la minima basse : la tolérance est désastreuse, l'I.V.G. très précoce, d'autant que ces formes s'associent volontiers à une atteinte mitrale.

• **Le R.A. associé à une atteinte mitrale.** — Cette association fréquente expose à des erreurs de diagnostic. En effet :

— L'I.M. peut être méconnue ou reconnue à tort. Quand le souffle systolique du R.A. irradie à la pointe, il risque d'être pris pour un souffle systolique d'I.M. A l'inverse, le souffle systolique d'une authentique I.M. risque d'être pris pour une irradiation du souffle du R.A. (intérêt du phonocardiogramme pour différencier les souffles losangiques d'éjection et triangulaires de régurgitation).

— Le R.M., par le barrage qu'il oppose avant le barrage aortique, minimise la sémiologie auscultatoire du R.A. : le souffle systolique du R.A. perd sa rudesse, son intensité, son thrill (intérêt du carotidogramme quand un R.M. s'accompagne d'un souffle systolique de base même moyen).

• **L'association polyvalvulaire** (maladie aortique, maladie mitrale, atteinte tricuspidienne) n'est pas rare. La clinique et les mécanogrammes sont souvent impuissants à faire le diagnostic exact de l'importance respective des lésions : il faut alors recourir aux cathétérismes droit et gauche.

IV. — RISQUES ÉVOLUTIFS

Ils sont importants à connaître, car, dans une large mesure, ils servent à peser les indications chirurgicales.

• **Les syncopes d'effort** et les troubles visuels d'effort peuvent handicaper fortement la vie active du malade mais ils n'ont pas de valeur péjorative immédiate : plus de la moitié des malades sont vivants 5 ans après leur apparition.

• **L'angine de poitrine** est plus sévère quel que soit l'âge. Elle s'aggrave souvent peu à peu, se manifeste au moindre effort, s'associe souvent à des lipothymies ou des syncopes. Elle expose à la mort subite (1/4 des cas) d'autant plus qu'il existe une I.V.G. Moins de 40 % des malades sont en vie 5 ans après l'apparition d'un angor.

• **L'insuffisance cardiaque est un tournant évolutif décisif.** — L'apparition de crises œdémateuses par I.V.G. sous-entend une survie moyenne de deux ans; l'apparition d'une insuffisance cardiaque droite, une survie moyenne de sept mois.

• **A noter encore comme risques évolutifs :**

— un bloc auriculo-ventriculaire complet (souvent précédé d'un bloc de branche ou d'un bi-bloc) avec parfois accidents d'Adams-Stokes;

— des embolies systémiques calcaires surtout à l'œil (cécité partielle ou totale), aux membres inférieurs (claudication faisant parler à tort d'artérite), dans les coronaires (déchéance myocardique accélérée), et au cerveau (hémiplégie);

— une greffe bactérienne (5 à 10 % des cas) qui peut être catastrophique si elle crée une I.A. (mortalité 50 % environ).

V. — DIAGNOSTIC

C'est en pratique celui d'un souffle systolique, mais son siège tantôt basal, tantôt mésocardiaque, tantôt apexien rend parfois le diagnostic ardu avec :

— le souffle systolique des *sténoses pulmonaires* mais, alors, les poumons sont clairs, la radio et l'ECG montrent une H.V.D.;

— le souffle systolique des *insuffisances mitrales* mais, alors, l'O.G. est grosse, expansive en radioscopie. Dans les cas douteux : phonocardiogramme. Association possible.

— le souffle systolique des *C.I.V.* (cf. *Question*). Surtout qu'il existe des C.I.V. et des R.A. parfaitement tolérés à ECG normal. Mais une C.I.V. à gros débit donne de grosses pulmonaires expansives, une grosse O.G. et une H.V.G. diastolique à l'ECG;

— le souffle systolique « *en écharpe* » des sujets âgés mais, alors, le deuxième bruit aortique est claqué et la maxima tensionnelle élevée;

— le souffle systolique des *sténoses musculaires sous-orificielles* (myocardiopathies obstructives, cf. *question*), mais le deuxième bruit est conservé. Intérêt du carotidogramme (plateau à deux sommets avec ascension rapide);

— enfin, le souffle systolique des *rétrécissements aortiques congénitaux* (cf. *Question*) : il est en fait identique et la différenciation est présumée par le jeune âge et confirmée éventuellement par l'intervention.

VI. — TRAITEMENT

Comme pour toutes les valvulopathies, la décision thérapeuthique dépend de questions préalables.

1° ***Les trois questions préalables.*** — R.A. pur ou non, serré ou non, immédiatement grave ou non.

a) **R.A. pur ou non.** — Il faut opposer deux cas :

— R.A. + I.A. : la maladie aortique est grave, mais si la mitrale et la tricuspide sont intactes, un remplacement valvulaire unique suffira.

— R.A. + atteinte mitrale (cathétérismes indispensables pour « juger ») : il faut alors envisager une chirurgie plus complexe et souvent un double remplacement valvulaire. Cette association peut d'ailleurs s'associer à une tricuspidie qui peut aussi conduire à une troisième prothèse.

b) **R.A. serré ou non** — L'appréciation se fait non par la clinique (un souffle systolique moyen peut correspondre à un R.A. serré) mais par :

— le phonocardiogramme : dédoublement paradoxal de B2, présence d'un B4;

— l'apexogramme : grande onde « a » suivie d'un plateau en doigt de gant;

— le carotidogramme : temps d'éjection corrigé supérieur à 120 % de la normale;

— l'angiographie sélective du V.G. au cours du

— cathétérisme gauche : gradient ventriculo-aortique supérieur à 50 mm Hg.

c) **R.A. immédiatement grave ou non.** — Le fait a déjà été envisagé au chapitre des complications (gravité de l'angor et de l'insuffisance cardiaque). A partir de 50 ans, il est licite de faire une *coronarographie* pour savoir si l'angor est fonctionnel (lié au R.A.) ou organique (par athérosclérose coronarienne associée).

2° ***Les deux solutions thérapeutiques :*** traitement médical ou chirurgie.

a) **Le traitement médical** (?) est quasi inexistant (peu d'efforts — dérivés nitrés pour l'angor — prévention d'une greffe bactérienne). Dès que l'I.V.G. apparaît, il faut recourir au régime désodé, aux diurétiques, aux digitaliques, aux anticoagulants. Ce traitement est à réserver aux formes asymptomatiques ou symptomatiques débutantes.

b) **Le traitement chirurgical** suppose une chirurgie à cœur ouvert, sous C.E.C. C'est un *remplacement valvulaire* par prothèse (valve de Starr surtout) ou « greffe » (homo ou hétérogreffe). C'est une chirurgie grave, encore grevée d'une assez lourde mortalité (10 % immédiatement, 20 % à court terme), mais dont les résultats à moyen terme sont satisfaisants (2/3 de survies à 4 ans et plus). Elle est cependant à réserver *aux R.A. serrés et de pronostic réservé à court terme* puisqu'on connaît les risques des prothèses (endocardites bactériennes, désinsertions, altérations de la bille, hémolyses et thromboses). Elle s'impose dès qu'apparaît l'I.V.G., elle est conseillée à court terme si l'angor est sévère et s'il y a déjà eu plusieurs embolies calcaires. Dans les R.A. associés à une atteinte mitrale voire tricuspidienne, le risque opératoire est encore majoré par la pose de 2 ou 3 valves.

4

CARDIOPATHIES ISCHÉMIQUES

Les cardiopathies ischémiques du myocarde sont la conséquence directe de la sténose ou de l'occlusion des gros troncs coronariens par le processus athéromateux lui-même ou par les thromboses fibrino-cruoriques qui le compliquent.

• **L'étiologie de l'athérosclérose coronarienne** se confond, en partie, avec celle de l'athérosclérose. On reconnaît :

— sa prédilection pour le sexe masculin, certaines familles;

— le rôle favorisant de certaines professions (les « responsables »), de certains tempéraments (les hyperandroïdes), de l'hypertension artérielle, du diabète sucré, de la xanthomatose familiale, de la ménopause précoce (surtout post-chirurgicale) de l'obésité, de l'alimentation riche en graisses, de l'hypercholestérolémie, du surmenage et des stress, de l'abus du tabac.

• **L'angine de poitrine** marque le début apparent de la maladie dans près de la moitié des cas, alors qu'en fait le début réel de l'affection est beaucoup plus précoce, entre la vingtième et la trentième année.

• **L'infarctus du myocarde** est un accident dramatique qui résulte assez souvent d'occlusions ou de thromboses coronariennes. L'infarctus du myocarde peut s'observer toutefois en dehors de toute thrombose coronarienne récente.

• **D'autres troubles cardiaques** peuvent résulter d'une athérosclérose coronarienne.

— De simples anomalies électrocardiographiques, découverte d'examen systématique.

— Des troubles du rythme les plus divers.

— L'insuffisance cardiaque gauche ou globale (1/3 des insuffisances cardiaques).

• **La mort subite** peut, à tous moments, marquer l'insuffisance coronarienne. Tantôt, on l'observe chez des sujets qui n'ont jamais souffert. Tantôt elle survient au cours d'une maladie coronarienne avérée. La moitié au moins des morts subites résulte d'une athérosclérose coronarienne.

CLASSIFICATION DE FREDRICKSON

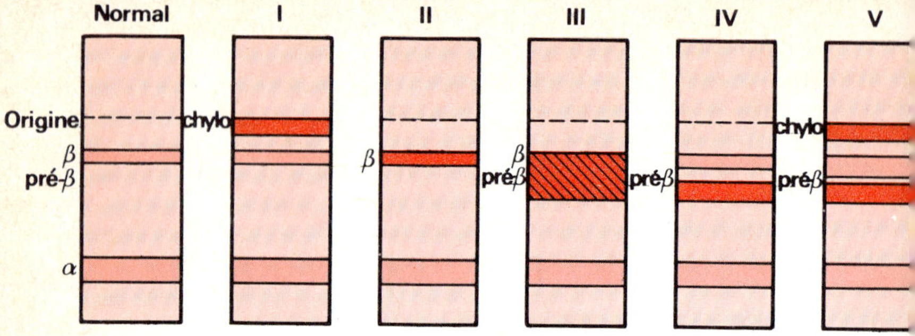

CLASSIFICATION DE DE GENNES

SERUM à jeun CLAIR	*A. Hypercholestérolémies essentielles* (H.C.E.). Critères adoptés : $$\frac{\text{CT} \uparrow}{\text{TG (N ou} \uparrow)} \geqslant 2{,}5$$
	1) Forme monstrueuse cutanéo-tendineuse de xanthomatose hypercholestérolémique familiale.
Type II	2) Forme majeure : xanthomatose tendineuse hypercholestérolémique familiale (X.T.H.F.).
	3) Forme mineure : d'expression permanente purement biologique et occasionnellement cardio-vasculaire.
SERUM à jeun LACTESCENT	*B. Hyperglycéridémies majeures.* Critères adoptés : $$\frac{\text{TG} \uparrow}{\text{CT (N ou} \uparrow)} \geqslant 2{,}5$$
Type I (ou V)	1) Hyperglycéridémies exogènes dépendantes des graisses.
Type IV (ou V)	2) Hyperglycéridémies endogènes indépendantes des graisses : — soit glucidodépendantes, — soit éthanolodépendantes, — soit liées à d'autres facteurs (pléthore et ou surcharge calorique globale).
SERUM à jeun OPALESCENT	*C. Hyperlipidémies mixtes.* Critères adoptés : $\uparrow$ CT $\sim$ $\uparrow$ TG $$\frac{\text{CT}}{\text{TG}} \text{ ou } \frac{\text{TG}}{\text{CT}} < 2{,}5$$
Type III (ou II + IV)	1) Forme majeure avec ou sans xanthomatose tubéreuse pure.
	2) Forme mineure : d'expression permanente purement biologique et occasionnellement cardio-vasculaire.

FIG. 43. — *Classification des dyslipémies.*

I. — ANGINE DE POITRINE

Le syndrome d'Heberden (1768) est dominé, parfois résumé, par ses manifestations subjectives C'est un problème diagnostique parmi les plus fréquents et parfois les plus délicats de la cardiologie.

I. — DIAGNOSTIC CLINIQUE

1° ***La crise typique d'angor d'effort*** impose le diagnostic. L'interrogatoire précise qu'il s'agit :

— D'une douleur rétro-sternale, rétro-manubriale ou sternale basse, assez large (en barre), désignée du plat de la main par le malade.

— Irradiant parfois vers l'épaule gauche, la face interne du bras et de l'avant-bras, parfois jusqu'aux 4ᵉ et 5ᵉ doigts de la main gauche, plus souvent vers le maxillaire inférieur.

— Survenant brusquement, fait essentiel, à l'effort et plus précisément à la *marche* (au bout de 25 à 100 m), soit à plat au moment d'une accélération, soit à la montée d'une côte ou d'un escalier, souvent en période post-prandiale ou par temps froid.

— Douleur profonde, intense, volontiers constrictive, en étau, en griffe, angoissante, stoppant le malade sur place.

— Très brève, durant 1 à 3 minutes, après lesquelles la marche peut être reprise.

— Ecourtée en 1 minute par le fait de croquer une dragée de trinitrine.

— A aucun moment de la crise, il n'y a :
ni une dyspnée,
ni des palpitations.

2° ***Les crises atypiques d'effort*** s'éloignent de cette forme suggestive :

- *Par le siège ou les irradiations de la douleur* qui peut être :

— purement brachiale : douleur vive et constrictive du poignet à l'effort;

— épigastrique à irradiation abdominale;

— sternale haute ou cervicale, irradiant à la mâchoire inférieure, dans la nuque, voire dans le dos;

— latéro-sternale, exceptionnellement sous-mammaire;

— avec irradiation dans les deux bras (sensation de bracelets, de menottes) ou même seulement dans le bras droit.

• *Par l'intensité atténuée de la douleur :*

— parfois gêne rétro-sternale modérée, à peine douloureuse;

— parfois gêne respiratoire (blockpnée) passant pour une dyspnée d'effort.

3° ***Les crises atypiques spontanées ou prolongées.*** Ce sont :

— *Des crises d'angor spontané,* survenant au coucher, la nuit ou lors de la digestion, voire aux émotions. Associées à des crises d'effort, elles témoignent de lésions sévères et sont facilement rapportées à leur cause. Isolées, sans angor d'effort, elles sont d'un diagnostic plus délicat (valeur de la topographie, de l'irradiation maxillaire, de l'effet de la trinitrine).

— *Des crises prolongées* qui durent de 10 à 15 minutes. Elles sont toujours suspectes, soit d'une athérosclérose coronarienne oblitérante étendue, soit d'un syndrome de menace d'infarctus.

— *Des crises intriquées* (ou état de mal angineux) qui surviennent au moindre effort ou même au repos, se multipliant dans la journée. Elles sont hautement suspectes d'un syndrome de menace d'infarctus et exigent le repos et l'héparinothérapie immédiate.

4° ***L'examen du malade apporte moins d'arguments que l'interrogatoire :***

— *En pleine crise,* il est rare d'avoir le loisir de constater :
  — une pâleur,
  — sans modifications du pouls, de la tension, de la respiration.

— *En dehors des crises,* l'examen clinique et radiologique donne des renseignements variés plus utiles au diagnostic étiologique qu'au diagnostic de l'angor lui-même; dans de nombreux cas, examens clinique et radiologique sont en tous points normaux.

5° ***Le diagnostic différentiel clinique*** se fait avec :

• **L'hépatalgie d'effort** de l'insuffisance ventriculaire droite (foie cardiaque).

• **Les algies thoraciques** des affections costales, musculaires, pleurales ou pulmonaires, de la cellulite précordiale, des névralgies cervico-brachiales ou cervico-brachio-thoraciques; le diagnostic en est en général facile, la notion de déclenchement à la marche manquant presque toujours. Mais cependant, il faut souligner l'intrication fréquente d'une authentique angine de poitrine avec une arthrose cervicale ou une péri-arthrite scapulo-humérale.

• **Les douleurs post-prandiales et épigastriques d'une hernie diaphragmatique** et surtout d'un **ulcus** gastro-duodénal ou d'une **lithiase** vésiculo-cholédocienne. Mais il existe, là encore, des formes intriquées.

• En fait, les diagnostics les plus délicats sont à faire avec :
  — d'une part, **les palpitations,** liées soit à des crises tachycardiques de type maladie de Bouveret, soit à des poussées de tachy-arythmie paroxystique, associées à des impressions douloureuses ou angoissantes;
  — d'autre part, avec **les fausses angines de poitrine** (névrose cardiaque) : affection de la femme neurotonique, spéciale par la richesse des manifestations fonctionnelles d'accompagnement : tremblements, sueurs, agitation, picotements précordiaux, éructations, hypersalivation. Mais une neurotonie est fréquemment associée à une angine de poitrine authentique.

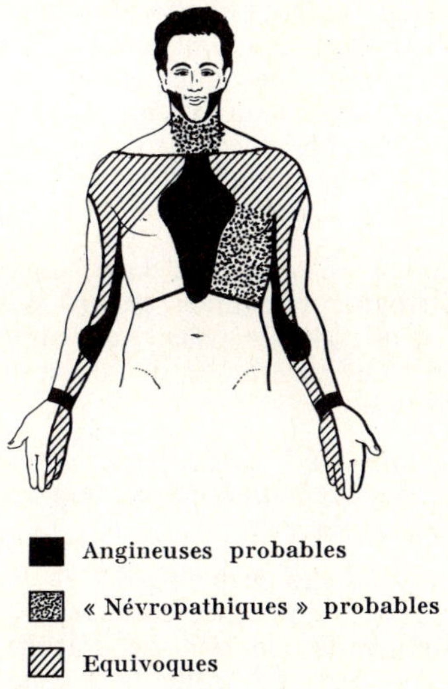

FIG. 44. — *Douleurs thoraciques* (d'après J. LENÈGRE).

II. — DIAGNOSTIC ÉLECTROCARDIOGRAPHIQUE (fig. 45 à 51)

L'ECG peut parfois apporter la confirmation du diagnostic.

• **Une fois sur deux ou deux fois sur trois, il inscrit la preuve** d'une insuffisance coronarienne en montrant :

— Soit des ondes Q de nécrose, témoins d'un infarctus dont on ne retrouve pas toujours l'épisode clinique dans les antécédents.

— Soit des ondes T symétriques et pointues, soit positives (ischémie sous-endocardique), soit surtout négatives (ischémie sous-épicardique) à topographie postéro-diaphragmatique (D2, D3, aVF), antéroseptale (V2, V3), apicale (V4), latérale (V5, V6).

— Enfin parfois existent des anomalies des segments ST, surtout sous-dénivellation qui traduit un courant de lésion sous-endocardique, habituellement antéro-latéral, avec onde T plate ou raccordement « raide » de ST à T.

• **Une fois sur deux ou trois, l'ECG au repos est parfaitement normal.** On peut recourir à une *épreuve d'effort* (épreuve de Master, bicyclette ergométrique, tapis roulant). La comparaison des tracés avant, pendant et après l'effort objective, dans plus de la moitié des cas où l'ECG était normal au repos, des modifications passagères suggestives du segment ST et de l'onde T notamment en dérivations précordiales : ischémie-lésion sous-endocardique (avec sous-décalage du point J de plus de 1 mm) ou plus rarement ischémie épicardique.

• **Exceptionnellement, en revanche, dans l'angor de Prinzmetal,** angor spontané à crises de plusieurs minutes, parfois associées à des troubles du rythme, des sueurs, une grande pâleur, on enregistre une grande onde en dôme de lésion sous-épicardique qui disparaît en quelques minutes sans onde Q de nécrose.

• **Des anomalies de ST-T ne signent pourtant pas l'insuffisance coronarienne, de même qu'un électrocardiogramme normal ne permet pas d'éliminer l'angine de poitrine.**

Toutes les anomalies des segments ST et des ondes T ne peuvent être imputées à la seule insuffisance coronarienne : la simple vagotonie, l'hypertrophie ventriculaire, un bloc de branche, une dyskaliémie, un cœur pulmonaire aigu, une péricardite, la digitale sont capables de créer des anomalies plus ou moins voisines (cf. fig. 45).

III. — DIAGNOSTIC CORONAROGRAPHIQUE

Dans les cas douteux, la coronarographie (film et clichés) permet d'affirmer ou d'infirmer les lésions coronariennes. Elle permet de juger :

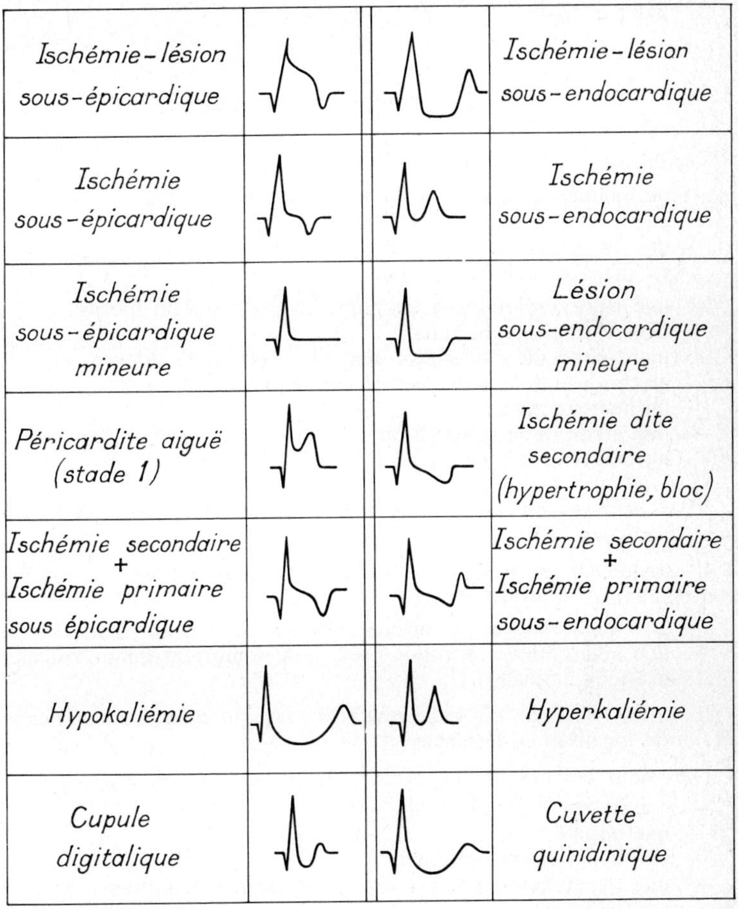

FIG. 45. — *Anomalies de repolarisation*
(R. RULLIÈRE, *Electrocardiographie pratique,* Masson et Cie, édit.).

— d'une part des *lésions proximales :* occlusions totales ou sténoses plus ou moins serrées et plus ou moins étagées;
— d'autre part du *réseau d'aval,* plus ou moins grêle, permettant parfois le remplissage retardé à contre-courant de l'autre coronaire occluse.

IV. — DIAGNOSTIC ÉTIOLOGIQUE

On fait :

— un examen cardiaque, à la recherche de souffles;
— une étude de la T.A., de l'état des artères;
— une recherche de stigmates de syphilis : signe d'Argyll, réflexes rotuliens et achilléens abolis.

— une étude radiologique, scopique et graphique du thorax;
— une sérologie syphilitique;
— un dosage du cholestérol sanguin, des lipides totaux, des triglycérides, de la glycémie, de l'uricémie;
— un hémogramme;
— une étude de la coagulation;
— un examen du fond d'œil.

1° ***L'athérosclérose coronarienne tronculaire est en cause dans 9 cas sur 10.***

• Il est des cas où la maladie athéromateuse atteint tout le système artériel, comme le prouvent :

— une athéromatose des artères périphériques et au F.O.;
— une athéromatose aortique avec aorte sombre et déroulée (calcifications liminales).

• Il en est d'autres où l'athérosclérose est purement coronarienne, sans autre localisation décelable.

• Dans tous ces cas, il faut rechercher les *facteurs de risque :*

— une intoxication tabagique;
— une obésité;
— une hypertension artérielle;
— une hypercholestérolémie, une hyperlipémie (xanthomes cutanés ou tendineux);
— un diabète méconnu;
— une hyperuricémie avec ou sans goutte;
— une ménopause précoce.

• L'évolution de ces cas est semée de risques :

— mort subite, parfois même après une paradoxale disparition de l'angine de poitrine;
— infarctus du myocarde, impromptu ou précédé d'un syndrome prémonitoire;
— insuffisance cardiaque gauche, puis globale.

- L'autopsie des angineux de poitrine montre que :
  — l'angor d'effort s'associe à une sténose ou une occlusion coronarienne dans presque 9 cas sur 10. Une fois sur deux ces occlusions portent sur 2 ou 3 troncs;
  — l'angor spontané s'associe à des lésions coronariennes sténosantes dans 95 % des cas et même un infarctus du myocarde dans presque la moitié des cas.

*2° **L'angine de poitrine en dehors de l'athérosclérose coronarienne est infiniment plus rare (1 cas sur 10 environ).*** — Il peut s'agir de lésions coronariennes organiques ou d'insuffisance coronarienne fonctionnelle.

- **Lésions organiques.** — Par coronarite ostiale syphilitique pour laquelle plaident le jeune âge, un souffle diastolique de base (mais il peut manquer), surtout les réactions sérologiques positives.

— Plus exceptionnellement liées à une maladie de Burger, une périartérite noueuse, une maladie sans pouls, une embolie coronarienne, etc.

- **Insuffisance coronarienne fonctionnelle** par :
  — rétrécissement aortique calcifié ou non;
  — insuffisance aortique majeure;
  — autres cardiopathies : R.M. serré, rétrécissement orificiel pulmonaire serré, hypertension pulmonaire majeure (cœur pulmonaire chronique);
  — tachyarythmies paroxystiques;
  — anémies sévères et prolongées.

- **Mais il faut toujours se souvenir que, passé 40 ans, l'athérosclérose coronarienne a de fortes chances de s'associer à ces causes organiques ou fonctionnelles, d'où l'intérêt permanent de la coronarographie.**

V. — TRAITEMENT

1° Modérer l'activité, en conseillant d'éviter le surmenage, la précipitation et les efforts physiques (mais ne pas interrompre l'activité professionnelle sauf en cas de syndrome prémonitoire ou supposé tel).

2° Hygiène alimentaire : combattre l'obésité, réduire les matières grasses, supprimer le tabac, équilibrer un diabète, réduire une hyperlipémie ou une hypercholestérolémie (clofibrate).

3° Faciliter la vaso-dilatation coronarienne (ou soi-disant telle) par un traitement de la crise (trinitrine à croquer ++) et un traitement de fond. On dispose pour ce dernier de toute une série de drogues dont l'action est variable d'un angoreux à l'autre (dérivés de la khelline, inhibiteurs de la mono-amine-oxydase, dérivés nitrés à action retardée, β-bloqueurs, Pexid *, Cordarone *, etc.).

4° *Traitement anticoagulant :* discuté, il est à réserver aux angines de poitrine sévères ou brusquement aggravées. Il doit être efficace et régulièrement contrôlé. On prône l'intérêt de l'association Aspirine-Dipyridamole (Persantine) .

5° *Les angines de poitrine rebelles, invalidantes,* peuvent éventuellement bénéficier :

— soit d'un traitement par l'I^{131};

— soit d'une tentative chirurgicale : talcage du péricarde, implantation intra-myocardique de l'artère mammaire interne, et surtout pontage aorto-coronarien. La *coronarographie* pré-opératoire peut alors guider l'indication opératoire, le pontage par greffe veineuse ne pouvant être envisagé que si la sténose (ou les sténoses) est (ou sont) proximale(s), le réseau d'aval étant bien perméable. Plusieurs pontages peuvent être effectués en même temps. L'amélioration fonctionnelle est souvent très nette mais une sténose ou une thrombose du greffon peuvent survenir dans les mois ou les années qui suivent.

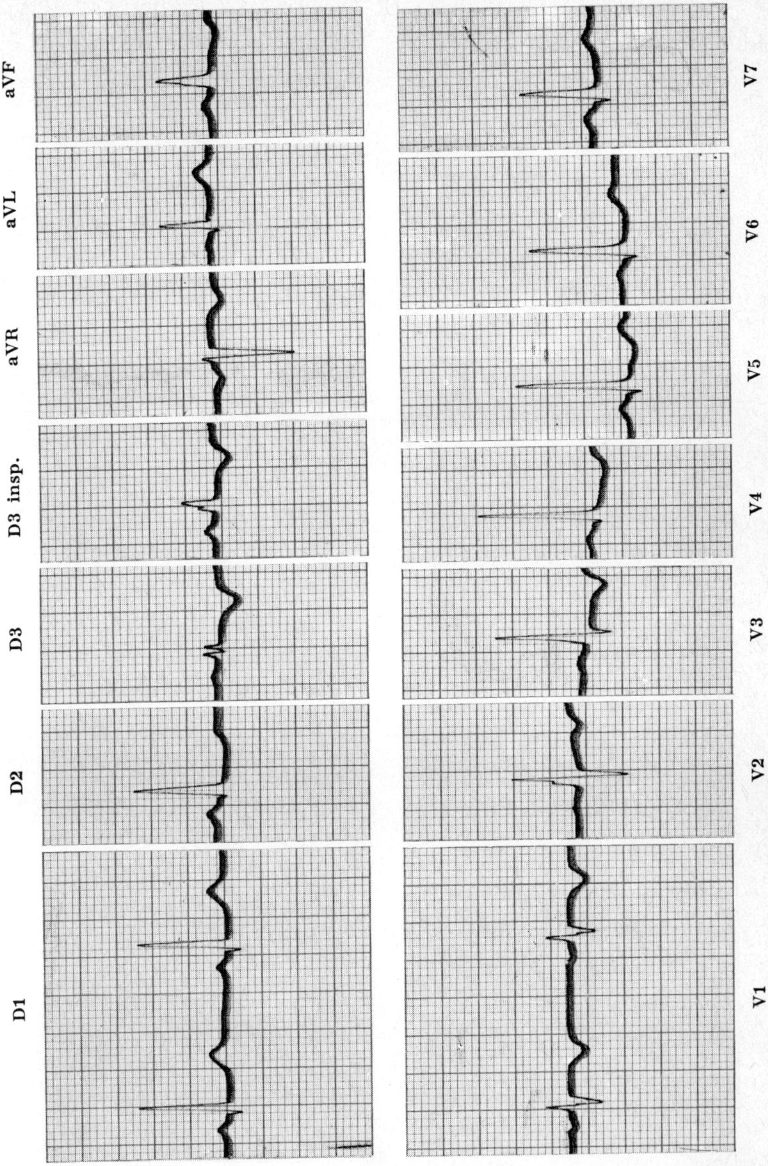

FIG. 46. — *Angor d'effort.* Ischémie sous-épicardique antéroseptale et lésion sous-endocardique apicolatérale (V4-V6) (R. RULLIÈRE, *Electrocardiographie pratique,* Masson et Cie, édit.).

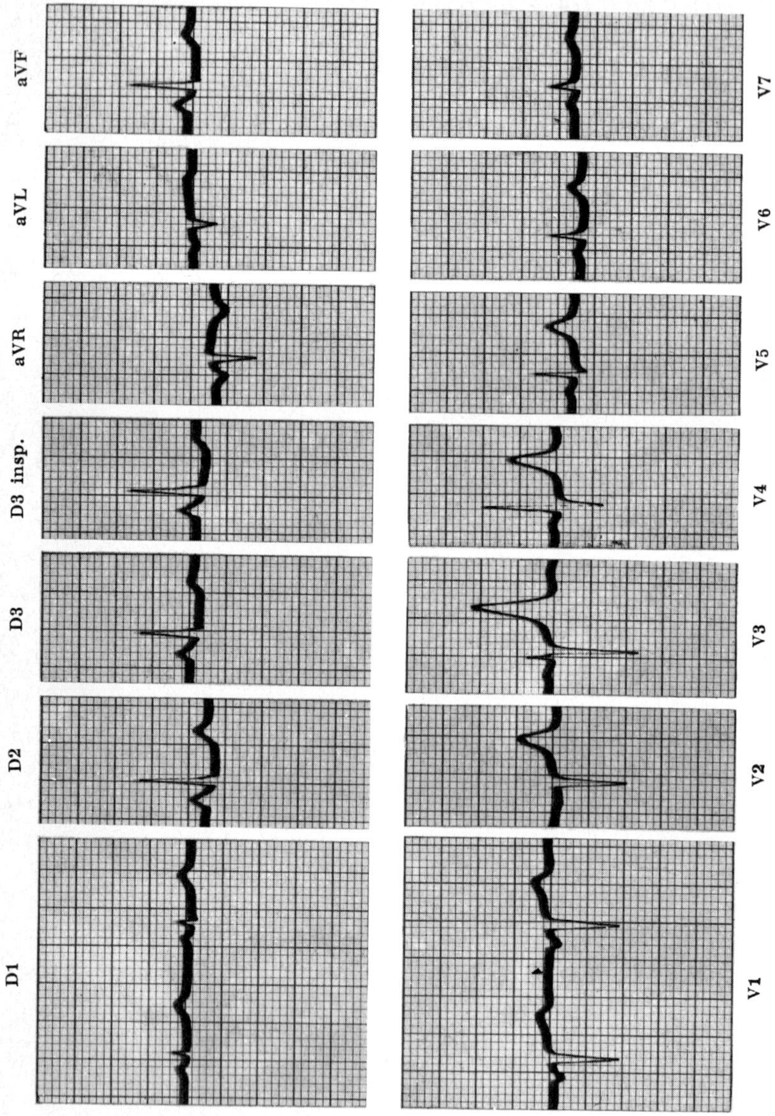

FIG. 47. — *Angor d'effort.* Lésion sous-endocardique postéro-diaphragmatique (D2, D3, aVF) et ischémie sous-endocardique antérieure (R. RULLIÈRE, *Electrocardiographie pratique*, Masson et Cie, édit.).

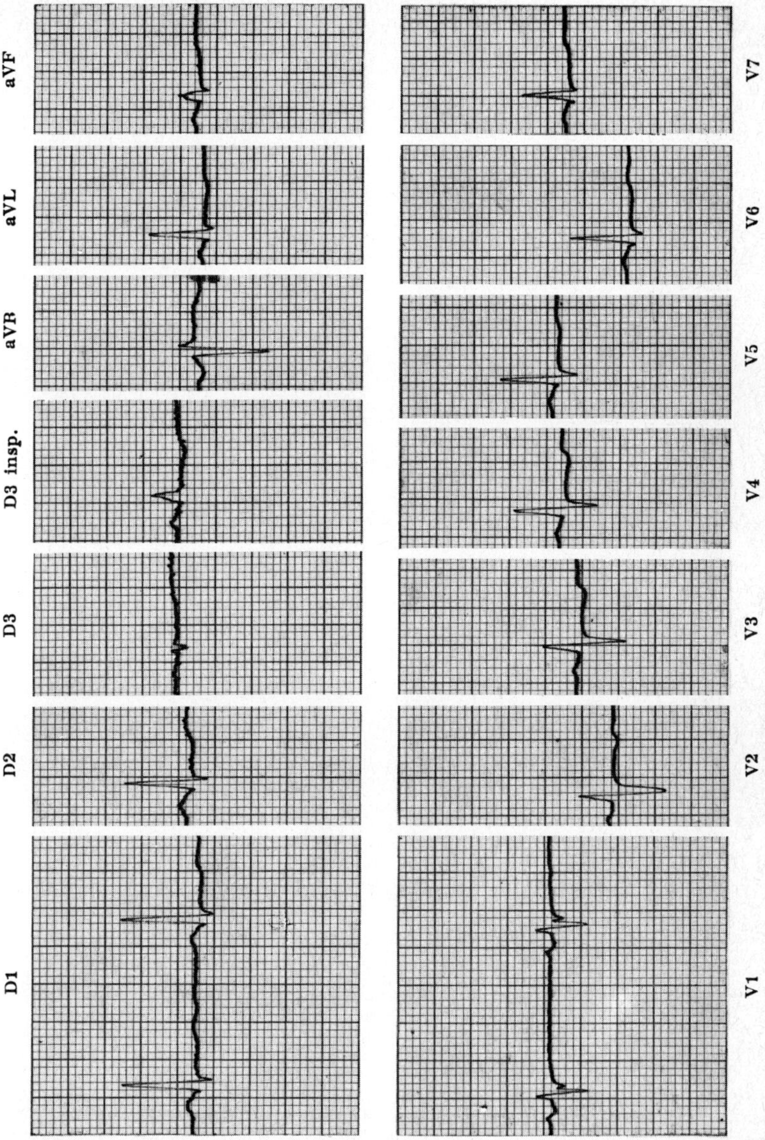

FIG. 48. — *Angor d'effort.* Lésion sous-endocardique diffuse (R. RULLIÈRE, *Electrocardiographie pratique,* Masson et Cie, édit.).

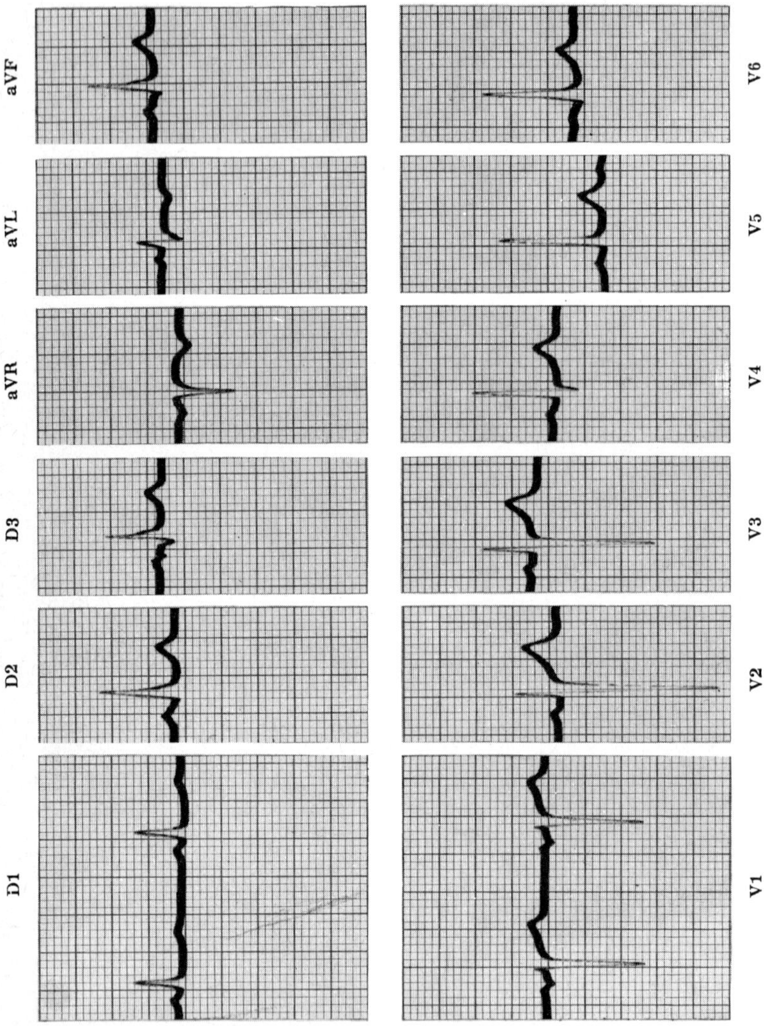

FIG. 49. — *Angor d'effort*. Tracé au repos. Atypies non significatives de la repolarisation (R. RULLIÈRE, *Electrocardiographie pratique*, Masson et Cie, édit.).

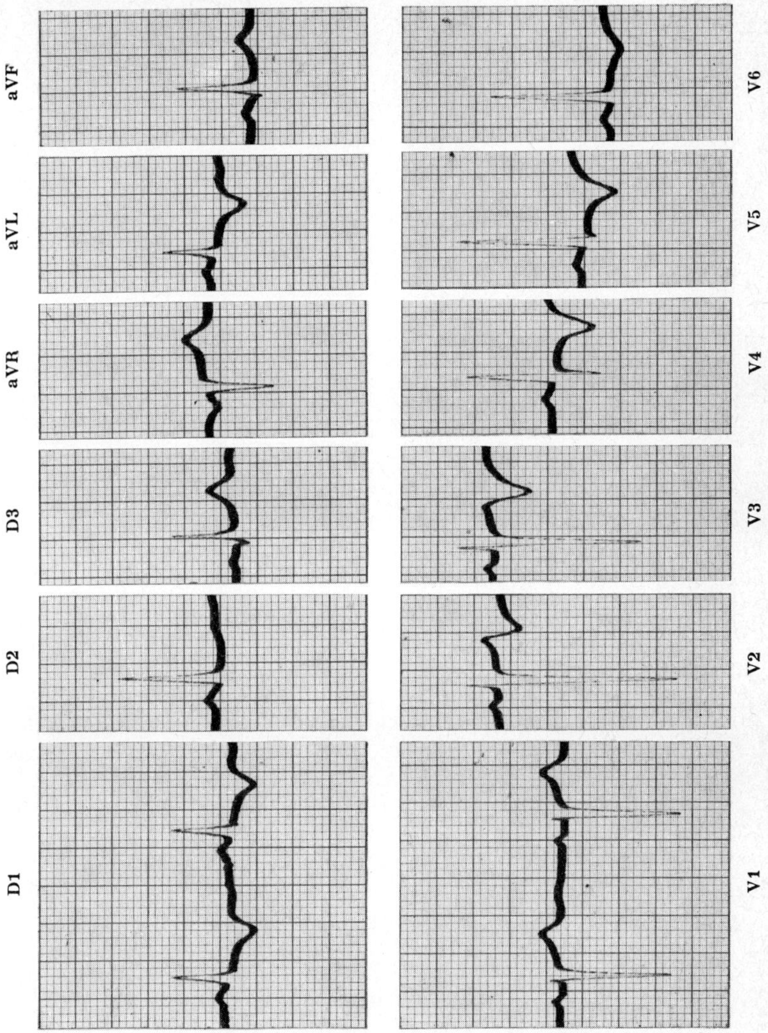

FIG. 50. — *Même malade*. Après épreuve d'effort. Ischémie sous-épicardique antérieure étendue. (R. RULLIÈRE, *Electrocardiographie pratique*, Masson, et Cie, édit.).

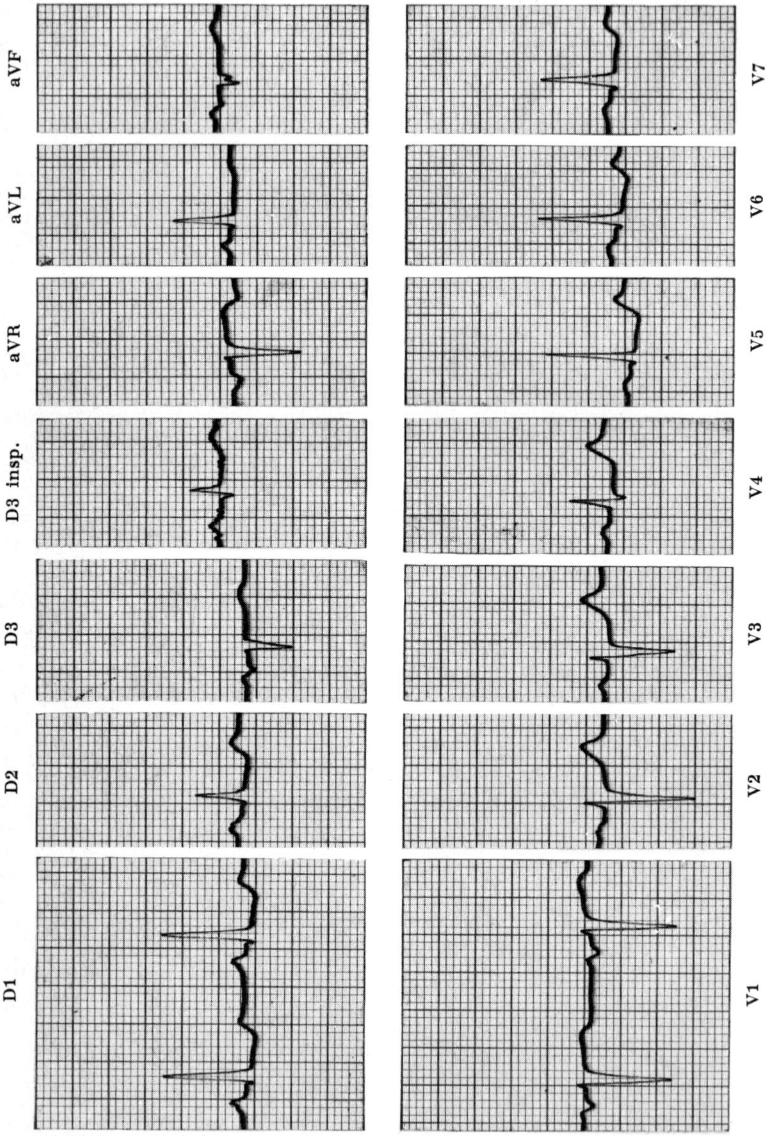

FIG. 51. — *Angor d'effort.* Ischémie lésion sous-endocardique apico-latérale (V4-V6). H.V.G. probable. Nécrose postéro-diaphragmatique ancienne discutable (D2, D3, aVF) (R. RULLIÈRE. *Electrocardiographie pratique,* Masson et Cie, édit).

II. — INFARCTUS DU MYOCARDE

Nécrose en foyer du myocarde (en principe d'au moins 2 cm^2), d'origine ischémique par oblitération d'une coronaire athéromateuse dans l'immense majorité des cas, l'infarctus du myocarde est un accident d'une *fréquence accrue* depuis que l'essor de l'électrocardiographie a permis d'en découvrir les formes frustes et atypiques et d'un *pronostic grave,* mais beaucoup moins redoutable que ne le laissait supposer la connaissance des formes majeures, naguère seules connues.

Son étiologie se confond avec celle de l'athérosclérose coronarienne.

I. — CLINIQUE

■ ***L'état de mal angineux hyperalgique*** réalise le tableau clinique le plus suggestif.

Le début est brutal, souvent nocturne :

— Dans environ *deux tiers des cas, il est inopiné :*

— première manifestation clinique de la maladie coronarienne (50 % environ);

— ou accident imprévu chez un angineux connu stabilisé.

— Mais dans *plus d'un tiers des cas, il succède à un syndrome prémonitoire* (infarctus menaçant) de quelques heures à quelques semaines, marqué par la recrudescence de l'angor préexistant ou l'imbrication subite d'un angor d'effort et d'un angor spontané dont les crises se rapprochent et se prolongent. L'hypercoagulabilité, habituelle, aurait dû faire entreprendre le traitement; mais trop souvent, c'est rétrospectivement que ce syndrome est reconnu, alors que le malade est :

En pleine période aiguë :

— *La douleur constrictive,* rétro-sternale, en barre, est particulière par :

— son intensité : insupportable, angoissante;

— ses irradiations : aux deux bras, aux mâchoires, à la nuque, à l'épigastre, s'accompagnant alors de nausées, de vomissements;

— et sa durée qui se chiffre en heures, souvent plus de 24, avec parfois accalmies et recrudescences.

— *Un état de choc* l'accompagne : faciès pâle ou cyanique, couvert de sueurs; extrémités froides, respiration superficielle, pouls imperceptible, lipothymies, d'où agitation ou prostation selon les cas. La tension artérielle a chuté de 3 ou 4 cm de Hg ou plus, réduisant la différentielle à 3 ou 4 cm de Hg.

— Mais *l'examen cardiaque* est d'un faible secours :
  — l'assourdissement est habituel, la tachycardie inconstante;
  — un souffle systolique de pointe, un bruit de galop, sont parfois perçus.

Le diagnostic clinique sera confirmé :

— par *l'électrocardiogramme;*

— et, les jours suivants, par deux nouveaux signes cliniques :
  — la *fièvre,* retardée de 24 ou 48 heures, maxima le 3ᵉ ou 4ᵉ jour, retombant en lysis en 6 à 10 jours;
  — le *frottement péricardique,* tardif, vers le 2ᵉ-3ᵉ jour, mais très fugace.

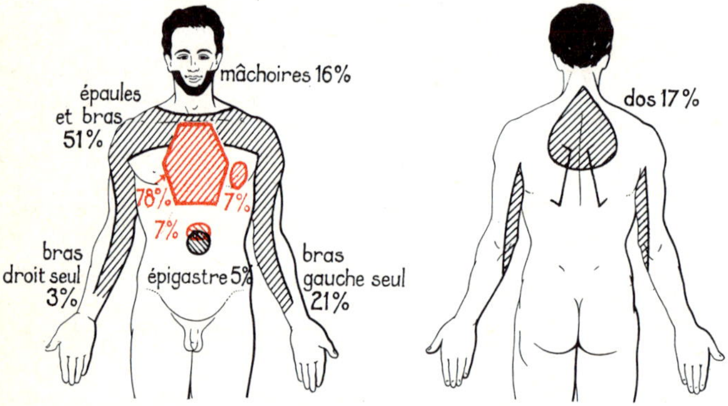

FIG. 52. — *Siège* (•) *et irradiations* (///) *de la douleur dans l'infarctus du myocarde* (d'après HIMBERT et LENÈGRE).

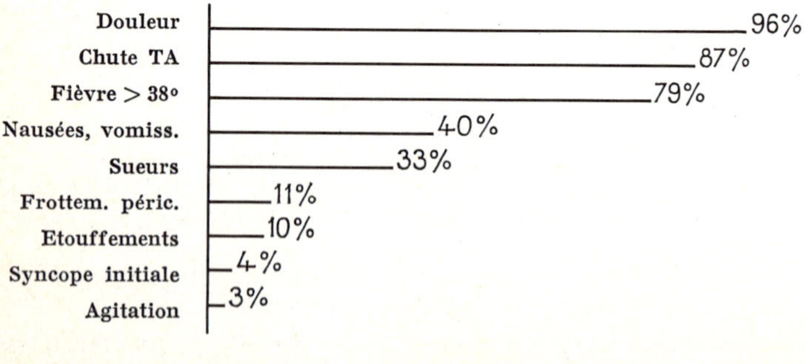

FIG. 53. — *Fréquence relative des principaux signes cliniques de l'infarctus du myocarde récent typique* (d'après HIMBERT et LENÈGRE).

■ ***Les formes douloureuses thoraciques atténuées sont plus fréquentes.***

Certes, la *douleur* conserve sa note angoreuse, mais :

— Ses irradiations sont moins accusées, parfois même c'est une douleur rétro-sternale pure.

— Sa durée est parfois plus brève et toute douleur angineuse tant soit peu durable doit être considérée comme suspecte.

L'*état de choc* manque très souvent et même les variations tensionnelles sont :

— parfois paradoxales : élévation précoce transitoire;
— habituellement retardées : pincement tensionnel retardé.

Le frottement péricardique surtout est très inconstant (1/10 des cas).

En définitive, une douleur angineuse durable, suivie d'un fléchissement tensionnel et d'une fébricule retardée, est parfois l'indice discret, mais très suggestif, d'un infarctus authentique.

■ ***Les formes douloureuses abdominales sont encore plus trompeuses.*** — Le siège épigastrique de la douleur, la prééminence de la sémiologie fonctionnelle digestive (nausées, vomissements + +), l'existence de signes objectifs abdominaux (météorisme ou défense épigastrique) sont à l'origine d'erreurs diagnostiques avec crises aiguës abdominales, médicales ou chirurgicales.

■ ***Les formes camouflées*** sont plus rares :

— Formes à type de *collapsus.*

— Formes révélées par une *insuffisance cardiaque aiguë :*
  soit de type gauche avec O.A.P.;
  soit de type global avec foie cardiaque et œdèmes.

— Formes dominées par un *trouble du rythme.*

— Formes *emboliques,* et il peut s'agir d'une embolie pulmonaire ou d'une embolie périphérique.

— Formes *cérébrales* (coma, hémiplégie ou troubles psychiques).

— Formes *pseudo-rhumatismales* avec névralgies thoraciques, scapulaires ou thoraco-brachiales.

— Formes *muettes,* rares, découvertes fortuitement par l'électrocardiogramme (5 à 20 % des cas).

II. — COMPLICATIONS

■ ***Les trois premières semaines constituent le principal cap critique de l'infarctus,*** où peuvent survenir des complications :

Collapsus avant tout (10 à 15 % des cas), généralement d'autant plus grave que l'infarctus est plus étendu ou qu'il s'agit de récidives d'infarctus.

Ruptures myocardiques dans la 2e semaine (5 à 10 %) :

— soit pariétale, d'où hémopéricarde mortel;

— soit septale, avec apparition d'un souffle systolique mésocardiaque frémissant et insuffisance ventriculaire droite;

— soit d'un pilier avec souffle apexien intense et défaillance ventriculaire gauche.

Thrombo-embolies — Extension de la thrombose coronarienne d'où extension de l'infarctus.

— Embolies pulmonaires à point de départ distal le plus souvent et plus rarement ventriculaire droit.

— Embolies de la grande circulation (à partir du mural thrombus), mais aussi thromboses locales, surtout cérébrales, mésentériques ou des membres.

Troubles du rythme. — Arythmie complète et flutter, parfois témoins d'une extension auriculaire.

— Tachycardie ventriculaire surtout, toujours suspecte de masquer un infarctus vers la cinquantaine.

— Extrasystoles polymorphes, très péjoratives, faisant craindre une fibrillation ventriculaire.

— Plus rarement, et assez électivement pour les infarctus postérieurs ou postéro-septaux, troubles de la conduction auriculo-ventriculaire allant du bloc fruste au bloc complet avec syndrome d'Adams-Stokes.

Insuffisance cardiaque gauche ou globale, d'apparition brusque ou progressive, mais souvent sévère et difficilement réductible, donc de fâcheux pronostic.

Mort subite (près de 10 % des cas); parfois à l'occasion d'un trouble de conduction auriculo-ventriculaire ou d'une fibrillation ventriculaire, parfois par embolie massive ou rupture myocardique.

- ***Les risques ultérieurs restent grands :***

Insuffisance cardiaque souvent du type gauche et généralement tenace, difficilement réductible.

Ectasie pariétale (plus de 5 % des infarctus), traduite :

— radiologiquement, par une expansion systolique avec parfois calcifications;

— électriquement, par la persistance durable d'un courant de lésion avec déviation axiale très gauche ou très droite (fig. 63);

— et de pronostic redoutable (88 % de mortalité dans les 5 ans, surtout par insuffisance cardiaque).

Périarthrite de l'épaule (15 %), surtout à gauche, parfois à bascule, avec douleurs du coude, de la main, avec parfois rétraction de l'aponévrose palmaire (*syndrome épaule-main*), qui débute vers le 2e mois.

Syndrome de Dressler, de la 3e semaine au 3e mois, avec fièvre, douleurs thoraciques, parfois péricardite et pleurésie, accélération de la V.S.

Surtout, persistance ou apparition d'un **angor** d'effort et risques de **récidive** (plus du tiers des cas dans les 2 ans) et de **mort subite.**

■ ***L'avenir est donc toujours réservé.***

Dans un bon nombre de cas, cependant, l'évolution est favorable : l'activité peut être reprise : il n'y a pas d'autre séquelle qu'électrocardiographique. Parfois même, l'angor d'effort qui précédait l'infarctus disparaît, au moins transitoirement, après lui.

Sont d'un fâcheux pronostic :

— les infarctus récidivés;
— les formes avec collapsus, avec troubles du rythme, avec insuffisance cardiaque;
— les infarctus étendus;
— les formes avec fièvre élevée et durable, avec frottement, avec douleur prolongée.

La mortalité immédiate est d'environ 20 % (8 % seulement pour une première atteinte) et la *survie moyenne est de 4 ou 5 ans.*

III. — DIAGNOSTIC

Le diagnostic s'entend à deux échelons : clinique et électrique.

1° *Diagnostic clinique*

• **L'erreur est possible avec les grands drames thoraciques et abdominaux :**

— *L'embolie pulmonaire :* le point de côté, la toux, la dyspnée, l'hémoptysie sont au premier plan.

— *La péricardite aiguë :* souvent l'aiguë bénigne, particulièrement douloureuse, mais la fièvre est immédiate et le frottement précoce et persistant.

— *L'œdème aigu du poumon,* surtout dans sa forme « bronchoplégique »; mais, il peut s'agir d'une forme œdémateuse d'un infarctus aigu.

— *L'anévrisme disséquant,* qui réalise au mieux le tableau d'infarctoïde; mais il apparaît parfois un souffle diastolique de base, de haute valeur, une abolition d'un ou plusieurs pouls artériels des membres.

— *Les crises solaires,* notamment de la pancréatite hémorragique avec son collapsus.

— *La perforation d'ulcus.*
— *La colique hépatique* surtout, le plus grand piège.
— *L'étranglement d'une hernie hiatale.*

L'erreur n'est pas rare, car *l'infarctus peut survenir chez un lithiasique vésiculaire, un ulcéreux connus.* Se méfier aussi du diagnostic d'*embarras gastrique...* qui est à l'infarctus ce que l'aérophagie est à l'angor !

• **Les formes camouflées** sont encore plus trompeuses :

— Non pas tant le collapsus, l'insuffisance cardiaque rapide, l'embolie pulmonaire — qui cependant pose un problème électrique.

— que les formes dominées par un trouble du rythme, un accident cérébral, une insuffisance rénale.

En définitive, la règle est, devant tout syndrome algique thoracique ou abdominal, devant un collapsus, un syndrome neuro-encéphalique aigu, et a fortiori un trouble du rythme, de réclamer d'urgence un électrocardiogramme.

2° *Diagnostic électrocardiographique* (fig. 54 à 64)

▪ ***L'ECG permet dans 90 % des cas (Lenègre) un double diagnostic de nature et de siège.***

Typiquement. — Dans les premières heures, existent d'abord, parfois une onde T asymétrique gigantesque d'ischémie sous-endocardique suraiguë, puis une onde monophasique éphémère qui, en quelques heures, fait place à l'aspect typique :

— onde Q de nécrose, large de plus de 0,04 sec;

— courant de lésion par décalage supérieur (lésion épicardique) de ST, réalisant au début l'onde en dôme;

— puis, plus tardivement, s'individualise l'onde T ischémique, pointue, symétrique, de sens inverse au décalage de ST.

Ultérieurement, ST redevient iso-électrique, T reste souvent ischémique et Q est le symbole durable de la nécrose. En fait, *dans 24 % des cas, les ondes Q ont disparu au-delà de deux ans* après l'infarctus.

La localisation est affirmée par les dérivations intéressées par les signes directs :

— Antérieur étendu : D1, aVL, V1-V7.

— Antéro-septal : V1 à V4.

— Antéro-latéral : V5 à V7.

— Apexien : V4-V5, bas-voltage en standards.

— Postéro-inférieur : D2, D3, aVF avec souvent image en miroir en précordiales.

— Postéro-latéral : D2, D3, aVF, V5-V7.

— Septal profond : à la fois antéro-septal et postérieur.

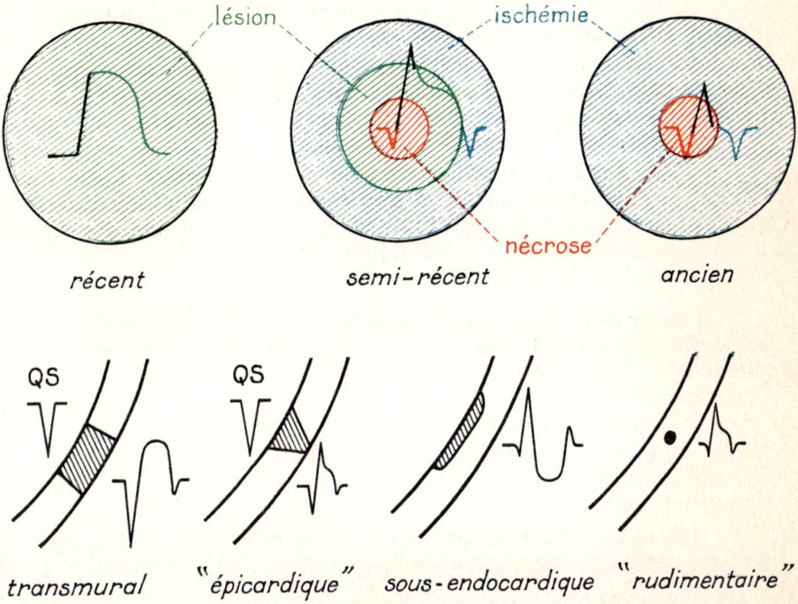

FIG. 54. — *Infarctus du myocarde* (R. RULLIÈRE, *Electrocardiographie pratique,* Masson et Cie, édit.).

▪ ***Mais l'ECG a aussi ses limites.*** — Outre que les signes électriques peuvent être *en retard* de quelques heures (rarement plus de 24).

a) **Il existe des ondes Q sans infarctus.** — *Un QS de V1 à V3* évocateur d'une nécrose transmurale septale peut être rencontré dans certains blocs de branche gauche et certaines H.V.G., ou en cas de pointe arrière (certains cœurs pulmonaires chroniques), mais T reste habituellement positive en regard.

— *Surtout l'onde Q3,* évocatrice d'un infarctus postérieur, pose de difficiles problèmes : elle peut être liée aussi :

- — soit à un cœur couché, mais elle s'atténue en inspiration;
- — soit à une dextro-rotation, mais il existe une onde S1;
- — le problème est particulièrement difficile avec le *cœur pulmonaire aigu* qui peut simuler :
  - — l'infarctus postéro-inférieur, mais ce dernier donne des signes en miroir et non directs en précordiales droites;
  - — l'infarctus septal profond, mais celui-ci donne des complexes QS en précordiales droites et non les simples anomalies de ST-T du C.P.A.

b) **Il existe des infarctus sans onde Q.** — Surtout les infarctus *sous-endocardiques* qui, antérieurs, donnent un courant de lésion-ischémie caractérisée par la sous-dénivellation franche et durable de ST en précordiales.

— Les infarctus « *rudimentaires* » : c'est alors que, sur les anomalies isolées de la repolarisation ventriculaire, le problème est ardu avec un tracé de *péricardite aiguë,* mais celle-ci ne donne jamais d'image en miroir.

— Les infarctus auriculaires *isolés* (rarissimes) : déformation de P, décalage de PR — fibrillation — flutter.

c) **Il faut souligner les difficultés diagnostiques :**

- — des infarctus latéraux hauts : utilité des précordiales hautes;
- — des infarctus avec blocs de branche, surtout gauches;
- — des infarctus avec troubles du rythme;
- — enfin parfois, le problème est — devant un tracé d'infarctus — de savoir s'il est récent ou ancien.

Dans les cas difficiles

Il faut s'appuyer :

- Sur le contexte clinique : fièvre retardée, chute tensionnelle.
- Sur les ECG répétés : modifications de ST et T évolutives.
- SUR CERTAINS **examens biologiques :**
  - — *Moins l'hémogramme* (leucocytose à 10 ou 15.000 avec polynucléose), *l'électrophorèse* (augmentation des β, puis des α_1 et α_2), *la crase sanguine* (hypercoagulabilité quasi constante dans les

24 premières heures, puis hypocoagulabilité parfois du 3e au 7e jour, puis enfin hypercoagulabilité tardive), *la V.S.* (accélérée jusqu'à 50 mm, test évolutif plus que diagnostique).

— Que certains dosages :

— *hyperfibrinémie :* un peu retardée, autour de 10 g vers la fin de la 1re semaine;

— *créatine-kinase,* précocement élevée (> 3 micromoles/ml);

— *déshydrogénase de l'acide α-hydroxybutirique* élevée durant les 10 premiers jours (> 300 U/ml);

— et surtout TRANSAMINASE OXALO-ACÉTIQUE, dont l'élévation précoce et passagère (de 10 à 40 U/cm^3, chiffre normal à 100, 200 U et plus vers la 36e heure), peut passer inaperçue si le dosage n'est pas quotidiennement répété du 1er au 4e jour.

IV. — ANATOMIE PATHOLOGIQUE

L'infarctus

— atteint *presque toujours le V.G. ou le septum,* beaucoup plus rarement le V.D.

— *Il s'étend plus ou moins* en hauteur, en largeur et en profondeur, parfois transmural, ailleurs sous-endocardique ou sous-épicardique ou intramural.

— Précocement, c'est une *zone chamois* jaune avec hyperhémie périphérique qui devient rouge grisâtre et finalement fibreuse, cicatricielle, avec amincissement de la paroi (sclérose molle au 2e mois, sclérose dure constituée entre le 3e et le 6e mois).

— Histologiquement, les fibres musculaires perdent noyau et striation, deviennent éosinophiles, puis le foyer est envahi d'un tissu de granulation, avec fibroblastes, qui évolue vers la cicatrice fibreuse.

— En regard, *le péricarde* est le siège d'une réaction fibrineuse et *l'endocarde* d'un mural thrombus.

— L'infarctus est souvent multiple à l'autopsie.

L'oblitération coronarienne

• La *thrombose* est fréquente et parfois *multiple,* rouge d'abord, puis grise, parfois reperméabilisée : dans la moitié des cas elle est plus ou moins récente; dans l'autre moitié, l'occlusion est ancienne. Elle siège presque toujours dans les *deux premiers centimètres* de l'interventriculaire antérieure, de la coronaire droite ou de la circonflexe gauche.

• *Il n'y a pas de thrombose* dans un certain nombre de cas, mais :

— un hématome intra-pariétal qui comprime l'artère;
— une athérosclérose sans occlusion;
— voire même un système coronarien normal.

V. — TRAITEMENT

Mieux vaut qu'un infarctus du myocarde soit transféré vers un *centre de soins intensifs* où la surveillance peut être stricte, notamment sous moniteur.

Dans les formes non compliquées

• **Le repos au lit** est fondamental : absolu pendant 3 semaines au moins, parfois *un mois;* toilette, alimentation et garde-robe seront faites au lit. Régime désodé. Eviter la constipation. Ultérieurement, reprise prudente de l'activité. Convalescence de deux mois environ, avec éventuelle rééducation spécialisée.

• **Les opiacés** (morphine, 0,01 g à chaque injection) ou les *cocktails* (dolosal, largactil, phénergan) seront utilisés dans les 2 ou 3 premiers jours, tant que dure la douleur, puis remplacés par les sédatifs mineurs.

• **Les anticoagulants.** — Leur *utilisation est quasi systématique* (contre-indications habituelles : notamment syndromes hémorragiques, ulcères, etc.), pourvu que les tests de coagulation (Quick et tolérance à l'héparine) puissent être régulièrement suivis : le principal risque serait la *péricardite hémorragique* et l'existence d'un frottement très intense et persistant est une contre-indication.

— *Un traitement fibrinolytique starter* dans les premières heures serait avantageux.

— *Les premiers jours on utilise :*

— *Héparine :* 400 mg en perfusion continue ou 50 à 75 mg toutes les 4 heures par voie intraveineuse sous surveillance de l'héparinémie (cf. p. 289)

— ou Calciparine par voie sous-cutanée.

— *Plus tard, l'héparine est suspendue* et un antiprothrombique est continué seul en fonction des tests : il faut un taux de prothrombine entre 25 et 35 % et un test à l'héparine donnant un temps malade supérieur de 50 % à celui du témoin pour avoir une hypocoagulabilité efficace.

En cas de complications

Une réanimation s'impose :

• *Collapsus :*

— Oxygénation.

— Perfusions : isoprotérénol, glucagon ou métaraminol, d'action discutée.

— Pose d'une sonde aortique pour contre-pulsion diastolique.

• *Troubles du rythme.* — Tachycardies supraventriculaires : digitaliques ou choc électrique.

— Tachycardies ventriculaires : amine procaïnique ou choc électrique, voire infarctectomie.

— Dissociations A.V. : isuprel et surtout entraînement par sonde.

• *Insuffisance cardiaque :* régime sans sel strict, digitaliques, diurétiques.

• *Syndrome de Dressler :* corticoïdes.

Reste le traitement préventif

— Les thérapeutiques souvent décevantes de l'athérosclérose (cf. *Angine de poitrine*).

— Surtout *la mise au repos strict et à l'héparine voire aux fibrinolytiques devant un syndrome de menace.* On discute le pontage d'urgence dans ces cas.

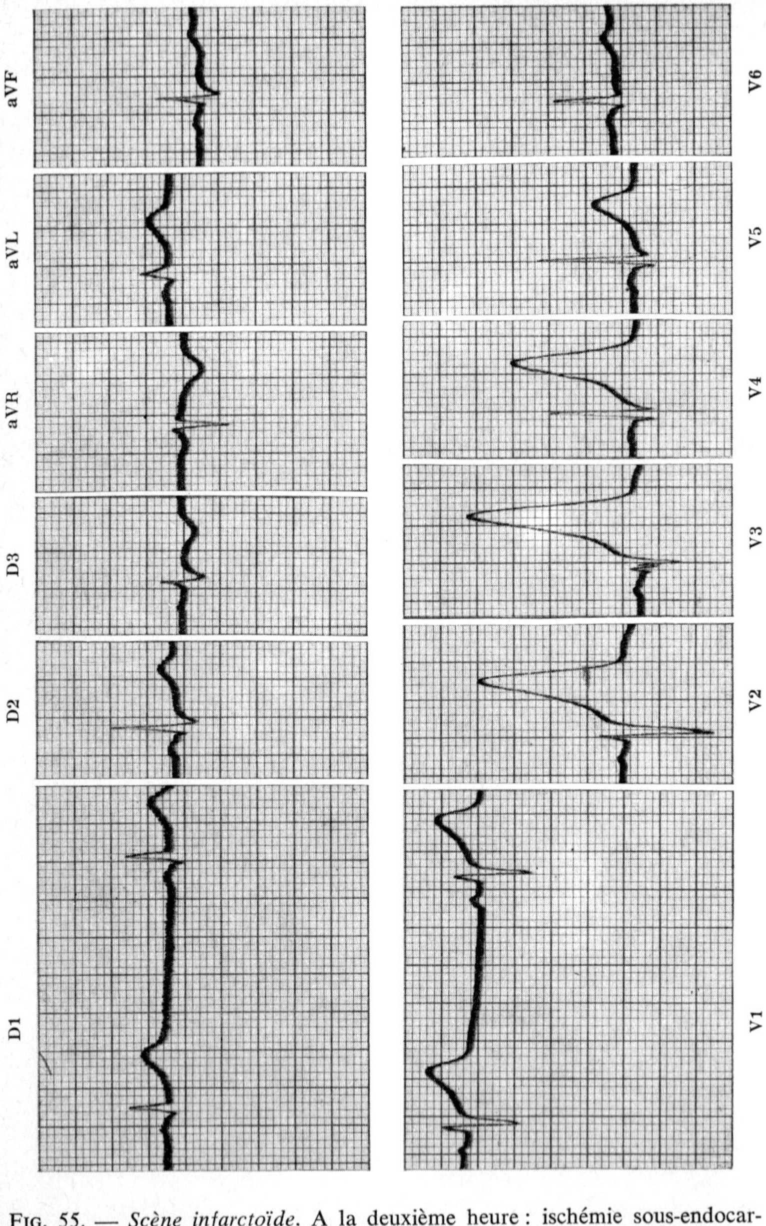

FIG. 55. — *Scène infarctoïde.* A la deuxième heure : ischémie sous-endocardique suraiguë, antéro-septo-apicale (V1 à V4) (R. RULLIÈRE, *Electrocardiographie pratique*, Masson et Cie, édit.).

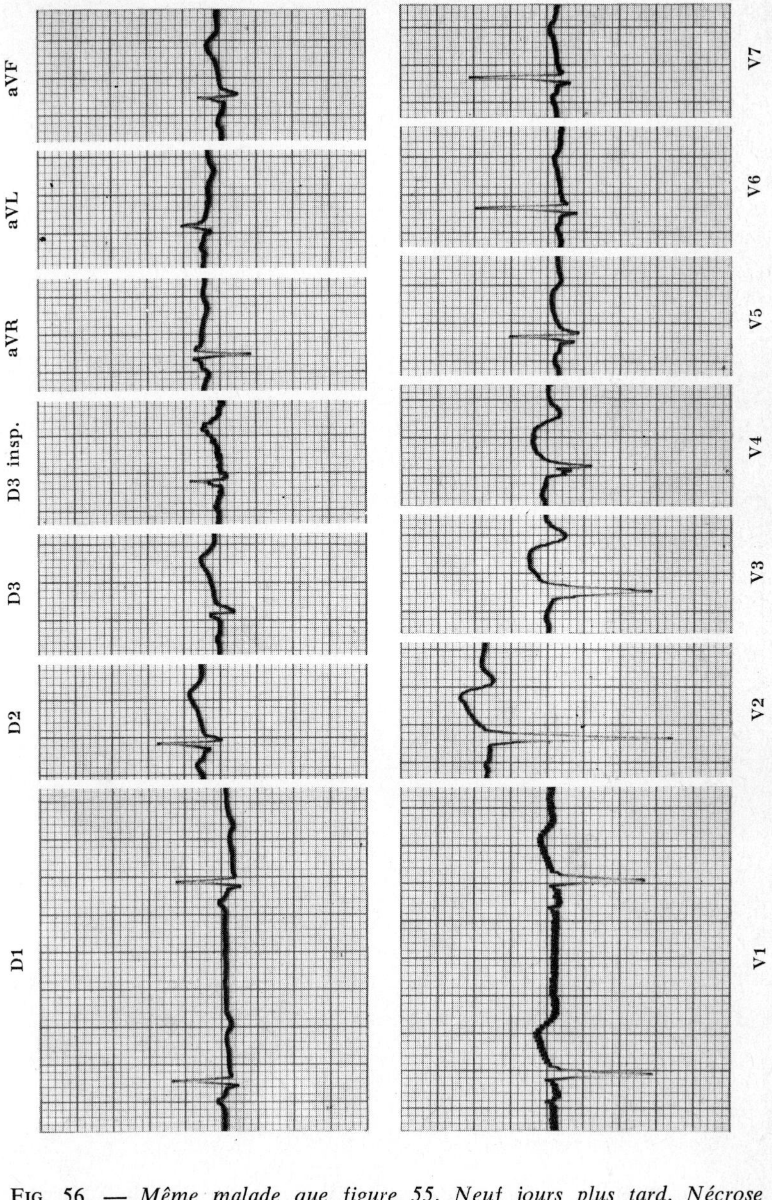

FIG. 56. — *Même malade que figure 55. Neuf jours plus tard. Nécrose* antéro-septo-apicale semi-récente (V1 à V5) (R. RULLIÈRE, *Electrocardiographie pratique,* Masson et Cie, édit.).

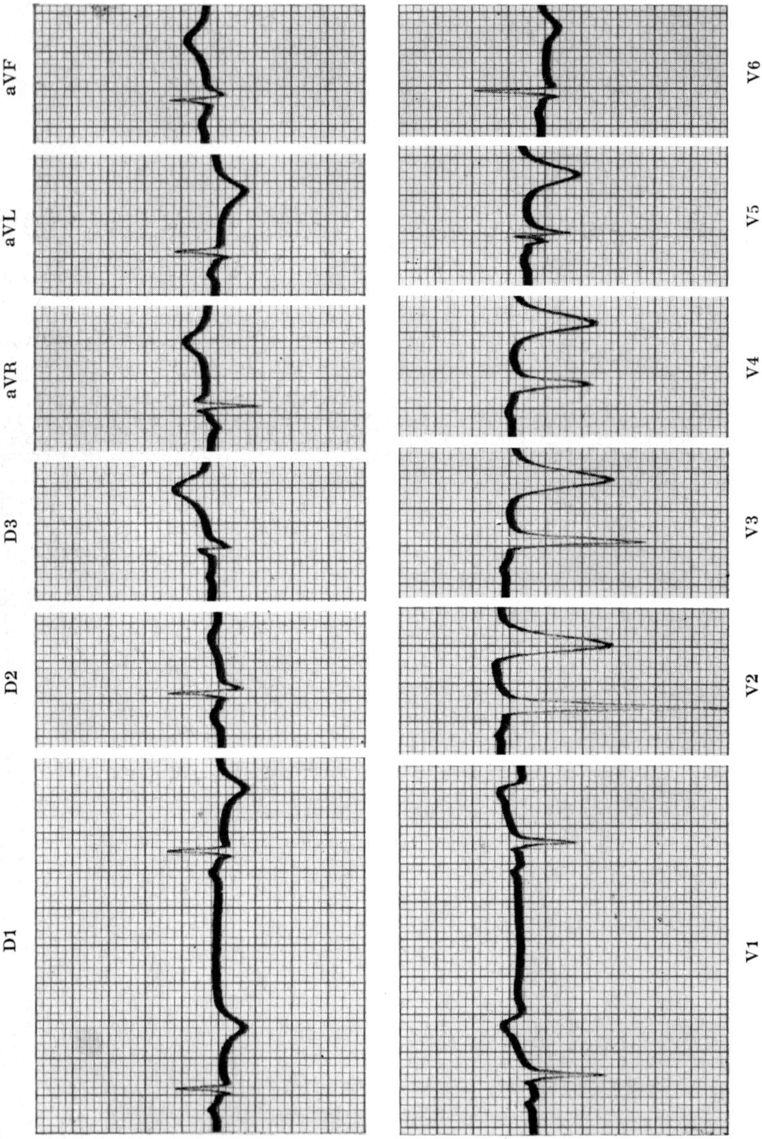

FIG. 57. — *Même malade que figures 55 et 56.* Au 27e jour. Nécrose antéro-septo-apicale ancienne (V1 à V5) (R. RULLIÈRE, *Electrocardiographie pratique,* Masson et Cie, édit.).

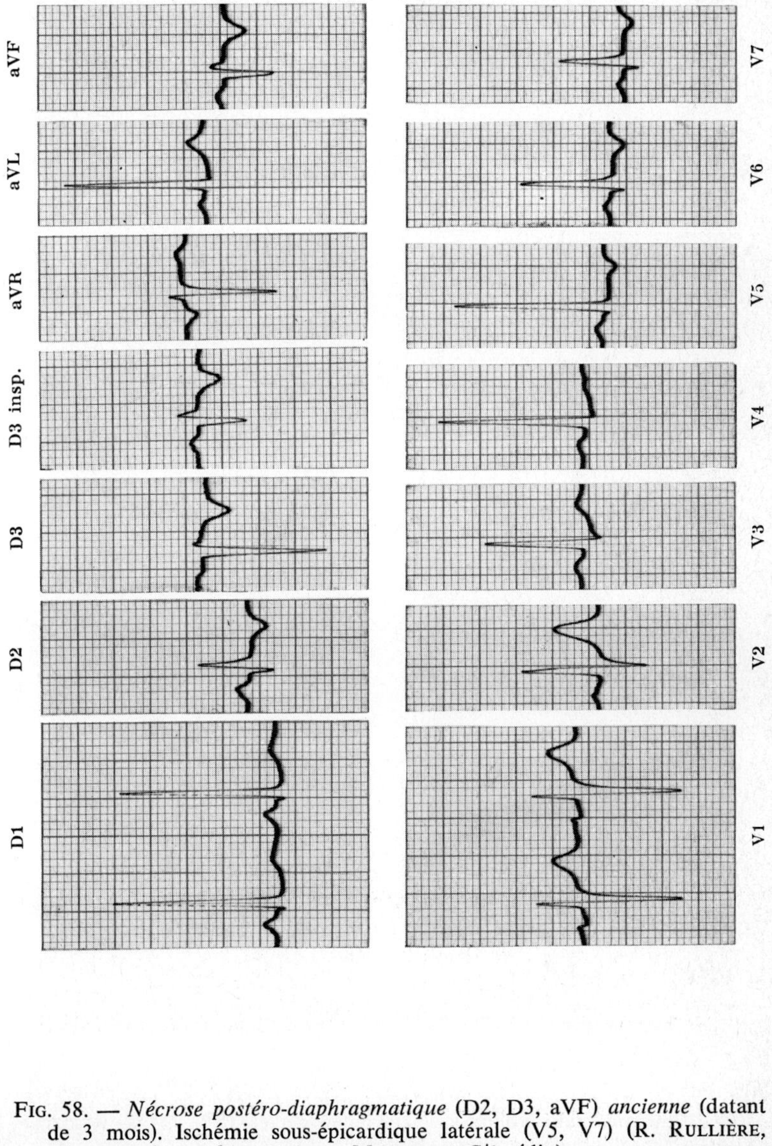

FIG. 58. — *Nécrose postéro-diaphragmatique* (D2, D3, aVF) *ancienne* (datant de 3 mois). Ischémie sous-épicardique latérale (V5, V7) (R. RULLIÈRE, *Electrocardiographie pratique,* Masson et Cie, édit.).

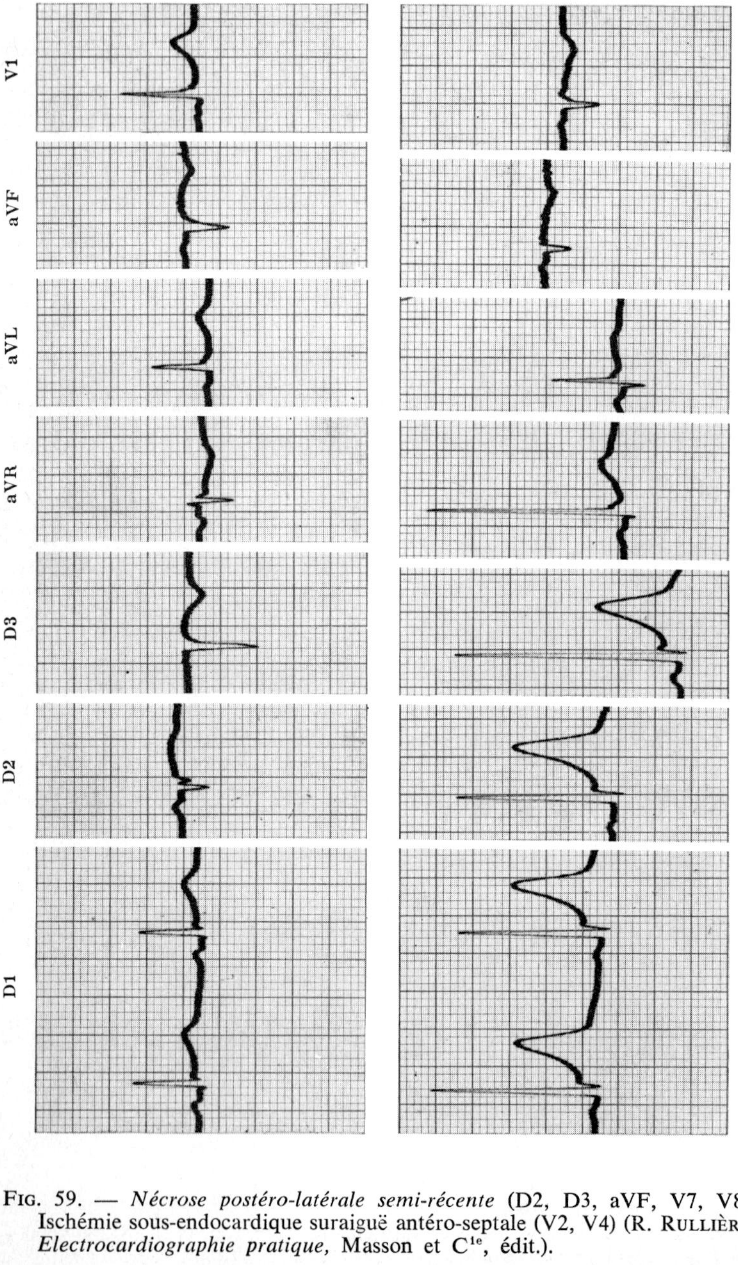

FIG. 59. — *Nécrose postéro-latérale semi-récente* (D2, D3, aVF, V7, V8). Ischémie sous-endocardique suraiguë antéro-septale (V2, V4) (R. RULLIÈRE, *Electrocardiographie pratique,* Masson et Cie, édit.).

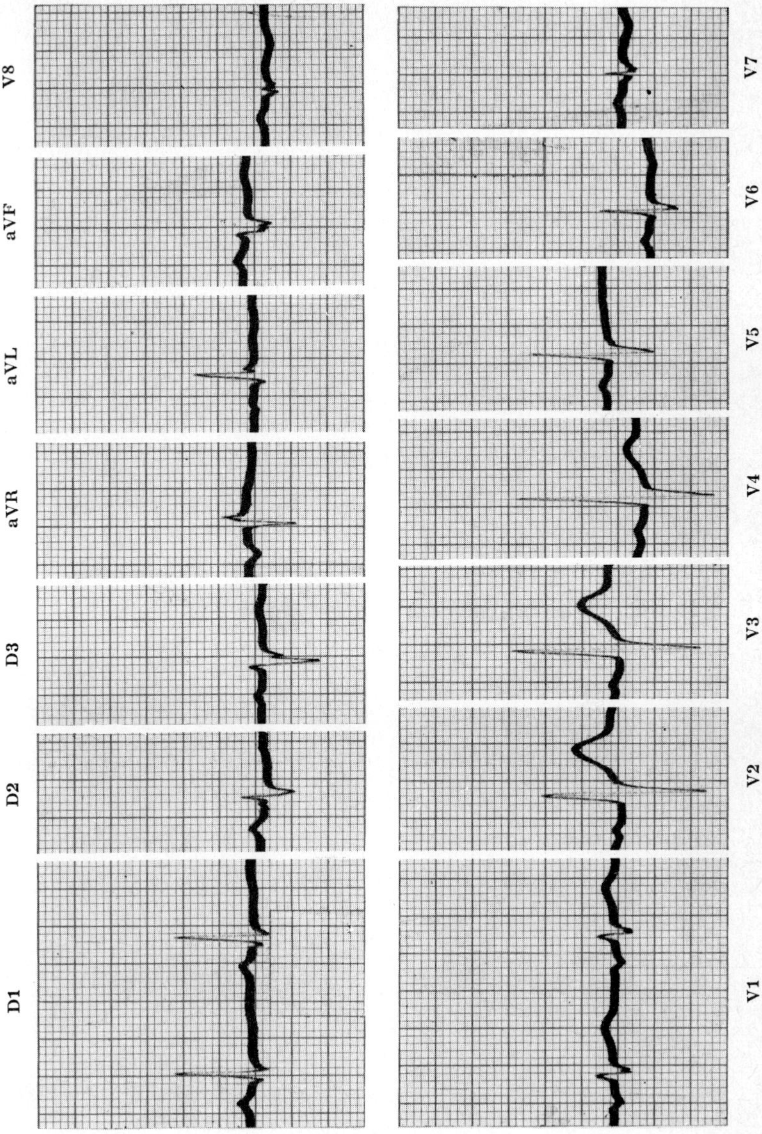

FIG. 60. — *Nécrose latérale ou postéro-basale ancienne* (V7, V8 et aVL) (R. RULLIÈRE, *Electrocardiographie pratique*, Masson et Cie, édit.).

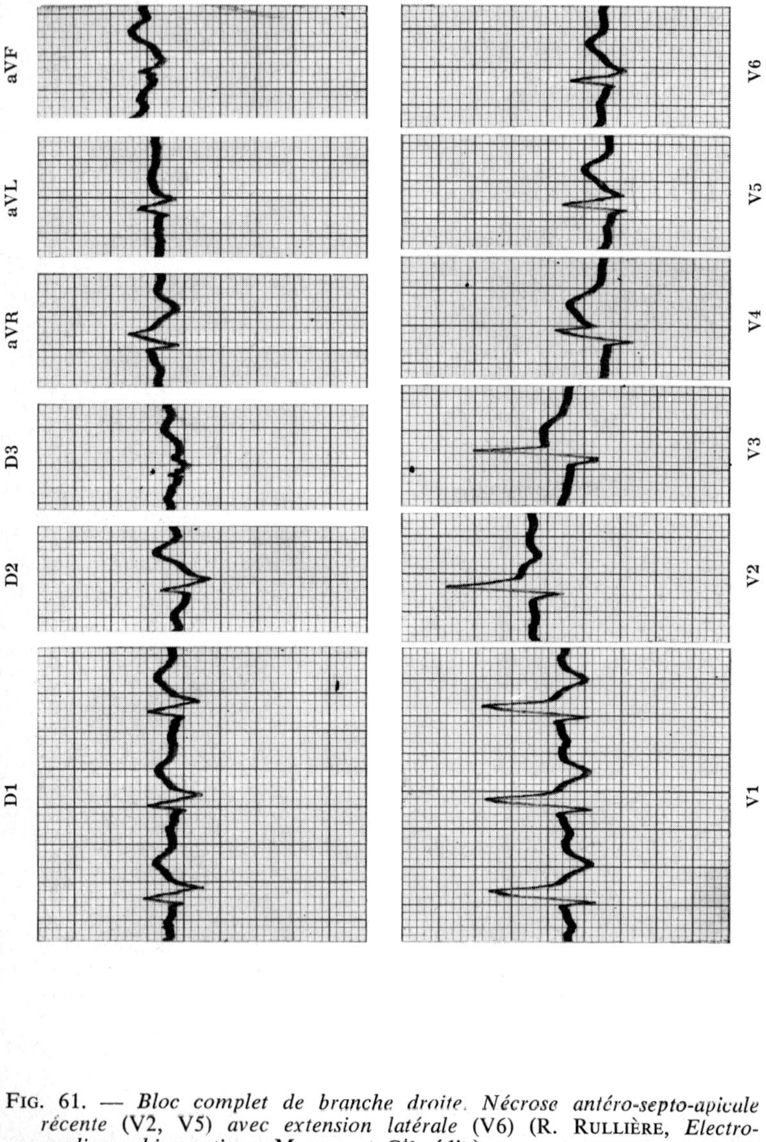

FIG. 61. — *Bloc complet de branche droite. Nécrose antéro-septo-apicale récente* (V2, V5) *avec extension latérale* (V6) (R. RULLIÈRE, *Electrocardiographie pratique,* Masson et Cie, édit.).

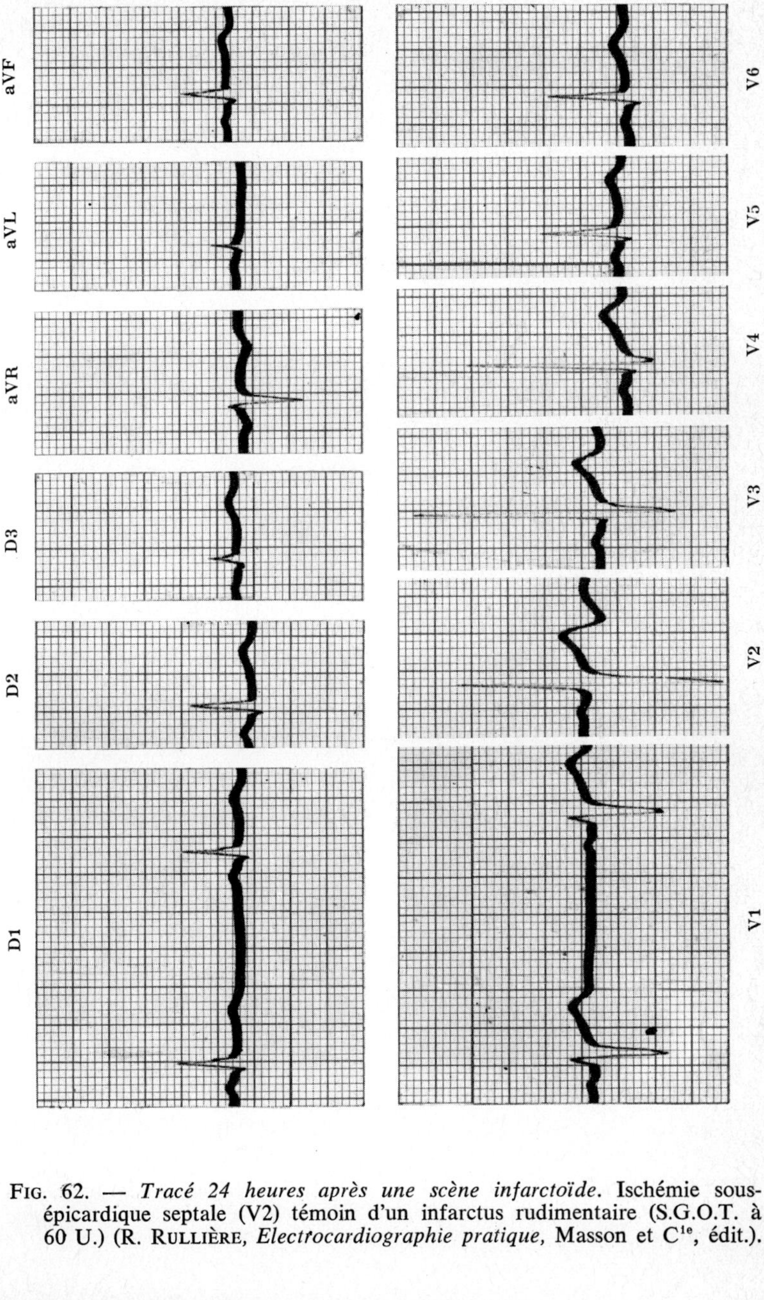

FIG. 62. — *Tracé 24 heures après une scène infarctoïde.* Ischémie sous-épicardique septale (V2) témoin d'un infarctus rudimentaire (S.G.O.T. à 60 U.) (R. RULLIÈRE, *Electrocardiographie pratique,* Masson et Cie, édit.).

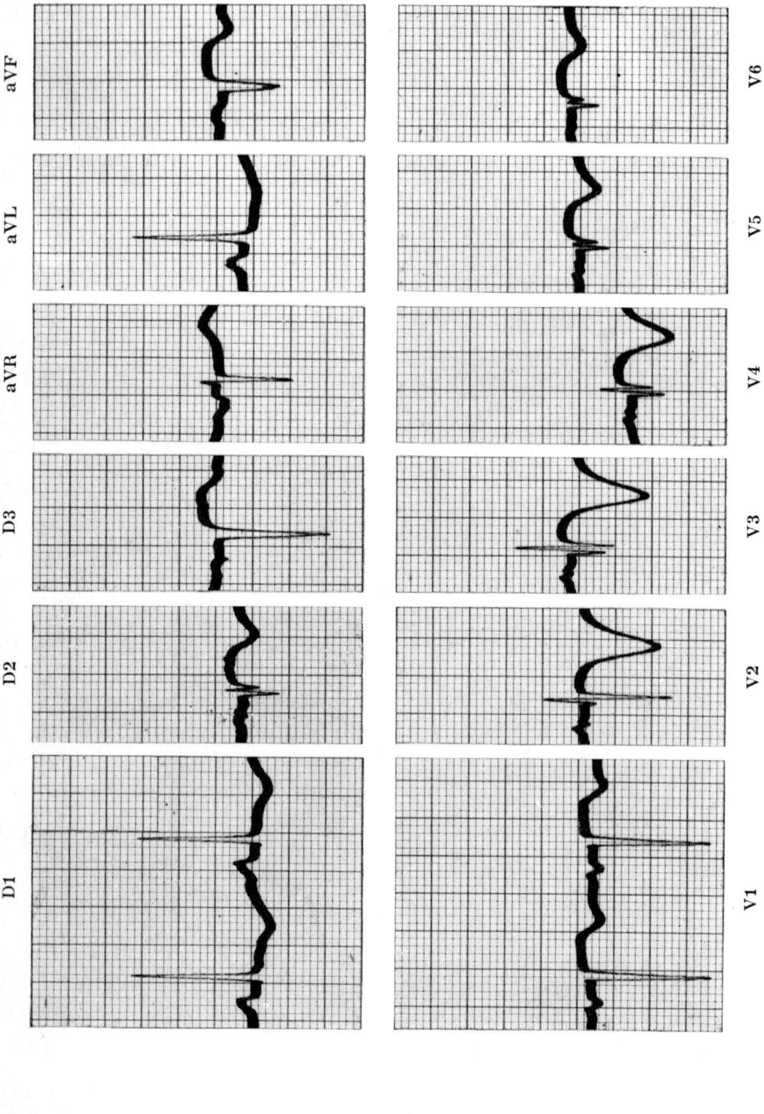

FIG. 63. — *Infarctus postéro-diaphragmatique et antérieur étendu. « Lésion » persistante (anévrisme myocardique)* (R. RULLIÈRE, *Electrocardiographie pratique,* Masson et Cie, édit.).

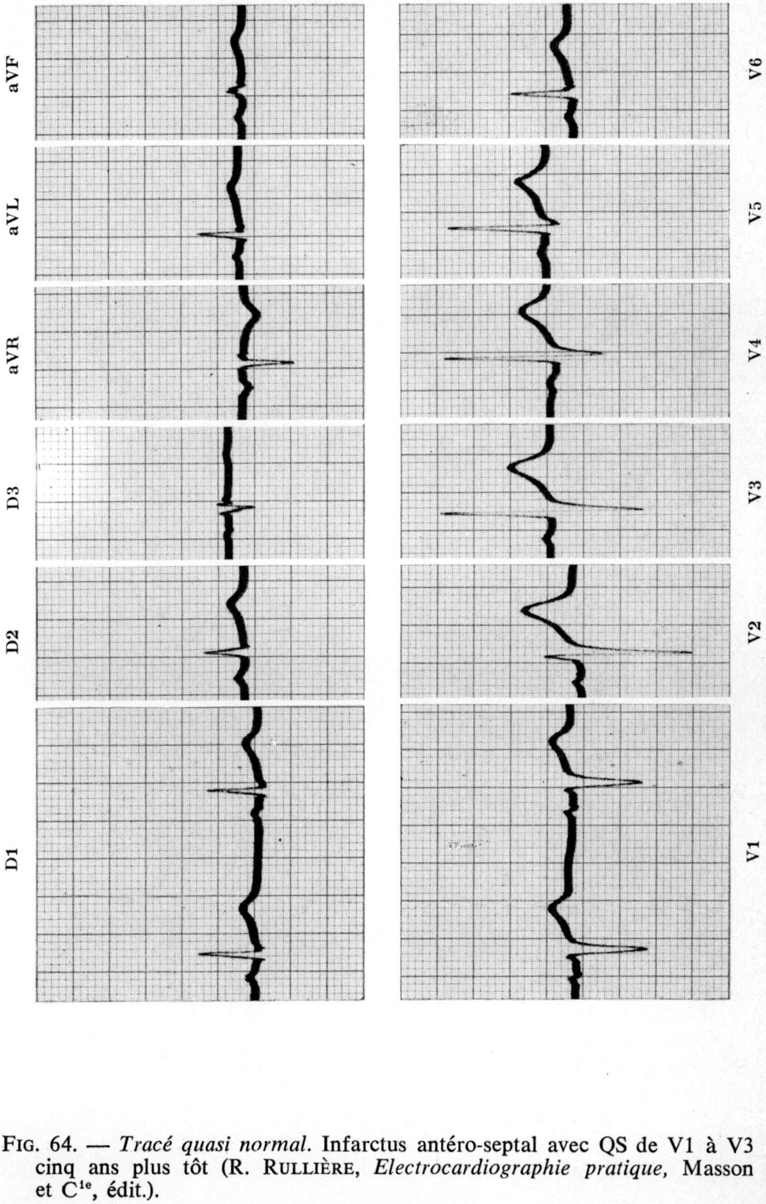

FIG. 64. — *Tracé quasi normal.* Infarctus antéro-septal avec QS de V1 à V3 cinq ans plus tôt (R. RULLIÈRE, *Electrocardiographie pratique,* Masson et Cie, édit.).

5

CŒURS PULMONAIRES CHRONIQUES (C. P. C.)

On groupe, sous le terme de cœurs pulmonaires chroniques (C.P.C.), les hypertrophies ventriculaires droites résultant de maladies affectant la fonction et/ou la structure des poumons sauf quand ces anomalies résultent d'une cardiopathie congénitale ou du cœur gauche. Le C.P.C. a pour cause essentielle une hypertension artérielle pulmonaire et pour complication principale une insuffisance ventriculaire droite.

ÉTIOLOGIE ET PHYSIOPATHOLOGIE

• **L'hypertension artérielle pulmonaire, chaînon hémodynamique commun** à tous les C.P.C. dépend essentiellement de deux facteurs : l'obstruction vasculaire et le spasme vasculaire.

— *L'obstruction ou la sténose anatomique* des branches de l'artère pulmonaire joue un rôle, mais il faut, expérimentalement, une obstruction de plus de 60 % du lit artériel pulmonaire pour élever la pression artérielle pulmonaire.

— *Le spasme vasculaire* par vaso-constriction joue parfois un rôle beaucoup plus important. Il existe en effet un rapport étroit entre la pression artérielle pulmonaire d'une part, la $Pa\,O_2$, la $Pa\,CO_2$ et le pH sanguin d'autre part. La baisse de la $Pa\,O_2$, l'élévation de la $Pa\,CO_2$ et la chute du pH élèvent les résistances artérielles pulmonaires et, par conséquent, la pression artérielle pulmonaire.

• **Ces facteurs jouent un rôle inégal selon la maladie causale du C.P.C.** — *Dans le C.P.C. des bronchopneumopathies chroniques obstructives,* les altérations anatomiques des petites artères pulmonaires ne jouent qu'un rôle aggravant. Le spasme vasculaire lié à l'hypoxémie est

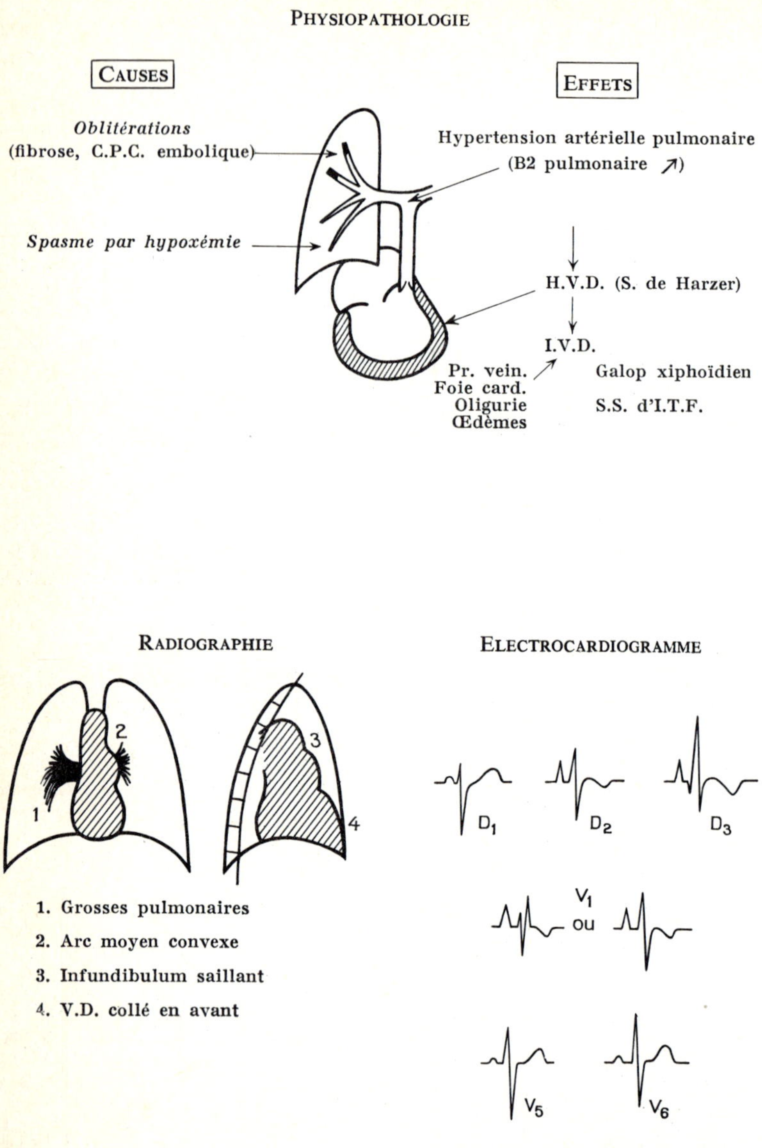

FIG. 65. — *Cœur pulmonaire chronique.*

au premier plan, d'où les poussées et les régressions évolutives selon les variations de l'hypoxémie.

— *Dans le C.P.C. dit « embolique »*, c'est la restriction anatomique du lit vasculaire par thrombo-embolies successives qui joue le premier rôle, d'où l'aggravation progressive de la maladie.

— *Dans le C.P.C. des obèses,* il n'existe aucune lésion vasculaire ni broncho-alvéolaire : c'est l'hypoventilation alvéolalire « primitive » (mécanique ou d'origine centrale) qui bouleverse les gaz du sang dans le sens des conditions vaso-constrictives.

— *Dans le C.P.C. des cyphoscolioses,* les thromboses vasculaires sont au deuxième plan. L'hypoventilation alvéolaire diffuse par grave syndrome restrictif et l'effet-shunt au niveau des zones collabées créent l'anoxie, cause d'hypertension pulmonaire.

— *Dans le C.P.C. des fibroses,* les lésions vasculaires sont majeures (sténoses vasculaires par compression) mais la chute de la Pa O_2 par bloc alvéolo-capillaire aggrave l'hypertension artérielle pulmonaire.

• **Dès lors l'évolution se fait vers l'insuffisance ventriculaire droite :**
— après une période plus ou moins longue d'H.V.D.;
— la pression télédiastolique ventriculaire droite s'élève — progressivement s'il s'agit d'un « obstacle fixe » — soudainement parfois à l'occasion d'une embolie pulmonaire, d'une surinfection de B.P.C., ou d'une crise d'asthme : l'I.V.D. est constituée.

I. — C.P.C. DES BRONCHOPNEUMOPATHIES CHRONIQUES OBSTRUCTIVES

Les bronchopneumopathies chroniques obstructives (B.P.C.) sont, de très loin, la cause la plus habituelle des C.P.C.

I. — LES BRONCHOPNEUMOPATHIES CHRONIQUES

• **Ce sont, en fait, des affections différentes** mais souvent associées dont l'effet ventilatoire commun est un *syndrome obstructif,* cause d'hypoventilation alvéolaire. Ce sont donc :
— *des bronchitiques chroniques,* c'est-à-dire des tousseurs « chroniques » durant trois mois au moins au cours de deux années consécutives au moins;
— *des asthmatiques de longue date* ou plus récemment s'il s'agit d'une forme peu ou non paroxystique, c'est-à-dire d'un asthme à dyspnée continue;

— *d'emphysémateux,* c'est-à-dire de dyspnéiques chroniques progressifs.

• **L'emphysème complique inéluctablement tôt ou tard ces tableaux cliniques** et il peut s'agir surtout et de façon schématique :

— *Soit d'un emphysème panlobulaire,* prédominant habituellement dans les lobes inférieurs, caractérisé par la rupture des cloisons alvéolaires associée à une disparition parallèle du réseau capillaire péri-alvéolaire donc sans effet « shunt » (ventilation et perfusion sont parallèlement diminuées).

— *Soit d'un emphysème centro-lobulaire,* prédominant habituellement dans les lobes supérieurs, caractérisé par une bronchiolite inflammatoire sténosante associée à une conservation du réseau capillaire d'où effet « shunt » (ventilation diminuée, perfusion conservée) qui aggrave encore l'hypoxémie.

II. — CLINIQUE

• **Le stade initial du C.P.C. est très difficile à saisir,** car il n'est pas de critère clinique formel de l'hypertension artérielle pulmonaire et l'appréciation radio-électrique d'une H.V.D. débutante est difficile.

— *A l'occasion d'une infection respiratoire aiguë,* se démasquent souvent les signes d'un retentissement cardiaque passé inaperçu jusqu'alors. On sait pourtant, en règle, par des examens antérieurs, qu'il s'agit, soit d'un bronchitique de longue date, soit d'un dyspnéique chronique progressif par emphysème. Il n'est pas rare d'avoir déjà fait la preuve d'un *syndrome obstructif* dont témoigne essentiellement l'abaissement du rapport V.E.M.S./C.V. et une V.M.M. très diminuée avec signe du créneau.

— *Le tableau est celui de la B.P.C. en poussée* avec dyspnée d'effort accentuée ou dyspnée permanente mais autorisant le décubitus dorsal, avec toux et expectoration muco-purulente, avec cyanose chaude des extrémités et parfois hippocratisme digital (25 % des cas).

— *Les gaz du sang* montrent une $Pa\,O_2$ très abaissée, une $Sa\,O_2$ diminuée, une $Pa\,CO_2$ modérément élevée, une acidose respiratoire généralement compensée. L'hématocrite est élevé.

— *La « note cardiaque » est fournie :*

— *Parfois par la clinique :* signe de Harzer, accentuation du deuxième bruit au foyer pulmonaire (bien inconstant à cause de l'emphysème qui assourdit les bruits) — et parfois galop présystolique xiphoïdien.

— *Souvent par la radiologie :* élargissement des artères pulmonaires aux hiles, discrète saillie de l'infundibulum en O.A.D., mais le cœur paraît plutôt petit, vertical, sur le cliché de face.

— *En règle par l'ECG :* en dehors des anomalies positionnelles des emphysémateux (S1, S2, S3 ou S1, S2, Q3), on constate souvent (mais uniquement) des ondes P « pulmonaires » pointues en D2, D3, et aVF — une déviation droite de $\widehat{AQRS}$ — et une persistance des ondes S en V5 et V6.

Sont considérés comme critères formels d'H.V.D. :

— un AQRS au-delà de + 110°;

— une divergence d'$\widehat{AQRS}$ droit et d'$\widehat{AT}$ gauche (T2 et T3 négatives);

— un bloc incomplet droit avec R' > 10 mm en V1;

— une onde T négative asymétrique de V1 à V4;

— un rapport R/S inférieur à 1 en V5, à 2 en V6.

— *Le cathétérisme cardiaque droit* pourrait seul faire la preuve du C.P.C. en montrant une élévation de la pression artérielle pulmonaire moyenne (25 à 30 mm Hg) se majorant à l'effort, alors que le débit cardiaque est normal ou augmenté et que les pressions cavitaires télédiastoliques sont normales en l'absence d'I.V.D.

• **Le C.P.C. confirmé, compliqué d'I.V.D.** apparaît aussi, le plus souvent, lors d'une surinfection bronchique, après plusieurs poussées régressives après lesquelles l'ECG avait pu s'améliorer, montrant ainsi la relative labilité de l'hypertension artérielle pulmonaire dans les B.P.C.

— *Le tableau clinique est inquiétant,* car aux signes de la B.P.C. en décompensation (dyspnée, cyanose + +, somnolence, tremblements) s'ajoutent les signes cliniques d'I.V.D. :

— tachycardie régulière (ou irrégulière), signe de Harzer, galop et souffle systolique xiphoïdiens d'insuffisance tricuspidienne,

— foie cardiaque, jugulaires distendues, reflux hépato-jugulaire, oligurie, œdèmes des membres inférieurs.

— *Les gaz du sang sont très anormaux* avec un effondrement de la Pa O_2, une forte baisse de la Sa O_2 (au-dessous de 75 %), une élévation parfois monstrueuse de la Pa CO_2 (80 mm Hg et parfois plus), une acidose respiratoire souvent décompensée (pH au-dessous de 7,35).

— *La radiographie thoracique* montre des artères pulmonaires énormes, un débord de l'O.D., un gros V.D. qui bombe en avant dans les positions obliques. Parfois même la cardiomégalie est franche de face sous forme d'un gros cœur triangulaire. Dans les poumons, des ombres floconneuses ou plus ou moins systématisées sont le témoin de la poussée de surinfection broncho-pulmonaire.

— *L'électrocardiogramme* montre :

— une aggravation des signes d'H.V.D. par rapport aux ECG antérieurs (négativation des ondes T dans tout le precordium, divergence encore exagérée de AQRS et AT) (cœur pulmonaire aigu sur cœur pulmonaire chronique);

— parfois des troubles du rythme, surtout de type supra-ventriculaire (tachycardie nodale, tachysystolie auriculaire, fibrillation ou flutter auriculaires).

— *Le cathétérisme montrerait* une forte pression artérielle pulmonaire, dépassant 45 mm Hg, et une élévation des pressions auriculaire et télédiastolique ventriculaire droite. Mais le débit cardiaque est normal ou faiblement diminué et la pression capillaire reste normale dans la majorité des cas.

— *L'évolution* se fait, alors, par poussées lors des surinfections bronchiques :

— d'abord contrôlées par un traitement médical simple;
— puis secondairement plus préoccupantes devant la gravité du tableau clinique comportant une cyanose intense, une obnubilation ou un coma, des sueurs profuses, des tremblements des extrémités, l'ensemble indiquant la nécessité de recourir à la ventilation assistée, laquelle amène souvent, à elle seule, la disparition des troubles du rythme, la reprise de la conscience, le retour à une gazométrie « de base » acceptable... jusqu'à la prochaine poussée terminale.

III. — FORMES CLINIQUES

1° ***Les formes avec bronchite prédominante*** (type « blue-bloater » ou B.B. ou B des Anglo-Saxons). — *Anatomiquement,* les bronchiolosténoses disséminées prédominent. Il y a des lésions bronchiques diffuses, une hyperplasie des glandes muqueuses mais l'emphysème est discret et le plus souvent de type centro-lobulaire (donc « effet shunt » ++).

— *Cliniquement,* les épisodes de bronchorrhée à répétition précèdent de plusieurs années l'apparition de la dyspnée puis de la cyanose. Ce sont des sujets brévilignes, souvent un peu gros, cyaniques, avec un hippocratisme digital. L'hypoxémie s'accompagne d'une hypercapnie élevée longtemps bien tolérée.

— *Radiologiquement,* les signes dits d'emphysème (hyperclarté, raréfaction vasculaire) sont peu marqués ou prédominent dans les lobes supérieurs. Il existe des images parenchymateuses d'infection associée mais la vascularisation périphérique est assez bien conservée sauf dans les lobes supérieurs.

— *Le retentissement cardiaque est relativement précoce,* d'abord électrique puis clinique, et l'insuffisance cardiaque survient à l'occasion d'une nouvelle poussée infectieuse qui décompense en même temps la B.P.C. (hypercapnie majeure avec coma). Cependant, sous traitement médical et ventilation assistée, l'amélioration des conditions respiratoires suffit souvent à faire régresser l'insuffisance cardiaque et la cardiomégalie observée lors de la poussée. Ultérieurement, d'autres poussées seront moins bien contrôlées qui conduiront à la mort, parfois mais non toujours dans un tableau d'insuffisance cardiaque droite.

2° ***Les formes avec emphysème prédominant*** (type « pink-puffer », P.P. ou A des Anglo-Saxons). — *Anatomiquement,* il s'agit surtout d'un emphysème panlobulaire (donc sans ou avec un minimum d'« effet-shunt ») mais les altérations bronchiques sont discrètes.

— *Cliniquement,* l'essoufflement précède puis domine largement le tableau clinique. Il s'agit volontiers de sujets maigres, sans hippocratisme digital, sans cyanose ou avec cyanose minime mais avec un thorax en tonneau, une expiration longue. L'hypoxémie est modérée, la capnie reste longtemps normale de même que l'hématocrite. Il existe, aux épreuves ventilatoires, une forte augmentation de la capacité pulmonaire totale.

— *Radiologiquement,* la distension pulmonaire est nette, les côtes et les coupoles sont horizontales, les poumons sont clairs et bulleux aux bases. Les artères pulmonaires sont de volume à peine augmenté aux hiles mais la raréfaction vasculaire est évidente en périphérie. Le cœur est vertical, plutôt petit.

— *Le retentissement cardiaque est relativement tardif* et modéré. L'ECG n'enregistre que des anomalies positionnelles liées à l'emphysème (aspect de pointe-arrière, axe de QRS indéterminable ou au plafond, ondes P pulmonaires). L'évolution se fait vers l'insuffisance ventilatoire extrême mais avec une capnie longtemps subnormale. Toutefois, une infection respiratoire aiguë peut précipiter le malade en hypercapnie. Souvent, la mort survient avant l'insuffisance cardiaque.

3° **Les formes avec asthme prédominant.** — *Anatomiquement,* les lésions autopsiques des C.P.C. des asthmatiques sont essentiellement des sténoses bronchiolaires avec hyperplasie de la muqueuse auxquelles s'associent des emphysèmes mixtes ou panlobulaires.

— *Cliniquement,* le C.P.C. est rare chez l'asthmatique (5 % des cas pour Turiaf). Il s'agit soit d'asthmes anciens, à crises multiples, compliqués de bronchiolite, soit d'asthmes tardifs, surtout à dyspnée continue. Les épreuves ventilatoires avant et après aérosols bronchodilatateurs ou corticothérapie montrent, en général, un syndrome obstructif sévère, peu ou pas labile.

— *Radiologiquement,* l'aspect est variable selon la prédominance des lésions d'emphysème ou des lésions de bronchiolite oblitérante.

— *Le retentissement cardiaque est relativement tardif :* les anomalies électrocardiographiques, voire même l'I.V.D. peuvent s'installer soit à l'occasion d'une aggravation brutale de l'état asthmatique, soit lors d'une surinfection. Quand le spasme bronchiolaire est dominant, on peut voir disparaître l'I.V.D. et s'améliorer l'ECG sous corticothérapie.

4° **Signaler les formes compliquées.** — De thromboses artérielles pulmonaires, évoquées en cas d'aggravation brutale de la B.P.C. en l'absence d'autre cause (infection, pneumothorax, etc.).

— D'hypertrophie ventriculaire gauche, en l'absence de tout autre cause, notamment insuffisance coronarienne et infarctus du myocarde (associations non rares).

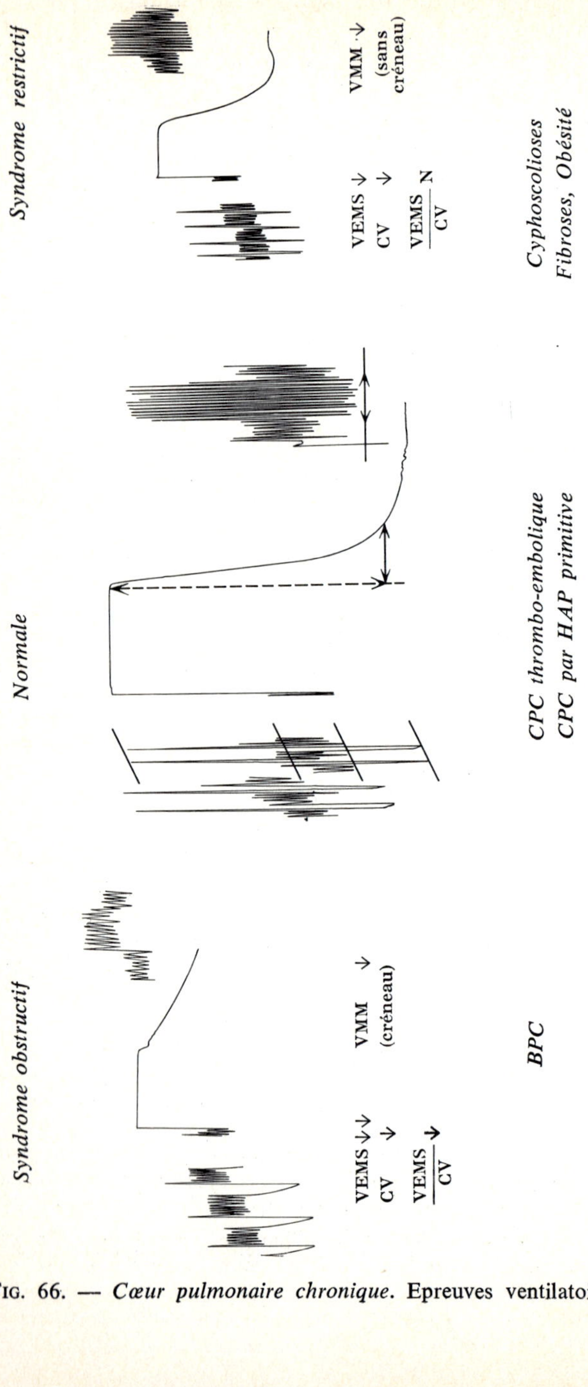

FIG. 66. — *Cœur pulmonaire chronique*. Epreuves ventilatoires.

Pa O_2 Sa O_2 Pa CO_2	↘ ↘ ↗	↘ ↘ N ou ↘
	Hypoventilation alvéolaire	*Bloc alvéolo-capillaire*
	B.P.C., Cyphoscolioses, Obésité	Fibroses

FIG. 67. — *Cœur pulmonaire chronique.* Gaz du sang.

II. — C.P.C. DES OBÈSES

Il s'agit d'une insuffisance cardiaque droite évoluant parallèlement à une obésité et dont la triade clinique essentielle comporte somnolence, dyspnée et cyanose. On lui donne volontiers le nom de « syndrome de Pickwick », en mémoire du valet « Joë » évoqué par Dickens.

I. — CLINIQUE

A l'origine de ce C.P.C. existe toujours une obésité monstrueuse de 100 à 200 kg, tantôt gynoïde, tantôt androïde. Toutefois, le syndrome de Pickwick est une éventualité rare chez les grands obèses. S'il frappe surtout les hommes (4 hommes / 1 femme) et d'âge avancé, il peut aussi survenir chez des sujets jeunes et mêmes des enfants.

1° *La triade symptomatique*

• **La somnolence** est très spéciale car intermittente, notamment après les repas, parfois dès que le malade s'assied, dès qu'il relâche son attention. Le sommeil ralentit le rythme respiratoire, favorise même des pauses respiratoires qui accroissent la somnolence, mais, spontanément ou sous l'effet d'une stimulation, le malade peut être immédiatement réveillé. Ces assoupissements entrecoupés de réveils peuvent durer des mois ou des années avant que n'apparaisse la défaillanace cardio-respiratoire.

• **La dyspnée** est d'abord une dyspnée d'effort ou, surtout, une dyspnée de réveil après l'épisode de somnolence. Plus tard — lors du sommeil surtout — surviennent des pauses de 15 à 20 secondes suivies de périodes de tachypnée.

• **La cyanose** est précoce, discrète et d'effort au début, mais elle devient vite constante, intense, aubergine, spécialement impressionnante au visage. Elle s'accompagne d'une polyglobulie.

2° *L'état cardio-pulmonaire*

• **L'appareil broncho-pulmonaire est indemne :** peu ou pas de bronchorrée, peu ou pas de râles dans les champs pulmonaires — poumons de clarté sensiblement normale à la radiographie. L'ampliation est cependant diminuée.

— *Les épreuves ventilatoires* montrent une C.V. diminuée et un V.E.M.S. parallèlement abaissé (le rapport de Tiffeneau reste normal); le V.R.E. est diminué, le V.R. normal ou subnormal, la C.T. est discrètement abaissée. En revanche, la V.M.M. est effondrée au-dessous de 40, voire de 30 litres. Fait essentiel, il existe une très forte hypoventilation alvéolaire.

— *Les gaz du sang* montrent une Pa O_2 fortement diminuée, une Sa O_2 très diminuée et une Pa CO_2 très élevée dès qu'il existe des pauses respiratoires. *Mais, fait essentiel, l'augmentation volontaire de la respiration améliore la Sa O_2, la Pa O_2 et la Pa CO_2,* ce qui est tout à fait spécial à ce type de C.P.C.

• **La répercussion cardiaque droite** s'exprime souvent, cliniquement, par un bruit de galop xiphoïdien, parfois des signes cliniques d'I.V.D., radiologiquement par un gros cœur triangulaire, électriquement par un tracé de C.P.C. (H.A.D. et H.V.D.).

3° *L'évolution*

Elle démontre la relation étroite entre l'obésité et le tableau clinique. Une augmentation de l'obésité peut conduire au coma dans un tableau de grande insuffisance cardiaque œdémateuse. En revanche, le seul amaigrissement pourvu qu'il soit important peut faire régresser — sans autre traitement — la symptomatologie fonctionnelle, le gros cœur radiologique et même les signes électriques de C.P.C.

II. — DISCUSSION PHYSIOPATHOLOGIQUE

Le problème tourne autour de l'*hypoventilation alvéolaire* dont l'origine est discutée. Il semble exister à la fois, chez ces obèses, un facteur mécanique et un facteur nerveux central.

*1° **Le facteur mécanique.*** — Plusieurs facteurs semblent intervenir : diaphragme haut situé, jeu costal et diaphragmatique diminué, distension abdominale avec forte contre-pression abdominale : la compliance est ainsi toujours franchement abaissée.

— La mixique respiratoire est imparfaite : la ventilation est proportionnellement moindre dans les bases pulmonaires.

*2° **Le facteur nerveux central.*** — Pour beaucoup d'auteurs, il est essentiel puisque la plupart des grands obèses ne présentent jamais de syndrome de Pickwick.

— *Une diminution de la sensibilité du centre respiratoire à l'augmentation de la Pa CO_2* est invoquée par certains pour expliquer les pauses. C'est un fait que pour doubler la ventilation alvéolaire chez un Pickwickien il faut une élévation de 27 mm de Pa CO_2 contre 1,7 mm seulement chez un sujet normal.

— *Un dérèglement primitif du centre du sommeil* est invoqué par les neuro-physiologistes pour qui l'hypoventilation alvéolaire ne serait que seconde et même non obligatoire à la survenue d'un syndrome de Pickwick.

III. — C.P.C. DES CYPHOSCOLIOSES

Le C.P.C. ne complique que les cyphoscolioses majeures dont l'angle de scoliose atteint ou dépasse 100° et l'angle de cyphose est de 20° à 80°.

I. — ANATOMIE PATHOLOGIQUE ET PHYSIOPATHOLOGIE

C'est encore l'hypoventilation alvéolaire qui est cause d'hypoxémie et, par elle, de l'hypertension artérielle pulmonaire. La raréfaction du réseau artériel par thromboses ne joue qu'un rôle accessoire. Deux éléments favorisent l'hypoventilation alvéolaire : le syndrome restrictif et une mauvaise mixique.

*1° **Le syndrome restrictif crée une hypoventilation alvéolaire diffuse.*** — Le syndrome restrictif est lié aux déformations et aux atélectasies parenchymateuses qui, lobaires, segmentaires ou focales, constituent l'anomalie pulmonaire anatomique essentielle des graves cyphoscolioses.

— Le volume courant, très diminué, est « gaspillé » partiellement dans un espace mort normal, d'où une hypoventilation alvéolaire diffuse.

2° ***La mauvaise mixique crée une hypoventilation localisée (effet-shunt).*** — La répartition inégale de la ventilation, la circulation étant relativement conservée, aboutit à deux sortes de conditions d'échange alvéolo-capillaire :

— dans les zones peu ou non ventilées, collabées, se produit un effet-shunt qui aggrave l'hypoxémie et favorise l'hypercapnie;

— dans les zones ventilées, l'hyperventilation réactionnelle tend à corriger l'hypercapnie mais ne modifie pas sensiblement la Sa O_2.

II. — CLINIQUE

1° *Le C.P.C. au début*

Le diagnostic en est difficile et revient, en pratique, à la mise en évidence des signes gazométriques d'hypoventilation alvéolaire.

— Fonctionnellement, la gêne respiratoire peut être minime.

— Le cœur peut sembler cliniquement et même électrocardiographiquement normal mais ce dernier peut montrer des ondes P pulmonaires et une divergence de AQRS et AT.

— La radiographie thoracique apprécie l'importance de la cyphoscoliose, mais les distorsions du squelette, du cœur et des gros vaisseaux n'autorisent pas l'appréciation fine d'une augmentation de volume des artères pulmonaires et du V.D.

— Les épreuves ventilatoires montrent un *syndrome restrictif sévère :*

— CV. ↘ (25 à 42 % de la théorique)
— V.E.M.S. ↘ dans les mêmes proportions;

d'où : $$\frac{\text{V.E.M.S.}}{\text{C.V.}} \# \text{N.}$$

— C.P.T. ↘ (37 à 52 % de la théorique);
— V.R. faiblement diminué;
— V.M.M. souvent très diminuée (17 à 53 % de la théorique).

— La gazométrie peut être encore subnormale au repos mais montre déjà, fait essentiel, une hypoxémie à l'effort.

— Un cathétérisme cardiaque montrerait alors une pression artérielle pulmonaire subnormale au repos mais s'élevant franchement à l'effort.

2° *Le C.P.C. confirmé*

La décompensation du C.P.C. des cyphoscoliotiques se fait volontiers *brusquement* à l'occasion d'une infection broncho-pulmonaire, d'un abus de dépresseurs ventilatoires médicamenteux, d'un surmenage physique. Le tableau est d'emblée alarmant avec :

— Détresse respiratoire avec cyanose, torpeur, soubresauts, voire coma.

— Signe de Harzer, galop xiphoïdien, souffle systolique xiphoïdien d'I.T., gros foie, œdèmes, oligurie.

— La radiographie peut parfois, malgré la cyphoscoliose, apprécier l'éventuelle surinfection broncho-pulmonaire et l'élargissement du cœur.

— L'ECG est alors typique d'un C.P.C. et peu différent de ce qu'on observe dans le C.P.C. des bronchopneumopathies chroniques.

— La gazomérie est alarmante : l'hypoxémie est sévère (la Sa O_2 peut s'effondrer à 40 %) et l'hypercapnie considérable (Pa CO_2 à 70 mm Hg et plus). L'acidose respiratoire est souvent décompensée.

— L'évolution en est sévère :

 — *à la première poussée,* on peut parfois, grâce à une intubation et une ventilation assistée de courte durée, passer le cap difficile, mais il persiste en règle, malgré l'amélioration clinique, une hypoxémie et une hypercapnie, d'où la précarité de la stabilisation;

 — *la rechute* est souvent précoce et si préoccupante qu'elle force souvent à recourir à la *trachéotomie* définitive pour assurer une ventilation assistée au long cours.

IV. — C.P.C. DES FIBROSES PULMONAIRES

Sous le nom de fibroses pulmonaires, on entend les fibroses ou scléroses systématisées, interstitielles, diffuses et bilatérales. La sclérose conjonctive frappe la totalité de la trame pulmonaire, les cloisons alvéolaires, les septa interlobulaires, intersegmentaires et interlobaires, épaississant partout l'intersticium.

I. — ÉTIOLOGIE ET PHYSIOPATHOLOGIE

1° ***Etiologie.*** — On distingue :

— les fibroses dites *secondaires* qui viennent compliquer la sarcoïdose, les réticuloses X, certaines collagénoses, certaines phacomatoses, le poumon du fermier, etc.

— et les fibroses dites *primitives,* d'étiologie inconnue, dont certaines nuances permettent la description de syndromes (Hamman-Rich, Scadding-Walford, Kaplan-Sors).

2° **Physiopathologie du C.P.C.** — Le retentissement ventriculaire droit, présent dans 50 % des cas lors du diagnostic, est constant en fin d'évolution, quelle que soit la nature primitive ou secondaire de la fibrose. Il est secondaire à l'hypertension artérielle pulmonaire qui est liée à deux facteurs :

— la réduction anatomique du lit vasculaire par lésions diffuses des artères (fibrose adventicielle, hypertrophie scléreuse de la média, endartérite oblitérante avec ou sans thromboses);

— le « bloc alvéolo-capillaire », générateur d'hypoxie grave, laquelle favorise l'augmentation des résistances vasculaires par vaso-spasme.

II. — CLINIQUE

1° Le C.P.C. au début

Le retentissement cardiaque est souvent difficile à saisir à ce stade où, tout au contraire, le diagnostic de fibrose peut être porté.

— *La polypnée* survient au moindre effort et se poursuit longtemps après lui, mais il n'y a pas de cyanose. Un hippocratisme digital existe parfois.

— *Le retentissement cardiaque* ne s'exprime le plus souvent en clinique que par une tachycardie régulière.

— *L'ECG* est strictement normal. Ailleurs, il montre déjà des ondes P pulmonaires, un axe de QRS vertical, parfois une certaine divergence de AQRS et AT.

— *La radiographie thoracique* objective soit un aspect micropolykystique diffus en « rayons de miel », soit un aspect réticulo-nodulaire radiaire « en carte de géographie ». Parfois déjà, les artères pulmonaires sont dilatées aux hiles et le V.D. bombe un peu vers le sternum de profil.

— *Les épreuves ventilatoires* peuvent montrer un syndrome restrictif, caractérisé par la diminution parallèle de la C.V., du V.E.M.S. (d'où un coefficient de Tiffeneau normal) alors que le V.R. est subnormal. Mais il y a disproportion entre l'importance de la dyspnée et la relative discrétion du syndrome restrictif.

— *La gazométrie* montre qu'il existe une *capnie normale* ou un peu basse et une *hypoxémie* qui, fait fondamental, se corrige parfois même en totalité sous inhalation d'oxygène (contrairement à ce qui se passe en cas d'effet-shunt). La mauvaise diffusion du CO vient renforcer la probabilité du bloc alvéolo-capillaire.

— *Le cathétérisme droit* peut saisir les premiers stades du C.P.C. Les pressions artérielles pulmonaires, souvent normales au repos, s'élèvent à l'effort.

2° *Le C.P.C. confirmé*

La décompensation cardiaque survient tardivement après une aggravation progressive portant sur plusieurs mois ou sur plusieurs années selon les cas.

— La polypnée est permanente, la cyanose variable.

— Le retentissement cardiaque ne fait plus aucun doute :

- — cliniquement : signe de Harzer, galop xiphoïdien;
- — radiologiquement : gros cœur même sur le cliché de face;
- — électriquement : l'H.V.D. peut, dans cette forme avancée, être de type « barrage » avec de grandes ondes R (et parfois même R exclusive) dans le précordium droit.

— La gazométrie montre une hypoxie sévère avec parfois une Sa O_2 inférieure à 60 %, la capnie restant longtemps normale.

— Le cathétérisme montrerait des pressions artérielles pulmonaires très élevées (de l'ordre de 80 à 100 mm Hg).

— L'évolution est inexorablement progressive vers le coma, parfois sans que les manifestations périphériques d'I.V.D. aient eu le temps d'apparaître.

V. — C.P.C. THROMBO-EMBOLIQUE ET C.P.C. DE L'HYPERTENSION ARTÉRIELLE PULMONAIRE PRIMITIVE

Le C.P.C. thrombo-embolique se différencie des autres C.P.C. par l'absence d'anomalie ventilatoire ou d'obésité, et par la présence, à l'autopsie, de thromboses multiples des artères et des artérioles pulmonaires. Il se rapproche, en revanche, du C.P.C. des hypertensions artérielles pulmonaires primitives à l'autopsie desquelles on retrouve presque toujours des thromboses artériolaires pulmonaires disséminées. L'étude de ces deux C.P.C. sera conjointement menée.

I. — ANATOMIE PATHOLOGIQUE ET NOSOLOGIE

La nosologie reste imprécise en ce qui concerne :

- — d'une part l'origine locale ou embolique des thromboses des gros troncs pulmonaires,
- — et d'autre part la nature différente des hypertensions artérielles primitives et des formes à thromboses distales du C.P.C. embolique.

*1° **Le problème des thromboses des gros troncs.*** — Nombre de ces C.P.C. comportent, à l'autopsie, des thromboses anciennes, parfois reperméabilisées, des gros troncs.

— L'origine primitive locale ou embolique reste discutable : même en l'absence d'antécédents de phlébites ou d'accidents cliniques évocateurs d'embolies, beaucoup d'auteurs prônent leur origine embolique à cause de la quasi-constance de thromboses veineuses anciennes des veines des membres inférieurs. Le doute reste permis.

*2° **Le problème des thromboses distales.*** — La coexistence de thromboses proximales et de thromboses distales ne soulève guère que le problème de leur nature embolique ou non.

— L'existence de thromboses pré-capillaires disséminées isolées, à l'exclusion de thromboses des gros troncs, complique la nosologie : s'agit-il de thromboses emboliques, de thromboses « locales » et, dans ce cas, ces thromboses sont-elles premières ou secondes. Autrement dit, peut-on, dans ces cas, différencier le C.P.C. « embolique » à thromboses distales du C.P.C. par « hypertension artérielle pulmonaire primitive » où les thromboses distales sont quasi constantes ? Les auteurs sont partagés.

II. — ÉLÉMENTS DIAGNOSTIQUES COMMUNS

Les deux affections — si tant est qu'elles soient différentes — ont, en commun, un certain nombre de symptômes et de signes qui dénotent une hypertension artérielle pulmonaire sans affection bronchiolo-pulmonaire associée.

• **Les signes d'appel.** — Ce sont :

— une dyspnée d'effort, progressive en général, avec parfois crises dyspnéiques paroxystiques;

— des douleurs angineuses d'effort dont on discute la pathogénie : insuffisance coronarienne fonctionnelle ou douleurs de distension brusque de l'artère pulmonaire et de ses branches;

— lipothymies et syncopes d'effort;

— hépatalgie d'effort dans les formes plus évoluées.

• **La radiographie thoracique.** — Le signe le plus constant est une saillie très battante de l'arc moyen gauche avec une dilatation et une hyperpulsatilité des deux artères pulmonaires aux hiles.

— La vascularisation distale est variable : tantôt diffusément diminuée, tantôt localement diminuée avec, en regard, une dilatation du gros tronc artériel correspondant.

— Le parenchyme pulmonaire paraît plutôt clair mais il n'y a ni image bulleuse ni horizontalisation des côtes et des coupoles diaphragmatiques.

— Le cœur est souvent gros aux dépens des cavités droites.

• **L'électrocardiogramme** montre :

— des signes d'H.A.D. et d'H.V.D. (AQRS au-delà de + 110°);

— fréquemment l'H.V.D. est franche avec des voltages normaux ou augmentés (contrairement au C.P.C. des bronchopneumopathies chroniques) : le bloc incomplet droit est fréquent et l'onde R ou R' en V1 nettement augmentée.

• **L'exploration pulmonaire.** — Les épreuves ventilatoires sont normales ou peu s'en faut : il n'existe ni syndrome obstructif, ni syndrome restrictif bien caractérisé.

— La gazométrie est normale, parfois discrètement altérée : discrète hypoxémie (par trouble de la diffusion ?), discrète hypocapnie (par hyperventilation dans les zones encore irriguées).

• **Le cathétérisme cardiaque droit** montre :

— une hypertension artérielle pulmonaire élevée (75 mm Hg en moyenne pour la pression systolique, d'après Gerbaux);

— une pression capillaire normale;

— un débit cardiaque franchement diminué;

— des pressions télédiastolique ventriculaire droite et auriculaire droite augmentées.

• **La scintigraphie pulmonaire.** — Elle montre une raréfaction diffuse des embols de micro-agrégats d'albumine marquée à l'^{131}I avec, parfois, une majoration régionale plus marquée.

III. — DIAGNOSTIC ENTRE C.P.C. PAR THROMBO-EMBOLIE ET C.P.C. PAR HYPERTENSION ARTÉRIELLE PRIMITIVE

Le diagnostic différentiel est très difficile dans certains cas. Certains auteurs vont jusqu'à penser qu'il s'agit de la même maladie.

• **En faveur du C.P.C. thrombo-embolique** plaident :

— des antécédents de phlébite (la moitié des cas);

— la notion d'accidents pleuro-pulmonaires paroxystiques (crises dyspnéiques, hémoptysies, pleurésies);

— la présence de séquelles phlébitiques (dermite ocre, ulcère variqueux, grosses varices);

— l'angiographie surtout montrant des oblitérations ou des sténoses proximales des gros troncs de l'artère pulmonaire — et la scintigraphie montrant l'inégale répartition des « defects ».

• **En faveur du C.P.C. par hypertension artérielle pulmonaire** plaident :

— l'absence d'antécédents phlébitiques et l'intégrité veineuse des membres inférieurs;
— l'absence d'accidents pleuro-pulmonaires paroxystiques;
— l'évolution régulièrement progressive;
— l'angiographie montrant la raréfaction systématisée de la vascularisation distale et l'intégrité des gros troncs — et la scintigraphie montrant une égale répartition des « defects ».

IV. — ÉVOLUTION

Elle se fait plus ou moins rapidement vers la constitution d'une *I.V.D.* tantôt progressivement, sans à-coups, tantôt brusquement à l'occasion d'une nouvelle thrombo-embolie pulmonaire. Cette I.V.D. constituée est, alors, particulièrement rebelle. La *mort subite* écourte parfois l'évolution.

VI. — DIAGNOSTIC GÉNÉRAL DES C.P.C.

Il se pose très différemment selon le stade clinique évolutif.

I. — AVANT QUE N'APPARAISSE L'I.V.D.

Le diagnostic tourne autour de la cause d'une dyspnée et d'une cyanose.

• **Ou bien la maladie causale est évidente** qu'il s'agisse d'une obésité, d'une B.P.C. par exemple.

Le problème est de saisir les premiers signes du retentissement ventriculaire droit sur les arguments électrocardiographiques et radiologiques. En fait, seul le cathétérisme cardiaque droit peut déceler une hypertension artérielle pulmonaire à l'effort : dans ce cas, radio et ECG restent encore normaux dans un tiers des cas.

• **Ou bien la souffrance ventriculaire droite isolée est évidente** si l'ECG enregistre un tracé de C.P.C. et si la radio montre un gros V.D.

Le problème est parfois d'en définir la cause par la conjonction d'examens complémentaires (épreuves ventilatoires, gazométrie, angiographie, cathétérisme droit et gauche).

— Un syndrome obstructif sévère authentifie la B.P.C.
— Des épreuves ventilatoires normales évoquent le C.P.C. embolique ou l'hypertension artérielle pulmonaire primitive.

— Une hypoxie-normocapnie corrigée par l'oxygène évoque un bloc alvéolo-capillaire (fibroses).

— Une hypoxie-normocapnie qui ne se corrige pas par l'oxygène évoque un shunt et il faut alors évoquer la possibilité d'une cardiopathie congénitale avec shunt D → G d'emblée ou parfois secondaire à un shunt primitivement G → D mais inversé par hypertension artérielle pulmonaire secondaire (intérêt des cathétérismes).

II. — QUAND L'I.V.D. EST PRÉSENTE

— *Il faut surtout éliminer les fausses I.V.D. :* cirrhoses décompensées, maladie de Budd-Chiari (la pression veineuse reste normale).

— *Puis les I.V.D. secondaires* aux affections mitrales, aux diverses I.V.G., aux péricardites constrictives.

— *Dès lors le problème de la cause* est identique à celui envisagé ci-dessus quand la souffrance ventriculaire droite isolée est déjà évidente.

VII. — TRAITEMENT DES C.P.C.

Il varie en fonction de la cause du C.P.C. Mais il est une règle à respecter dans tous les cas : *proscrire toutes les drogues dépressives des centres respiratoires* (*morphine, barbituriques, tranquillisants*).

I. — TRAITEMENT DES CAUSES DE C.P.C.

Il demeure l'essentiel durant une bonne partie de l'évolution.

- **Le C.P.C. de la bronchopneumopathie chronique** exige :
  — la suppression totale du tabac;
  — le changement climatique vers les régions chaudes et sèches;
  — les anti-infectieux (antibiotiques, sulfamides) à la demande ou au long cours;
  — les vaccinations (C.C.B., Lantigen B, vaccination anti-grippale);
  — les broncho-dilatateurs (*per os,* en suppositoires, en inhalations);
  — les corticoïdes s'il existe un facteur « labile »;
  — la rééducation respiratoire.

- **Le C.P.C. de l'asthme** peut nécessiter l'emploi :
  — des corticoïdes à haute dose *per os* ou par voie I.V. pour « décro-

cher » un état de mal asthmatique générateur d'hypertension pulmonaire labile;
— et des antibiotiques pour pallier toute surinfection.

• **Le C.P.C. des fibroses** nécessite :
— l'oxygénothérapie avant tout (sans risque puisqu'il n'y a pas d'hypercapnie);
— parfois une corticothérapie au long cours plus ou moins efficace;
— toujours une antibiothérapie pour éviter toute surinfection.

• **Le C.P.C. des cyphoscolioses** exige :
— une rééducation respiratoire pour « récupérer » les zones hypoventilées;
— des anti-infectieux pour éviter toute surinfection.

• **Le C.P.C. de l'obésité** ne nécessite que le régime hypocalorique qui doit aboutir à un amaigrissement majeur.

• **Le C.P.C. embolique** bénéficie :
— du traitement anticoagulant au long cours (les fibrinolytiques sont discutés);
— exceptionnellement d'une désobstruction chirurgicale dont le risque opératoire est considérable et les indications exceptionnelles (obstructions proximales isolées alors que le réseau distal est intact).

• **Le C.P.C. de l'hypertension artérielle pulmonaire** échappe encore à nos possibilités thérapeutiques mais il est de règle de prescrire un traitement anticoagulant efficace au long cours.

II. — TRAITEMENT DES C.P.C. COMPLIQUÉS

En plus des prescriptions précédentes, l'insuffisance cardiaque et la détresse cardio-respiratoire ont leurs indications propres.

• **L'insuffisance cardiaque** exige :
— l'oxygénothérapie avant tout (l'insuffisance cardiaque peut disparaître par normalisation de l'hypoxémie);
— le régime sans sel;
— les digitaliques à manier à petites doses (ils peuvent favoriser les troubles du rythme);
— les diurétiques : inhibiteurs de l'anhydride carbonique, salidiurétiques, aldactone;
— éventuellement quelques saignées si l'hématocrite dépasse 65 % et des anticoagulants si l'on évoque une complication thrombo-embolique (gros risques d'hématémèses).

• **La détresse cardio-respiratoire** exige le transport vers un centre de réanimation.

— les cas de gravité moyenne peuvent être sauvés par désobstruction des voies respiratoires, antibiothérapie multiple et forte, et surtout oxygénation prudente à la sonde, sous surveillance de la gazométrie et de la vigilance du malade;

— les cas de haute gravité exigent le recours à la ventilation assistée d'abord par intubation simple, puis, en désespoir, si la ventilation semble devoir être longtemps ou indéfiniment poursuivie, par trachéotomie.

6

AFFECTIONS DU PÉRICARDE

GÉNÉRALITÉS

Les affections du péricarde sont nombreuses mais de très inégale fréquence. Deux syndromes cliniques dominent qui feront l'objet d'une description séparée :

- **Les péricardites aiguës.**
- **Les péricardites chroniques constrictives.**

MAIS D'AUTRES AFFECTIONS PEUVENT ÊTRE RENCONTRÉES :

- **Anomalies congénitales,** telles :
  - l'absence congénitale partielle ou totale du péricarde, habituellement latente et bénigne;
  - le kyste pleuropéricardique, tumeur médiastinale antéro-inférieure latente et bénigne;
  - le diverticule du péricarde, exceptionnel, simulant un kyste pleuro-péricardique.

- **Tumeurs du péricarde** qui sont :
  - bénignes : fibromes, lipomes, léiomyomes, tumeurs angiomateuses, surtout dysembryomes homo ou hétéroplastiques,
  - malignes et alors :
    - soit secondaires surtout (50 % des cas) à un cancer bronchique (surtout anaplasique gauche) ou à un cancer du sein;
    - soit primitives : mésothéliomes en général, plus rarement neurinomes dégénérés, tératomes, hémangioblastomes.

— cliniquement ces tumeurs sont soit latentes, soit génératrices d'une péricardite liquidienne, d'un hémopéricarde, d'un pneumopéricarde ou d'un tableau de tumeur du cœur.

• **Epanchements péricardiques non inflammatoires** comme :

— hydropéricarde des anasarques par insuffisance cardiaque et glomérulopathies;

— pneumopéricarde par traumatisme pénétrant, par fistule bronchique ou digestive (pyopneumopéricarde);

— hémopéricarde soit spontané (infarctus, anévrismes), soit traumatique (plaies du cœur, accidents de cathétérisme).

• **Epanchements chroniques du péricarde** donnant des gros cœurs radiologiques avec parfois un ECG normal :

— tantôt secondaires à une cardiopathie (R.M., cardiopathie congénitale, fibrose endomyocardique), à une hypothyroïdie, à une tuberculose, à une tumeur, à une anémie, à une collagénose, à un traumatisme, à une radiothérapie thoracique;

— tantôt et plus souvent primitifs et pouvant réaliser alors soit des épanchements séro-fibrineux (la moitié des cas), soit des épanchements jaunes d'or à cholestérol (un quart des cas), soit des hémopéricardes, soit exceptionnellement des chylopéricardes.

I. — PÉRICARDITES AIGUËS

Le diagnostic des péricardites aiguës est souvent difficile. Il n'est pas toujours simple de les reconnaître, même en possession d'un cliché thoracique et d'un électrocardiogramme. La différenciation avec d'autres affections nécessite parfois le recours à l'argument évolutif. Mais le plus difficile, et pourtant le plus essentiel, demeure la reconnaissance de la cause qui, dans de nombreux cas, reste problématique, ce qui ne simplifie pas les indications thérapeutiques.

I. — CLINIQUE

1° Les signes d'appel sont variés.

• **Une certaine symptomatologie thoracique doit orienter vers la séreuse péricardique :**

— *Douleurs,* lesquelles sont spécialement suggestives si elles sont angineïdes par leur topographie et infarctoïdes par leur durée. Ailleurs, il s'agit de douleurs intercostales, phréniques, épigastriques, moins évocatrices.

— *Dyspnée,* le plus souvent de type oppression à l'effort, avec blocage en inspiration forcée, rarement de type dyspnée permanente, exceptionnellement si intense qu'elle oblige le malade à se maintenir le thorax penché en avant (prière mahométane).

— *Signes de souffrance médiastinale* (toux, dysphonie, dysphagie, hoquet) sont beaucoup plus rares.

• **Les péricardites à symptomatologie générale risquent d'être méconnues** sur un long délai quand les signes d'appel sont essentiellement une fièvre inexpliquée, associée ou non à une anorexie, une asthénie, un amaigrissement. On ne donne pas, dans ces cas, toute la valeur qu'il faudrait à l'essoufflement constamment associé, aux précordialgies plus ou moins vagues.

*2° **Les tableaux cliniques sont, eux aussi, divers :***

• **Le maître-signe demeure le frottement péricardique,** bruit superficiel, souvent mésocardiaque, rythmé sur les bruits du cœur, mésosystolique ou mésodiastolique ou systolo-diastolique, n'ayant pas d'irradiation préférentielle comme un souffle, persistant en apnée, mais, fait essentiel, variable d'un examen à l'autre. Ce frottement suffit à affirmer la péricardite. Il peut durer de quelques heures à quelques jours, mais il est très inconstant.

• **Moins caractéristique est l'assourdissement des bruits,** pourtant plus fréquemment rencontré que le frottement. Plaiderait en faveur de son origine péricarditique, la relative conservation du deuxième bruit à la base. En revanche, la diminution du choc de pointe et l'augmentation de la matité précordiale ne sont nullement l'apanage des péricardites. Hypotension et pouls paradoxal seraient de meilleurs arguments.

• **Mieux encore, les tableaux trompeurs** ne sont pas rares.

— soit *insuffisance cardiaque droite* (foie cardiaque, turgescence veineuse, œdèmes périphériques) non par déficit contractile mais par adiastolie, par « tamponnade »;

— soit *collapsus* qu'on attribuerait plus volontiers à une pathologie myocardique et spécialement coronarienne;

— soit *prééminence clinique des signes d'une endomyocardite* (galop, souffle, troubles du rythme) en cas d'origine rhumatismale.

*3° **Les arguments radiologiques ne sont pas toujours probants :***

• *Un gros cœur immobile* avec pédicule court, bien battant, est très suggestif sans être absolument pathognomonique.

• *Un relatif petit cœur,* modérément battant, n'élimine absolument pas le diagnostic.

• *Dans les cas douteux,* on recourt :

— immédiatement à l'*amplificateur de brillance* pour cerner la bande claire de la graisse épicardique entre myocarde et liquide plus sombres; ou a une γ angiographie cardiopulmonaire qui peut objectiver une lacune entre cœur et poumons;

RADIOSCOPIE

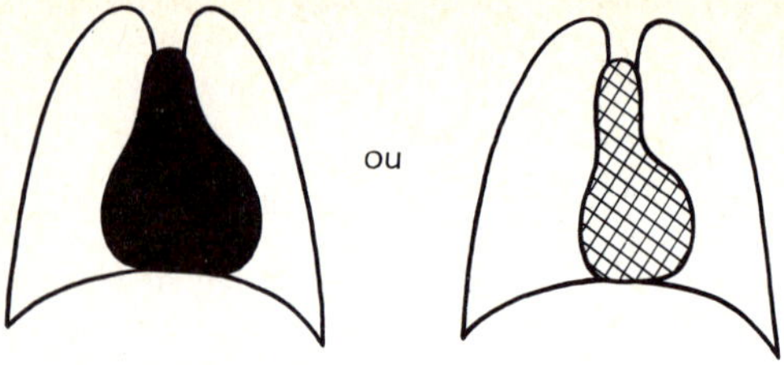

Gros cœur immobile
pédicule court

Cœur à peine gros
peu battant ou
même battant bien

AMPLIFICATEUR DE BRILLANCE

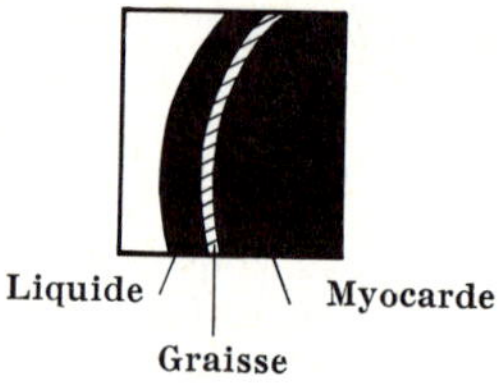

ELECTROCARDIOGRAMME

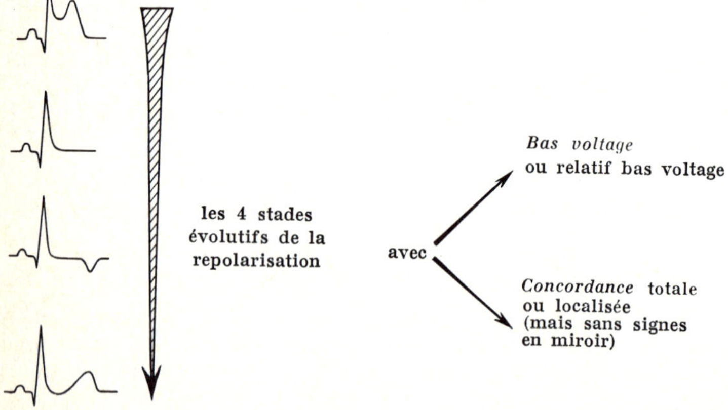

FIG. 68. — *Péricardites aiguës.*

— ultérieurement à la *confrontation des clichés* car la variation rapide du volume cardiaque est un argument de poids en faveur d'une péricardite aiguë.

4° ***Les arguments électrocardiographiques,*** sans être spécifiques, demeurent les plus valables en l'absence d'un frottement. Typiquement, ils consistent en un bas-voltage et en des troubles diffus et concordants de la repolarisation.

— Le *bas-voltage* vrai est très rare, nécessitant un épanchement de plus de 300 cm^3.

— *La repolarisation, de façon diffuse et concordante,* évolue schématiquement en quatre stades : d'abord sus-dénivellation concave vers le haut de ST avec persistance de l'onde T positive; puis aplatissement de ST et de T sur la ligne iso-électrique; puis apparition d'ondes T négatives, symétriques, pointues, d'ischémie épicardique; enfin retour à une repolarisation quasi normale.

— Mais il est des *aspects électrocardiographiques atypiques :*

d'une part lorsque les troubles de la repolarisation, au lieu d'être diffus et concordants, demeurent localisés (mais sans signes en miroir comme dans la pathologie coronarienne);

d'autre part lorsqu'à ces troubles localisés de la repolarisation s'associent parfois des signes suggestifs d'atteinte myocardique (allongement de PR, blocs de branche).

— Comme en radiologie, la *répétition des tracés* demeure indispensable pour suivre cette évolution si particulière des troubles de la repolarisation.

5° ***La ponction péricardique*** demeure finalement le seul argument vraiment irréfutable. Elle s'impose en cas de tamponnade puisqu'elle a une visée thérapeutique. Dans les autres cas, elle est souhaitable, mais non obligatoire. Elle est de peu d'intérêt si le contexte est évident en faveur d'une étiologie rhumatismale. Elle est également de peu d'intérêt si l'étiologie virale est fortement suspectée. Mais elle demeure indispensable chaque fois que la nature purulente ou que l'étiologie tuberculeuse sont suggérées.

II. — DIAGNOSTIC DIFFÉRENTIEL

Différencier une péricardite des autres affections qui peuvent la simuler est affaire de sémiologie clinique, radiologique et électrocardiographique.

1° ***Cliniquement***

- *Avant tout, problème des douleurs thoraciques :*

— intercostales, elles ne sont pas prises au sérieux;

— apparues brutalement et d'autant qu'il y a essoufflement, elles font croire à une embolie pulmonaire;
— durables, intenses, infarctoïdes, elles simulent un infarctus du myocarde ou une médianécrose aortique.

• Une *défaillance cardiaque droite* aiguë pourrait faire penser à une embolie pulmonaire massive.

• Un *collapsus* orienterait à tort vers un infarctus du myocarde, une médianécrose aortique, une embolie pulmonaire, voire une pancréatite aiguë.

2° *Radiologiquement*

• *Un gros cœur* peut être le témoin :
— avant tout d'une déchéance myocardique dont le volume varie peu d'un examen à l'autre;
— d'un myxœdème;
— d'une tumeur du cœur;
— d'une péricardite chronique notamment à cholestérol;
— en fait, rien ne simule mieux une péricardite liquidienne aiguë qu'un *hémopéricarde aigu, diagnostic de ponction.*

• *Un petit cœur* contemporain d'un tableau clinique infarctoïde risque de faire porter à tort le diagnostic d'infarctus myocardique surtout rudimentaire.

3° *Electrocardiographiquement*

Deux affections peuvent simuler la péricardite :

• *Une myocardite aiguë* avant tout, surtout chez le nourrisson ou le jeune enfant, dans la mesure où elle modifie de façon diffuse la repolarisation ventriculaire.

• *Un infarctus rudimentaire* du myocarde parce qu'il n'y a pas d'onde Q de nécrose; c'est dire si le dosage des transaminases S.G.O.T. s'impose toujours dans les trois premiers jours d'une crise infarctoïde quelle qu'elle soit.

III. — DIAGNOSTIC ÉTIOLOGIQUE

Quatre groupes étiologiques se partagent l'immense majorité des péricardites selon qu'il s'agit de péricardites rhumatismales, tuberculeuses, septiques ou aiguës bénignes.

1° *Les péricardites rhumatismales*

• **Elles frappent** les sujets jeunes et le plus souvent dans la deuxième enfance, rarement après trente ans. Elles peuvent être inaugurales, mais il n'est pas rare de pouvoir s'appuyer sur la notion d'une crise rhumatismale antérieure.

• **Le tableau clinique** est celui du cœur rhumatismal dont on sait qu'il est difficile de préciser, au premier examen, si l'on est en présence d'une péricardite isolée ou s'il coexiste une atteinte endomyocardique.

• **Les arguments en faveur de la nature rhumatismale** sont d'ordre :

— clinique (arthralgies, nodules de Meynet, souffles orificiels);

— électrocardiographique (association aux anomalies de repolarisation d'un bloc auriculo-ventriculaire du premier degré ou d'une dissociation iso-rythmique labiles);

— biologique, les plus valables : forte accélération de la vitesse de sédimentation, hyperfibrinémie, hyper α-2-globulinémie, et surtout élévation forte mais retardée des antistreptolysines.

• **Le pronostic** de ces péricardites dépend en fait de l'existence ou non d'une atteinte endomyocardique associée. C'est l'évolution sous traitement corticoïde qui permet de résoudre ce problème fondamental :

— La péricardite isolée répond immédiatement et complètement aux corticoïdes : la normalisation de l'électrocardiogramme et de l'ombre cardiaque se fait en une dizaine de jours.

— En revanche, s'il existe une endomyocardite, celle-ci semble, au contraire, se préciser dans les premiers jours du traitement par suite de l'effacement des signes de la péricardite associée.

— Il faut connaître la possibilité de l'installation ultérieure d'un rétrécissement mitral, plus souvent que d'un rétrécissement aortique, des mois ou des années après une atteinte cardiaque qui avait semblé être purement péricardique.

2° *Les péricardites tuberculeuses*

• **Elles frappent** tous les âges, aussi bien l'adolescent et l'adulte jeune quand elle est primo-secondaire, que le vieillard quand elle est tardive. Plus encore, elle peut accompagner une tuberculose miliaire. En fait, il n'est pas exceptionnel que l'anamnèse apporte la notion d'une possible contagion tuberculeuse ou d'une primo-infection récente ou semi-récente.

• **Les tableaux cliniques** sont variés et parmi les moins suggestifs des péricardites.

— L'association dyspnée-douleur est présente dans la moitié des cas mais il est rare ici que ces douleurs soient infarctoïdes.

— La sémiologie est torpide dans un quart des cas, résumée à des signes d'altération de l'état général.

— Dans l'autre quart des cas, le début est brutal et même volontiers associé à un tableau de tamponnade, plus rarement de collapsus.

• **Les arguments en faveur de la nature tuberculeuse** sont malheureusement fragiles.

— Les arguments cliniques (fièvre, altération de l'état général) sont discutables.

— La biologie peut tromper car la vitesse de sédimentation est accélérée, une dicrète hyperfibrinémie est possible et une cuti-réaction positive n'est pas formelle, sauf réaction hautement phlycténulaire.

— Les arguments radiologiques sont les moins mauvais : en règle, le cœur est nettement augmenté de volume et trois anomalies (quand elles existent !) ont forte valeur de présomption :

- — d'une part, présence d'une adénopathie hilaire et surtout hilaire gauche sur les tomographies s'il s'agit d'une péricardite primo-secondaire d'un sujet jeune;
- — d'autre part, petite séquelle pleurale ou nodulaire apicale s'il s'agit d'une péricardite tardive du sujet âgé;
- — enfin, et quel que soit l'âge, image miliaire régulièrement disséminée.

— Souvent, la péricardite semble isolée; le gros cœur, non seulement autorise, mais exige alors *la ponction péricardique* qui ramène un liquide séro-fibrineux, riche en albumine et en lymphocytes, ou séro-hématique, suggestif mais non pathognomonique d'une étiologie tuberculeuse, d'autant qu'habituellement on ne met pas en évidence le bacille de Koch à l'examen direct.

C'est dire que c'est en règle sur des arguments de présomption que le traitement antituberculeux est entrepris. Il faut même savoir le prolonger dix-huit mois au moins même quand, à la sixième semaine, les cultures sur Löwenstein reviennent négatives, ce qui est le fait de probablement plus d'un tiers des péricardites tuberculeuses.

• **Le pronostic spontanément fâcheux** des péricardites tuberculeuses vers la constriction péricardique .

— soit d'une seule tenue (épicardo-péricardite);

— soit en deux temps (forme constrictive classique),

explique qu'on entreprend quasi systématiquement le traitement antituberculeux devant une péricardite qui n'a pas fait la preuve d'une autre étiologie. Ce risque évolutif explique aussi la nécessité d'une surveillance étroite de l'électrocardiogramme. Toute persistance, à long terme, de troubles diffus de la repolarisation doit faire craindre l'installation d'une constriction progressive à dépister par la prise périodique de la pression veineuse.

3° Les péricardites septiques

• **Elles frappent** avant tout les enfants et beaucoup plus rarement les adultes à l'occasion de septicémies. L'extension de l'emploi des antibiotiques les a manifestement raréfiées et elles représentent désormais moins de 10 % de l'ensemble des péricardites aiguës.

• **Cliniquement**, elles risquent, quel que soit l'âge, d'être quelque temps méconnues car elles se dissimulent volontiers derrière une sémiologie infectieuse éventuellement fracassante.

— *Chez le nourrisson et dans la première enfance,* la note prééminente clinique est souvent soit une bronchopneumonie, soit une pleurésie purulente qui l'une et l'autre semblent pouvoir expliquer à elles seules la dyspnée et les douleurs. C'est dire si on doit, de parti pris, évoquer dans ces cas une atteinte péricardique qui se traduit par un gros cœur radiologique (mais non toujours évident si la pleurésie siège à gauche) et des signes électrocardiographiques (bas-voltage, troubles diffus de la repolarisation, alternance électrique non rare chez l'enfant).

— *Dans la deuxième enfance et chez l'adulte,* la note clinique dominante est en règle un cortège septicémique avec fièvre, frissons, splénomégalie, leucocytose élevée avec polynucléose, hémocultures positives. Là encore, radiographie et électrocardiogramme doivent dépister systématiquement un épanchement péricardique, non toujours « bruyant » à lui seul.

• **Les germes en cause** sont évidemment divers.

— Toutefois, chez le nourrisson et l'enfant, le *pneumocoque* est le plus fréquemment rencontré, alors que, dans la deuxième enfance et chez l'adulte, ce sont plus habituellement un *staphylocoque* ou un *streptocoque* qu'on isole.

— Chaque fois que l'on soupçonne la nature septique d'une péricardite, il convient de recourir à la *ponction péricardique :*

- — d'une part pour isoler le germe et déterminer le pouvoir bactériostatique et bactéricide des antibiotiques,
- — d'autre part pour injecter localement des antibiotiques, encore qu'un drainage chirurgical s'impose assez souvent surtout chez l'enfant.

4° *Les péricardites aiguës bénignes*

• **Elles frappent** les enfants comme les adultes, les hommes comme les femmes indifféremment, si bien que leur fréquence est grande et semble grandir au fur et à mesure que diminuent les autres causes.

• **Cliniquement,** le début est volontiers brusque sinon brutal dans une *scène assez infarctoïde* avec douleur angineuse durable, fièvre immédiate, parfois myalgies et arthralgies.

— Le frottement péricardique est précoce, intense et durable, du moins dans les formes typiques.

— Radiologiquement, le cœur peut sembler de volume sensiblement normal car *l'épanchement est rarement abondant,* si bien qu'on ne ponctionne pas habituellement ces péricardites.

— La biologie de routine est plus trompeuse que suggestive car la vitesse de sédimentation est accélérée, la fibrinémie parfois discrètement élevée, une hyper α-2-globulinémie n'est pas rare ainsi qu'une discrète leucocytose.

— *Ces péricardites réalisent au mieux les anomalies électrocardio-*

graphiques évolutives de la repolarisation, si suggestives du diagnostic de péricardite.

— enfin, fréquence des rechutes.

• **Le diagnostic pratique est cependant très difficile dans au moins un tiers des cas.**

— *Dans deux tiers des cas seulement, on peut s'appuyer sur un argument biologique* formel témoignant que la péricardite est liée à une grippe, un virus Coxsackie surtout du groupe B, une mononucléose infectieuse, une ornithose, une varicelle, les oreillons, un adénovirus (A.P.C.), un entérovirus (poliomyélite, virus E.C.H.O.), une rickettsiose Burnetti, Conori, Prowaseki, Mooseri, voire une néorickettsiose, etc.

— *Mais, dans un tiers des cas, la réaction de Hirst, la réaction de Paul et Bunnel, les réactions de déviation du complément pour les différentes viroses identifiées, la recherche des agglutinines froides, les micro-agglutinations pour les rickettsioses sont négatives.* Dans certains cas, on parle alors de péricardites allergiques (pour peu que coexiste une discrète éosinophilie) ou de péricardites cryptogénétiques (ce qui ne veut rien dire !).

— *Le problème pratique* demeure la différenciation d'une part avec une pathologie coronarienne, d'autre part avec une péricardite tuberculeuse.

- — *Un infarctus rudimentaire* et une péricardite cryptogénétique ont bien des points communs et si l'on a omis de doser les transaminases S.G.O.T. dans les trois premiers jours, le problème est souvent insoluble, l'électrocardiogramme pouvant se normaliser dans les deux cas dans les mêmes délais.
- — *Une péricardite tuberculeuse* a un début aigu dans 25 % des cas. Ainsi, une péricardite considérée d'abord comme aiguë bénigne mais qui « traîne » oblige parfois, sur simple présomption, à entreprendre un traitement antituberculeux polyvalent et de longue durée, d'autant que l'on a décrit plusieurs observations de péricardites authentiquement tuberculeuses révélées par une affection virale de rencontre.

5° *Les autres péricardites aiguës*

C'est un peu par abus de langage que l'on décrit habituellement dans ce chapitre les péricardites néoplasiques, myxœdémateuses, hodgkiniennes, parasitaires, mycosiques, urémiques, etc. qui, en fait, sont plus souvent subaiguës qu'aiguës. Trois étiologies demeurent encore qui posent de réels et plus ou moins fréquents problèmes de cardiologie.

• **Les péricardites de la maladie coronarienne** ne sont pas rares.

— *Au cours d'un infarctus myocardique,* le frottement en est l'indice, témoignant d'un infarcissement de l'épicarde et faisant redouter une rupture; discret, fugace, il n'est pas une absolue contre-indication à la poursuite d'un traitement anticoagulant déjà entrepris, mais intense, tant soit peu durable, il doit obliger à l'interruption des anticoagulants.

— *A distance de l'infarctus, le syndrome de Dressler,* associant fièvre, douleurs thoraciques, péricardite et pleurésie parfois, comporte la présence d'un frottement péricardique apparaissant entre la deuxième et la onzième semaine après l'infarctus. La tendance aux rechutes est très particulière à ce syndrome d'origine immunologique si bien que sa guérison définitive n'est parfois obtenue qu'après plusieurs mois. Chaque rechute pose en règle le problème d'une éventuelle extension de la thrombose coronarienne (valeur des électrocardiogrammes et des dosages des transaminases S.G.O.T.).

• **Les péricardites des collagénoses** sont :

— D'*inégale fréquence* selon la collagénose en cause :
- — exceptionnelles au cours des *P.C.E.;*
- — rares dans la *sclérodermie;*
- — un peu moins rares mais habituellement « sèches » dans la *péri-artérite noueuse;*
- — en revanche, elles compliquent au moins un tiers des cas de *dermatomyosites* et au moins la moitié des cas de *lupus érythémateux disséminés.* La fréquence en est même beaucoup plus forte à partir des statistiques nécroscopiques.

— *Le tableau clinique* est souvent subaigu avec forte dyspnée, douleurs thoraciques variées,
- — l'atteinte concomitante des plèvres est habituelle,
- — la silhouette cardiaque est en règle nettement augmentée de volume,
- — l'électrocardiogramme montre souvent l'association de troubles de la repolarisatoin d'origine péricardique et d'anomalies de l'excitation myocardique ou de la conduction intra-cardiaque.
- — le contexte clinique (vespertilio du lupus, érythème lilas de la dermatomyosite) et les arguments cytologiques (cellules de Hargraves pour le lupus, lésions musculaires inflammatoires et dégénératives pour la dermatomyosite) rendent facile le diagnostic étiologique de ces péricardites rarement isolées.

• **Restent les péricardites post-commissurotomies et post-péricardotomies.** — Le syndrome post-commissurotomie se voit dans les suites semi-récentes de 10 à 20 % des commissurotomies. Souvent, tout se résume à quelques douleurs thoraciques avec un contexte inflammatoire qui rappelle biologiquement celui du rhumatisme articulaire aigu, mais parfois coexistent soit un frottement péricardique, soit des signes électrocardiographiques qui témoignent d'une inflammation du péricarde. Un syndrome identique peut être observé après intervention pour cardiopathie congénitale. L'évolution traînante, la fréquence des rechutes n'est pas sans apparenter ces syndromes d'une part au syndrome de Dressler et d'autre part à certaines péricardites idiopathiques à rechutes, ce qui fait évoquer une possible origine immunologique.

IV. — TRAITEMENT

Il dépend évidemment de la cause.

*1° **La péricardite rhumatismale*** justifie :

• *Corticothérapie :* deltacortisone (à raison, au début, de 2 mg/kg chez le jeune enfant et de 0,5 mg à 1 mg/kg chez l'adulte) ou triamcinolone.

Les doses initiales seront réduites progressivement. La durée du traitement sera d'environ six semaines. Un tel traitement implique :

— le respect des contre-indications habituelles de la corticothérapie;

— la prescription de potassium et d'un régime sans sel.

A l'arrêt des corticoïdes, relais par d'autres anti-inflammatoires, comme l'acide acétylsalicylique ou la phénylbutazone.

• *Pénicillinothérapie* associée à la corticothérapie, à la dose de 1 à 2 millions d'unités par jour.

*2° **La péricardite tuberculeuse*** fait mettre en œuvre :

• *Chimiothérapie antituberculeuse* précoce et intensive : elle comporte l'association de trois médications :

— isoniazide,

— rifampicine,

— streptomycine.

Ce schéma peut être modifié en fonction de l'évolution ou d'un éventuel antibiogramme. La durée du traitement sera de dix-huit mois.

• *Sous cette couverture antibacillaire, et s'il n'existe pas de contre-indication, corticoïdes.* Ils favorisent la résorption de l'épanchement et diminuent les risques de péricardite constrictive. Un traitement de deux mois environ est généralement effectué.

• *La ponction évacuatrice* n'est indiquée que dans les épanchements abondants s'accompagnant de signes de compression cardiaque.

• *En cas d'évolution constrictive,* intensifier le traitement antituberculeux, reprendre ou majorer les doses de corticoïdes. Si ces symptômes ne régressent pas rapidement, une péricardectomie doit être décidée.

*3° **Les péricardites purulentes*** obligent :

• Toujours à une *antibiothérapie générale* basée sur l'isolement du germe et l'étude du pouvoir bactériolytique des antibiotiques couplés.

• Parfois à une *antibiothérapie locale.*

• Enfin à un *drainage chirurgical* — surtout chez l'enfant — pour éviter les ponctions péricardiques réitérées.

*4° **Les péricardites aiguës bénignes*** posent les plus difficiles problèmes.

• Certains ne font rien.

• D'autres font systématiquement des corticoïdes (mais il convient d'être sûr qu'il ne s'agit pas d'une tuberculose !).

• D'autres, enfin, font un *traitement antituberculeux* systématique chaque fois que la péricardite « traîne » un peu cliniquement, radiologiquement ou électrocardiographiquement.

II. — PÉRICARDITES CHRONIQUES CONSTRICTIVES

La symphyse rétractile du péricarde épaissi, par opposition à la symphyse simple qui reste latente, aboutit à une adiastolie, c'est-à-dire à une gêne du remplissage diastolique des ventricules. Au début, les lésions jeunes sont encore inflammatoires, puis elles deviennent fibreuses et parfois finalement calcifiées. Des lésions de l'épicarde myocardique, inflammatoires puis fibreuses, peuvent s'y associer.

I. — PHYSIOPATHOLOGIE

• *La constriction des cavités ventriculaires est le facteur essentiel.* — La gêne à la distension diastolique ventriculaire entraîne une élévation des pressions diastoliques de remplissage ventriculaire et, en amont, des pressions auriculaires et veineuses. Toutefois, l'effet hémodynamique est plus net dans la petite circulation car les lésions péricardiques prédominent sur le ventricule droit.

• *Les autres facteurs* n'ont qu'un rôle secondaire : constriction des veines caves, du sillon auriculo-ventriculaire droit, de l'oreillette droite, sténoses valvulaires pulmonaires extrinsèques, lésions myocardiques dégénératives associées, enfin cirrhose cardiaque secondaire pouvant déterminer une hypertension portale autonome.

II. — ÉTIOLOGIE

Les péricardites constrictives représentent de 0,5 à 2 % des cardiopathies, frappent deux hommes pour une femme, à un âge moyen d'environ 40 ans, les formes calcifiées ne se voyant pratiquement pas avant la quarantaine.

• *La tuberculose est en cause 7 fois sur 10 mais n'est prouvée qu'une fois sur 3.* — La constriction fait parfois précocement suite à une péricardite liquidienne aiguë (1 fois sur 5). Ici, la preuve de l'origine tuberculeuse est habituellement faite bactériologiquement ou histologiquement.

— La constriction s'installe parfois très à distance de l'atteinte aiguë (dix à vingt ans plus tard). La preuve de la tuberculose est souvent impossible à faire devant ces formes fibreuses ou calcifiées.

• *Les autres causes ne représentent qu'un dixième des cas* et il peut s'agir de :

— péricardites septiques;
— hémopéricardes traumatiques;
— péricardites radiothérapiques;
— péricardites néoplasiques;
— plus exceptionnellement : péricardites rhumatismales, mycosiques, virales, urémiques et des collagénoses.

• *Deux fois sur dix, la péricardite constrictive paraît primitive,* surtout si elle est calcifiée. Nombre d'entre elles sont probablement tuberculeuses; elles sont, du moins en pratique, considérées et traitées comme telles.

III. — CLINIQUE

La forme complète, avec *syndrome de Pick,* est la plus suggestive.

1° Examen clinique

• **Les circonstances de découverte** sont variables :

— au lendemain d'une péricardite liquidienne surveillée;
— ou à l'occasion d'une dyspnée, d'une hépatalgie d'effort, de douleurs thoraciques parfois angineïdes, plus rarement de palpitations ou de lipothymies — longtemps après une péricardite aiguë reconnue ou passée inaperçue.

• **Les signes « périphériques » dominent la scène.** — *Turgescence des veines jugulaires* en position demi-assise avec, parfois, collapsus protodiastolique (fausse expansion systolique) et distension inspiratoire. Les veines des bras sont souvent distendues et la *pression veineuse varie entre 20 et 45 cm d'eau.* Il peut exister une cyanose permanente ou intermittente de la face et des extrémités.

— *Hépatomégalie,* quasi constante, ferme ou dure, lisse, indolore. Le foie, parfois pulsatile dans la présystole, peut subir un « mouvement de retrait » dans la protodiastole (lors du dip). La ponction-biopsie peut authentifier soit un « foie cardiaque », soit un « foie cirrhotique » avec sclérose, nécrose, mais sans prolifération pseudo-adénomateuse.

— *Ascite* (2/3 des cas) à formule lymphocytaire ou mixte, plus ou moins riche en albumine (15 à 45 g ‰); elle est stérile bactériologiquement.

— *Splénomégalie* (1/3 des cas environ) mais seulement perçue après évacuation de l'ascite qui se reproduit rapidement.

— *Œdèmes des membres inférieurs* (3/4 des cas), plus ou moins importants, parfois associés à des varices qui, tardivement, se compliquent de dermite ocre et d'ulcères.

— *Hydrothorax* (moitié des cas) bilatéral ou droit, de formule lymphocytaire ou mixte, plus ou moins riche en albumine, stérile bactériologiquement.

— *T.A. basse, pouls petit parfois « paradoxal »* (déprimé en inspiration) avec vitesse circulatoire diminuée (temps bras-langue > 16 sec).

• **Les signes cardiaques contrastent par leur pauvreté :**

— *Auscultation normale dans 1 cas sur 5.*

— *Troubles du rythme* dans 1 cas sur 4 :
- — flutter, tachycardie supraventriculaire rarement;
- — fibrillation auriculaire avec arythmie complète surtout, mais tardive et dans les formes calcifiées.

— *Anomalies stéthoscopiques* parfois :
- — *vibrance ou claquement protodiastolique,* plus fréquente dans les formes calcifiées, localisée à l'endapex ou audible sur tout le précordium, simulant un claquement d'ouverture de la mitrale;
- — plus rarement : dédoublement de B2, galop présystolique, vibrance systolique.

2° *Examens complémentaires*

• **La radiologie apporte des arguments essentiels.** — *Le volume cardiaque* est petit ou normal dans 1 cas sur 2, mais discrètement augmenté dans l'autre moitié des cas. Il paraît, en règle, « trop petit » par rapport à l'intensité du syndrome d'insuffisance cardiaque droite. Dans 1 cas sur 5, il est franchement gros.

— *La morphologie cardiaque* est modifiée presque toujours : cœur triangulaire, débord droit, bord gauche rectiligne, oreillette gauche donnant un double contour de face, distension des artères et des veines pulmonaires, parfois de la veine cave supérieure.

— *La cinétique cardiaque,* en scopie, est diminuée mais souvent partiellement conservée.

— *Des calcifications* sont notées, sur les clichés simples en 4 incidences ou sur les tomographies, dans la moitié des cas. Les sièges d'élection sont la face inférieure du cœur, les sillons interventriculaires et auriculo-ventriculaires. Elles sont localisées en fin liséré, ou disposées en cuirasse (Panzerherz).

RADIOLOGIE
(les calcifications peuvent manquer ou être localisées)

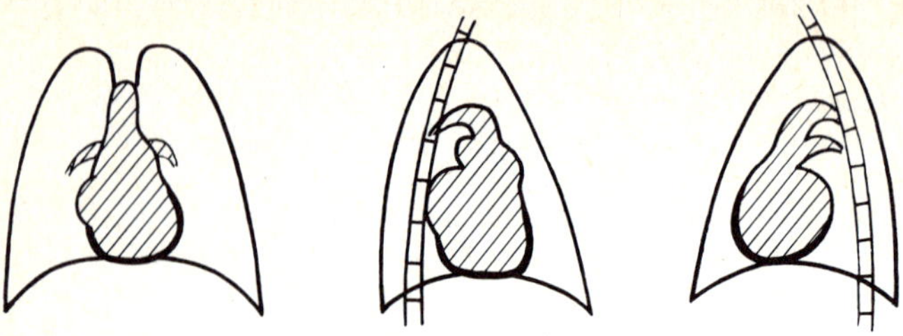

ELECTROCARDIOGRAMME
(une FA peut remplacer le R. sinusal)

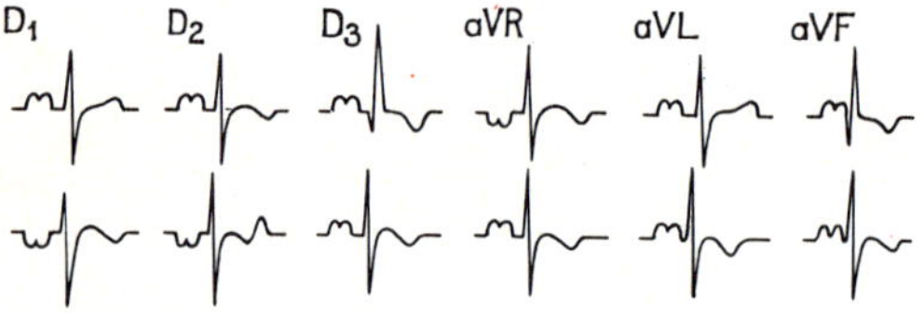

MÉCANO ET PHONOCARDIOGRAMME

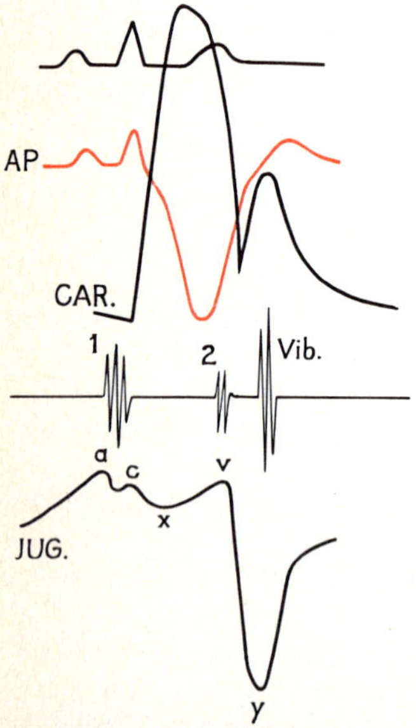

CATHÉTÉRISME

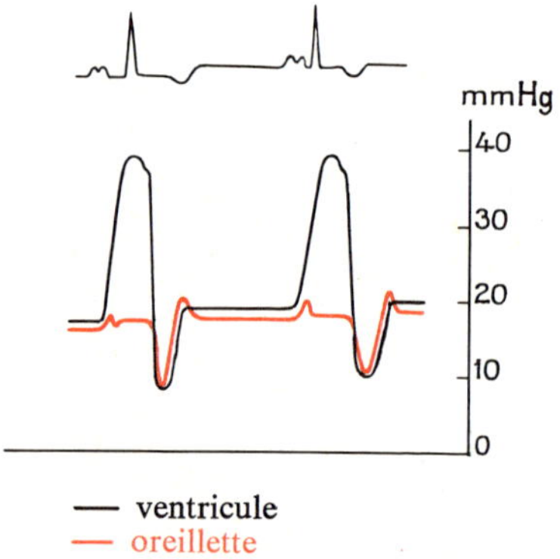

tendance à l'égalisation des pressions
de la VCS au Cap. Pulm.

FIG. 69. — *Péricardites constrictives.*

• **L'électrocardiogramme est en règle anormal.** — *Une fibrillation auriculaire* existe une fois sur quatre (formes calcifiées surtout); trois fois sur quatre le rythme est sinusal, tachycarde.

— *P, dans deux tiers des cas de rythme sinusal,* est bifide ou rectangulaire dans les dérivations frontales, diphasique + —— dans le précordium droit, positive dans le précordium gauche. Le voltage reste normal, la durée n'est supérieure à 0,11 sec que dans un tiers des cas. L'axe reste voisin de + 60°

— *PQ* n'est *allongé* que dans 10 % des cas et décalé 1 fois sur 2 surtout dans les épicardo-péricardites subaiguës.

— *QRS* a un axe normal, plus rarement droit (1/4 des cas). Il peut exister un aspect S1 Q3 et un bloc de branche droit incomplet ou complet. Dans un tiers ou plus des cas, on note un *bas-voltage* de QRS surtout dans les dérivations frontales des formes évoluées.

— *ST* est tantôt normal, tantôt sous-décalé parfois dans les dérivations frontales, souvent dans les précordiales gauches.

— *T est en règle aplatie ou inversée* au moins dans les précordiales gauches, parfois dans tout le précordium. En dérivations frontales AT se situe entre — 30° et — 90°, d'où une divergence avec AQRS.

• **Le phonocardiogramme et les mécanogrammes sont des examens d'appoint.** — *Le phonocardiogramme* peut enregistrer un clic proto ou mésosystolique et, plus souvent, une vibrance protodiastolique, dans les hautes fréquences, de 0,06 à 0,14 sec après B2 qu'il dépasse en intensité.

— *Le jugulogramme* montre une disparition du creux *x* contrastant avec un creux *y* profond protodiastolique (aspect en racine carrée). *L'hépatogramme* est quasi identique.

— *L'apexogramme* montre, après une positivité protosystolique discrète et brève, une dépression très large, asymétrique, en cuillère (aspect inversé).

— *Le carotidogramme* peut objectiver une onde dicrote très ample.

3° *Cathétérisme cardiaque*

Un cathétérisme droit suffit habituellement au diagnostic. Le cathétérisme gauche peut montrer des anomalies calquées sur celles du cathétérisme droit. Ce sont :

• **Des anomalies morphologiques des courbes** — Aspect en M ou W de la courbe auriculaire par suite d'une forte dépression protodiastolique (comme le jugulogramme);

— *Aspect en « dip-plateau » diastolique* de la courbe ventriculaire droite, c'est-à-dire dépression protodiastolique brutale suivie d'un plateau dont le niveau de pression est environ au tiers de la pression systolique (plus de 90 % des cas).

• **Des modifications des pressions** — Les pressions des veines caves et de l'oreillette droite sont élevées, en moyenne de 15 mm Hg.

— Les pressions systoliques ventriculaires droites sont normales ou peu augmentées alors que les pressions télédiastoliques sont toujours élevées atteignant ou dépassant le tiers de la pression systolique.

— Les pressions artérielles pulmonaires sont élevées modérément vers 30 mm Hg pour la diastolique, 50 mm Hg pour la systolique.

— La pression capillaire pulmonaire est discrètement élevée (15 à 20 mm Hg) démontrant l'adiastolie gauche.

— *Finalement, il y a une tendance à l'égalisation des pressions depuis les veines caves jusqu'au capillaire pulmonaire.*

• **Le débit cardiaque** est diminué dans 3 cas sur 4, par diminution du débit systolique.

4° *Evolution*

— Elle est *progressive* mais parfois sur dix ans ou plus.

— Les œdèmes, l'ascite, les épanchements pleuraux finissent par résister aux diurétiques, obligent aux ponctions itératives et finalement la mort peut survenir dans un tableau de *cirrhose cardiaque* avec cachexie et complications de décubitus.

— Exceptionnellement, le tableau d'insuffisance cardiaque peut s'atténuer sous traitement médical s'il y avait un facteur adjuvant (trouble du rythme) ou un épanchement péricardique sous tension à l'intérieur du sac calcifié.

IV. — FORMES CLINIQUES

1° *Formes anatomo-cliniques*

• **Les formes « jeunes » à évolution subaiguë** (épicardo-péricardites) :

— représentent le tiers des cas de péricardites constrictives;

— s'installent dans l'année qui suit la péricardite liquidienne;

— sont presque toujours tuberculeuses, plus rarement septiques, virales ou idiopathiques;

— s'accompagnent d'épanchements séreux tantôt inflammatoires, tantôt mécaniques;

— le problème est de savoir si l'adiastolie est liée à une symphyse ou à un épanchement sous tension. Le diagnostic n'est pas toujours simple et nécessite souvent l'argument évolutif sous traitement antituberculeux : une régression est rare, une aggravation aussi; en règle, le syndrome de constriction persiste qui oblige, après quelques mois, à une péricardectomie.

- **Les péricardites fibreuses :**
  — formes « habituelles », elles surviennent plusieurs années après la péricardite initiale;
  — l'aspect clinique est variable : de la constriction évidente à la constriction latente;
  — leur diagnostic est difficile en l'absence de calcifications;
  — l'origine tuberculeuse n'est souvent que suspectée, les lésions étant cicatricielles.

- **Les péricardites calcifiées :**
  — elle sous-entendent deux à cinq ans d'évolution au moins;
  — elles peuvent être totalement tolérées ou donner un syndrome de Pick;
  — la vibrance protodiastolique est habituelle;
  — la fibrillation auriculaire est présente 1 fois sur 2;
  — une dystrophie myocardique associée n'est pas rare;
  — l'évolution est lente, pouvant s'étaler sur dix ou vingt ans;
  — l'étiologie en demeure souvent imprécise.

2° *Formes symptomatiques*

- **Formes latentes.** — Elles peuvent se résumer soit à des anomalies électrocardiographiques persistantes, soit à une élévation isolée de la pression veineuse. C'est le cathétérisme droit qui objective la constriction.

- **Formes avec constriction localisée** réalisant soit des constrictions valvulaires extrinsèques (pulmonaire, mitrale), soit une adiastolie apparemment prédominante sur le ventricule gauche (poumon cardiaque prédominant).

- **Formes trompeuses** parce que :
  — pseudomitrales associant arythmie complète, pseudo-claquement d'ouverture mitrale (vibrance), stase pleuropulmonaire, grosse O.G.;
  — avec angor qu'il y ait ou non des lésions coronariennes par calcifications péri-coronaires;
  — avec hypoprotidémie, avec infantilisme, avec dystrophie myocardique, avec cardiopathies associées.

V. — DIAGNOSTIC

Il se pose dans les formes fibreuses avec syndrome de Pick incomplet.

- **Avec certaines affections non cardiologiques :**
  — cirrhose hypertrophique, néphrose lipoïdique, thrombose de la veine cave inférieure ou des veines sus-hépatiques (syndrome de Budd-Chiari);

— l'hypertension veineuse au bras distingue l'adiastolie de ces affections.

• **Avec des cardiopathies sans adiastolie** et surtout :

— rétrécissement mitral (avec ou sans rétrécissement tricuspidien) à cause de l'auscultation (vibrance simulant un C.O.M.) la radiologie (grosse O.G.) et l'éventuelle arythmie complète;

— myxomes de l'oreillette droite, car Σ de Pick, avec cœur petit, bas-voltage électrique, mais l'O.D. est plus grosse que dans les péricardites constrictives.

• **Avec des cardiopathies s'accompagnant d'adiastolie** (dip-plateau diastolique intraventriculaire) :

— D'origine péricardique : péricardites liquidiennes. C'est le problème des « formes jeunes » des péricardites constrictives.

— D'origine myocardique par :

— *hémochromatose* (hyperglycémie, fer sérique augmenté, saturation de la sidérophiline augmentée, biopsie hépatique avec coloration de Perls);

— *amylose* (macroglossie parfois; biopsie cutanée, gingivale, biopsie hépatique font le diagnostic);

— *fibroses myocardiques* (mais gros cœur, fibrillation auriculaire, galop, forte hypertension pulmonaire). L'association à une péricardite constrictive est possible.

— D'origine endocardique : *endocardite fibroplastique* (séjours africains, forte éosinophilie, onde « a » géante dans l'oreillette droite).

VI. — TRAITEMENT

La décortication péricardique — la péricardectomie — est le seul vrai traitement des péricardites constrictives.

1° Qui opérer ?

— *Les formes avec syndrome de Pick complet ou incomplet.* En revanche, si tout se résume à des signes hémodynamiques de cathétérisme, on peut surseoir mais sous surveillance : si la constriction semble progresser, mieux vaut opérer tôt pour simplifier l'acte opératoire.

— *Les formes sans facteur myocardique :* en cas de gros cœur, il faut essayer de faire la part qui revient à la constriction et à la déchéance myocardique (cathétérismes comparatifs et après cure tonicardiaque).

— *Les formes « jeunes » ou fibreuses,* avant l'âge de 50 ans. La discussion est plus serrée après l'âge de 50 ans et s'il s'agit d'une forme calcifiée à évolution lente (risques accrus de blessures vasculaires et auriculaires — facteur myocardique quasi constant).

2° *Quand opérer ?*

— *Dans les formes « jeunes », les épicardo-péricardites subaiguës,* après au moins six mois d'un traitement antituberculeux triple (Rifampicine, Isoniazide, Ethambutol) et d'un traitement corticoïde associé. On opère alors une péricardite « refroidie ». Dans de rares cas qui s'aggravent hémodynamiquement sous ce traitement, il faut opérer le plus tôt possible. Le traitement antituberculeux est poursuivi durant dix-mois mois à deux ans.

— *Dans les formes fibreuses ou calcifiées,* la mise au traitement antituberculeux est systématique, mais, en l'absence de signes inflammatoires, on peut opérer dès le premier mois. Le traitement antituberculeux sera poursuivi durant un an.

— *Dans tous les cas, un traitement symptomatique pré-opératoire* s'impose : repos, régime désodé, digitaliques, diurétiques, évacuation des épanchements avant l'intervention.

3° *Comment opérer ?*

— Sous contrôle hémodynamique per-opératoire.

— Libération première du ventricule gauche.

— Se méfier des blessures vasculaires (veines caves, coronaires) et auriculaires : au niveau de ces lésions, la décortication se fera au minimum en fonction du contrôle hémodynamique per-opératoire.

4° *Résultats*

— Mortalité opératoire actuelle : 10 % environ.

— Bons ou excellents résultats dans 80 % des cas avec récupération du débit systolique et, plus lentement, des morphologies hémodynamiques normales.

— Mauvais résultats dans 10 % des cas à cause d'une décortication incomplète, d'une déchéance myocardique associée, voire d'une cirrhose évolutive.

7

CARDIOPATHIES DES DYSTHYROÏDIES

L'hormone thyroïdienne augmente les métabolismes en général et le métabolisme cardiaque en particulier. Elle augmente le débit cardiaque. Les catécholamines sensibilisent son action au niveau du myocarde.

On ne s'étonne donc pas qu'un dysfonctionnement thyroïdien puisse favoriser, voire engendrer, une cardiopathie.

Il faut d'emblée souligner la fréquente intrication avec des maladies cardiaques organiques : insuffisance coronarienne en cas d'hypothyroïdie, valvulopathie ou autre cardiopathie en cas d'hyperthyroïdie à dominante cardiaque (cardiothyréose).

I. — CŒUR ET HYPERTHYROÏDIE

Toute hyperthyroïdie s'accompagne d'un contexte cardio-vasculaire, mais on réserve le nom de cardiothyréoses aux cas où existent des troubles du rythme sévères (fibrillation auriculaire en particulier) ou une insuffisance cardiaque.

I. — SIGNES CARDIO-VASCULAIRES HABITUELS DE L'HYPERTHYROÏDIE

On y inclut :

— la tachycardie permanente, instable, exagérée aux émotions, électriquement sinusale;

— le pouls souvent petit et dépressible;

— les extrasystoles, très fréquentes (54 % des cas);
— l'hyperpulsatilité cardio-aortique en radioscopie;
— une vitesse circulatoire accélérée (temps bras-langue de 7 à 10 secondes) avec débit cardiaque augmenté.

II. — CARDIOTHYRÉOSES

Elles représentent environ 12,5 % des hyperthyroïdies (Gilbert Dreyfus) et environ 3 % des cardiopathies (White).

1° *Anatomie pathologique et physiopathologie*

- **Anatomiquement** deux notions sont essentielles :
  — l'hyperthyroïdie ne détermine aucune lésion spécifique optiquement visible au niveau du myocarde;
  — une cardiopathie organique associée est très fréquente (50 à 75 % des cas) : avant tout cardiopathie valvulaire rhumatismale, hypertensive ou par athérosclérose coronarienne, beaucoup plus rarement cardiopathie congénitale ou C.P.C.

- **Physiopathologiquement,** l'hyperthyroïdie « surmène » le cœur par :
  — augmentation modérée de la masse sanguine;
  — accroissement du débit cardiaque (index cardiaque de 40 à 100 % supérieur à l'index normal), d'une part, par ouverture de shunts artério-veineux, en périphérie (d'où une diminution de la différence artério-veineuse) et retour accéléré du sang vers le cœur droit, et par effet tachycardique d'autre part;
  — enfin par activation des oxydations avec découplage des phosphorylations, d'où un gaspillage de l'énergie produite (abaissement du rapport : phosphore incorporé — oxygène consommé). Ce gaspillage est encore accéléré par les catécholamines qui sensibilisent le myocarde à l'action de la thyroxine.

- **Finalement,** il semble bien que :
  — la fibrillation auriculaire ait pour cause essentielle la cardiopathie sous-jacente et que l'hyperthyroïdie ne fasse qu'en accroître la fréquence et qu'en hâter l'apparition;
  — l'insuffisance cardiaque soit liée à la sensibilité particulière du myocarde à l'anoxie chez l'hyperthyroïdien. Une hypertrophie cardiaque (qui accroît les besoins en O_2) et l'insuffisance coronarienne (qui diminue les apports en O_2) favorisent la survenue de l'insuffisance cardiaque, d'où l'importance de l'existence ou non d'une cardiopathie sous-jacente.

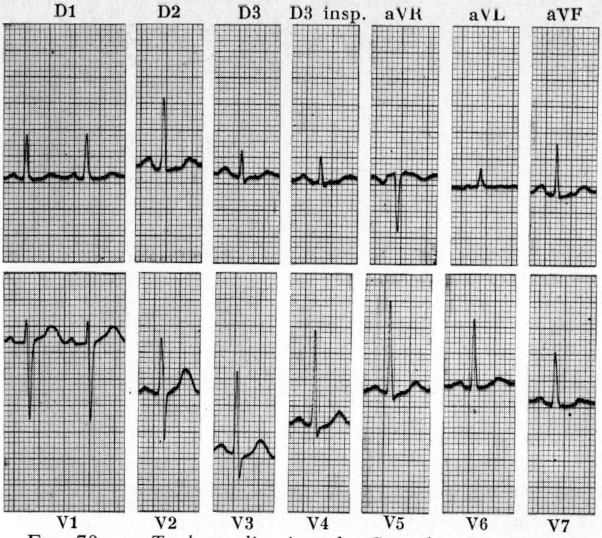

FIG. 70. — *Tachycardie sinusale*. Complexes normaux. *Hyperthyroïdie simple.*

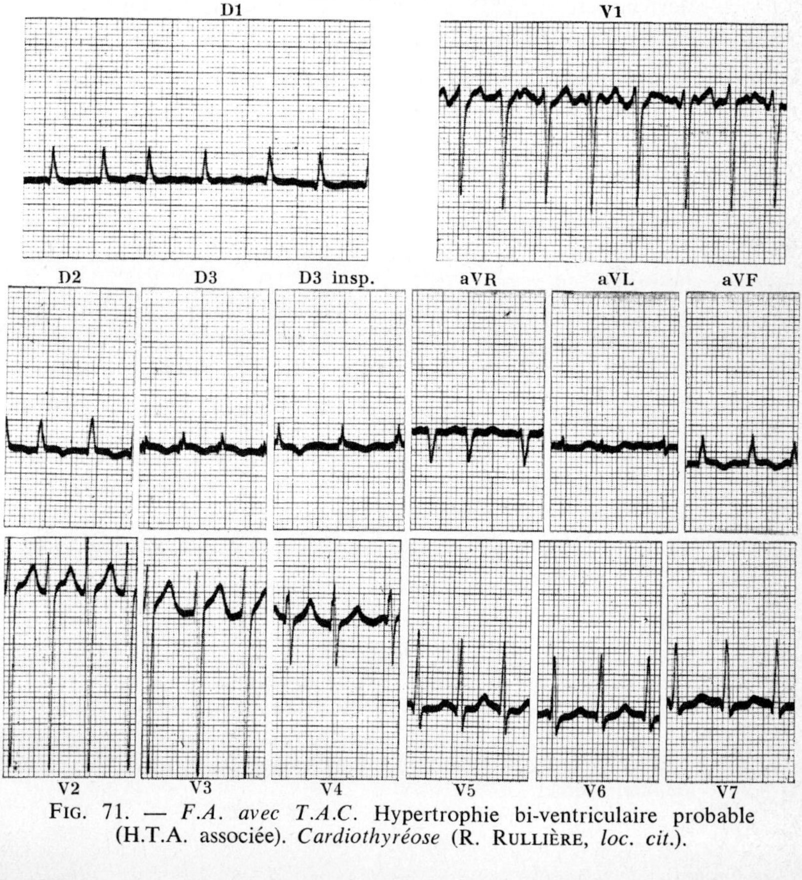

FIG. 71. — *F.A. avec T.A.C.* Hypertrophie bi-ventriculaire probable (H.T.A. associée). *Cardiothyréose* (R. RULLIÈRE, *loc. cit.*).

2° *Aspects cliniques*

Les cardiothyréoses s'observent le plus souvent au cours d'hyperthyroïdies où la thyrotoxicose est dominante. Elles sont exceptionnelles avant 40 ans, alors que l'hyperthyroïdie non compliquée survient entre 20 et 40 ans. L'âge moyen est de 50 à 55 ans, avec une prédominance féminine mais seulement de 2 pour 1, alors que la maladie de Basedow en général est 5 fois plus fréquente chez la femme.

- **L'arythmie complète par fibrillation auriculaire :**
  — touche 10 à 15 % des hyperthyroïdies;
  — est présente de 7 à 9 fois sur 10 en cas de complications cardiaques;
  — survient chez des sujets habituellement de plus de 40 ans;
  — épargne, en revanche, les thyrotoxicoses juvéniles;
  — est parfois paroxystique, au début;
  — devient permanente, rapide (110 à 180 battements/minute), résistante à la digitaline.

- **Les autres troubles du rythme** sont plus rares :
  — crises de tachycardie paroxystique de type nodal;
  — flutter auriculaire;
  — bradycardie par bloc auriculo-ventriculaire, exceptionnelle.

- **L'insuffisance cardiaque :**
  — ne touche que les sujets âgés, hypertendus, coronariens, valvulaires;
  — apparaît après une période plus ou moins longue de fibrillation auriculaire;
  — revêt l'aspect d'une insuffisance cardiaque droite ou globale à prédominance droite;
  — avec cardiomégalie modérée;
  — avec à l'ECG, fibrillation auriculaire mais peu d'anomalies des complexes ventriculaires;
  — avec vitesse circulatoire accélérée;
  — et, si on l'étudie, débit cardiaque paradoxalement exagéré, voire normal, mais non diminué.

III. — DIAGNOSTIC

*1° **Une hyperthyroïdie doit être systématiquement évoquée*** devant :

— une tachycardie régulière chez une femme jeune, avant de parler de neurotonie;

— une fibrillation auriculaire paroxystique ou permanente « sans cause »;

— une insuffisance cardiaque avec rythme ventriculaire rapide surtout si la vitesse circulatoire est accélérée et si la digitaline reste sans effet.

C'est dire que la *palpation du corps thyroïde doit être un geste systématique de tout examen cardio-vasculaire* bien conduit devant une tachycardie, une tachyarythmie, une insuffisance cardiaque, même en l'absence d'amaigrissement notable.

*2° **L'hyperthyroïdie peut être appuyée** :*

• *Parfois par la clinique :*

— évidente s'il s'agit d'une maladie de Basedow avec son goitre diffus et vasculaire, ses signes oculaires, son tremblement, son amaigrissement mais ce dernier est parfois masqué par les œdèmes;

— trompeuse s'il s'agit d'un adénome toxique réalisant une thyrotoxicose pure et dont le noyau n'est pas toujours cliniquement évident.

• *En règle par les examens complémentaires :*

— le métabolisme de base est sans valeur chez un cardiaque, l'hypocholestérolémie rare après 40 ans;

— le réflexogramme achilléen a une courbe très raccourcie;

— l'iode protéique plasmatique (P.B.I.), l'iode extractible par le butanol (B.E.I.), la T4 sérique et la fixation de T3 sur résine (Hamolsky) sont élevés;

— la courbe de fixation thyroïdienne de l'^{131}I montre une fixation précoce et intense (plus de 60 %) avec angle de fuite aigu;

— la scintigraphie thyroïdienne précise s'il s'agit d'une maladie de Basedow (hyperfixation globale non freinée par la tri-iodo-thyronine) ou d'un adénome toxique (noyau hyperfixant avec thyroïde « froide » réactivée par la T.S.H.).

IV. — TRAITEMENT DES CARDIOTHYRÉOSES

*1° **L'essentiel demeure le traitement de l'hyperthyroïdie.***

• **L'iode radioactif** (^{131}I), le plus utilisé :

— est contre-indiqué en cas de grossesse;

— n'agit qu'après trois semaines (d'où iode et antithyroïdiens de synthèse pour combler ce hiatus);

— exige parfois une deuxième dose;

— expose à une hypothyroïdie secondaire (6 à 15 %);

— mais guérit les cardiothyréoses dans près de 70 % des cas.

- **La thyroïdectomie subtotale** est moins employée, à réserver :
  - — à la femme enceinte ou allaitant;
  - — aux adénomes toxiques;
  - — aux goitres nodulaires, si on a un doute sur la malignité d'un noyau;
  - — aux cardiothyréoses très sévères, immédiatement préoccupantes;
  - — le risque est surtout une récidive de l'hyperthyroïdie, parfois une hypoparathyroïdie.

- **Les antithyroïdiens de synthèse** (Basdène *, Basolan *) sont parfois indiqués dans les hyperthyroïdies simples.

2° Le traitement d'appoint est nécessaire :

— Repos.
— Régime désodé.
— Digitaliques peu efficaces, diurétiques peu actifs.
— Réserpine, bradycardisante et sédative.
— Anticatécholamines :
  — soit guanethidine (50 à 100 mg par jour) à doses progressives;
  — soit propranolol (40 à 120 mg par jour) ou autres β bloqueurs à doses progressives, mais qu'il convient d'arrêter 10 jours au moins avant une intervention quelconque.

II. — CŒUR ET HYPOTHYROÏDIE

Les troubles cardio-vasculaires de l'hypothyroïdie font envisager essentiellement le « cœur myxœdémateux » et les manifestations coronariennes. Il suffit de citer encore la rareté de l'hypotension artérielle et la relative fréquence de l'hypertension artérielle, cette dernière pouvant parfois se corriger sous opothérapie.

I. — LE CŒUR MYXŒDÉMATEUX

On groupe sous ce vocable les manifestations directement liées à l'hypothyroïdie donc *a priori* réductibles sous opothérapie.

1° Le gros cœur myxœdémateux

Il réalise un tableau de péricardite chronique bien qu'une atonie et qu'une infiltration myxœdémateuse du myocarde soient parfois associées. Il s'installe progressivement et peut même être tout à fait latent.

- **La clinique** est donc souvent pauvre :
  — dyspnée d'effort;
  — bradycadrie régulière, assourdissement des bruits, choc de pointe difficile à localiser;
  — aucun signe d'insuffisance cardiaque;
  — en revanche, le tableau de myxœdème est souvent évocateur : infiltration des téguments, cyanose des pommettes, peau sèche, chute des poils, etc.

- **La radioscopie** est souvent révélatrice :
  — le cœur est énorme, en carafe, débordant largement à droite, atteignant parfois le rebord costal à gauche;
  — ne battant pas ou battant peu et lentement;
  — le pédicule aortique est raccourci, les artères pulmonaires sont normales, les parenchymes clairs.

- **L'électrocardiogramme** est en règle suggestif :
  — bradycardie sinusale à moins de 60/minute;
  — micro-voltage diffus;
  — anomalies plus ou moins diffuses de repolarisation : ondes T, ou plates, ou discrètement négatives mais asymétriques avec segment ST parfois discrètement sous-dénivelé;
  — parfois certaines ondes T sont symétriques et négatives, évoquant une ischémie sous-épicardique primaire.

- **La ponction** (qui ne s'impose pas et qui n'est pas sans danger) peut ramener un liquide :
  — citrin, visqueux;
  — de formule bigarrée avec prédominance de lymphocytes, quelques hématies, quelques polynucléaires, quelques cellules endothéliales, à Rivalta négatif mais riche en albumine ($>$ 50 g/l), riche en α et β globulines mais pauvre en γ globulines;
  — pauvre ou riche en cholestérol (parfois sous forme de paillettes : liquide or).

- **L'opothérapie substitutive** a des résultats variables :
  — parfois spectaculaires sur les signes radio-électriques qui se normalisent;
  — parfois lents, surtout si le liquide est riche en cholestérol;
  — parfois dissociés : l'ECG s'améliore mais la cardiomégalie persiste — ou plus souvent, au contraire, la cardiomégalie diminue mais l'ECG demeure anormal ou même s'aggrave, faisant suspecter une coronarite associée.

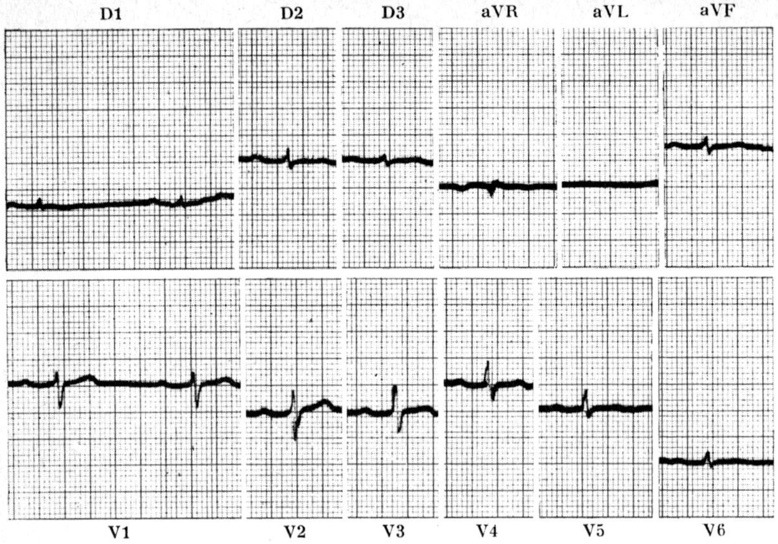

FIG. 72. — *Hypothyroïdie* (avant traitement).

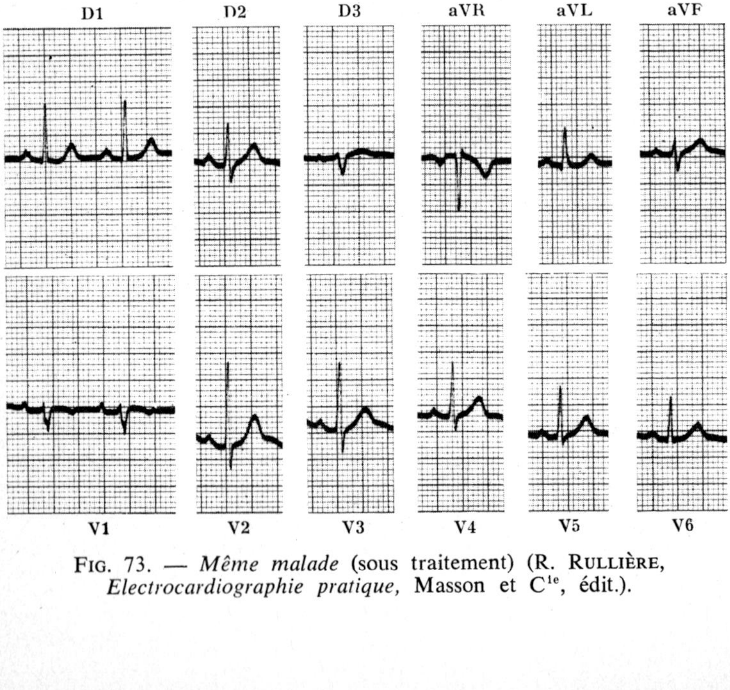

FIG. 73. — *Même malade* (sous traitement) (R. RULLIÈRE, *Electrocardiographie pratique,* Masson et Cie, édit.).

2° *Formes cliniques du cœur myxœdémateux*

• **Formes frustes.** — Le tableau est voisin du précédent mais :

— le cœur semble radiologiquement de volume normal;

— l'ECG ne montre qu'un bas-voltage et un aplatissement discret des ondes T;

— *a posteriori,* après opothérapie, la confrontation des clichés et des ECG permet d'affirmer qu'il existait, avant traitement, une cardiomégalie relative et des anomalies électriques.

• **Formes associées.** — Ce sont les cas où coexistent avec l'épanchement péricardique :

— d'autres épanchements séreux, pleuraux et/ou ascitique (4 % des cas) qui évidemment en imposent pour une insuffisance cardiaque;

— tous les liquides ont les caractères biologiques du liquide péricardique ci-dessus décrit.

• **Formes compliquées,** il peut s'agir :

— d'une insuffisance cardiaque (10 % des cas), surtout chez des malades âgés, avant ou en cours de traitement. Il peut s'agir d'une vraie complication myxœdémateuse régressant sous opothérapie ou d'une insuffisance cardiaque indépendante du myxœdème, témoignant d'une déchéance myocardique, et dans ce cas aggravée par l'opothérapie;

— d'une « tamponade », exceptionnelle, à suspecter si la pression veineuse est très élevée. Elle exige une ponction évacuatrice immédiate;

— de troubles du rythme ou de la conduction : les troubles du rythme (extrasystoles, F.A.) semblent indépendants du myxœdème, mais en revanche les troubles de la conduction auriculo-ventriculaire ou intraventriculaire peuvent régresser sous opothérapie.

• **Forme du nouveau-né.** — C'est un enfant de quelques semaines qui, par une discrète cyanose et parfois un souffle systolique, un gros cœur, des anomalies électriques, semble atteint d'une cardiopathie congénitale.

II. — MYXŒDÈME ET MANIFESTATIONS CORONARIENNES

La fréquence des manifestations coronariennes au cours du myxœdème est très grande qu'il y ait ou non gros cœur myxœdémateux radiologique.

1° Les facteurs maléfiques ou bénéfiques de l'hypothyroïdie

• Le myxœdème peut créer l'angor de deux façons :

— d'une part en favorisant, à long terme, l'athérosclérose coronarienne par suite des troubles lipidiques qu'il entraîne;

— d'autre part, en créant une anoxie myocardique à cause de l'anémie, de l'insuffisance respiratoire et de la baisse du débit cardiaque et coronarien qui accompagnent le myxœdème.

• En revanche, l'hypothyroïdie peut atténuer les manifestations fonctionnelles de l'athérosclérose coronarienne en réduisant l'action des catécholamines au niveau du myocarde c'est-à-dire en diminuant les besoins en oxygène du tissu myocardique.

2° Conditions cliniques

Les manifestations coronariennes peuvent se manifester avant tout traitement ou au contraire apparaître sous opothérapie.

• **Avant tout traitement :**

— un angor connu de longue date peut s'aggraver au fur et à mesure que s'accentuent les signes de l'hypothyroïdie ou surtout d'autant plus que l'hypothyroïdie est plus ancienne;

— un angor peut. au contraire, paradoxalement s'améliorer d'autant que les efforts des myxœdémateux sont limités par la maladie.

• **Sous opothérapie :**

— rarement l'angor s'améliore ce qui suppose une insuffisance coronarienne exclusivement fonctionnelle;

— plus fréquemment, l'angor s'aggrave ou même apparaît, découvrant ainsi la certitude d'une insuffisance coronarienne organique sous-estimée ou masquée. Il peut même s'agir d'accidents dramatiques : infarctus du myocarde ou, surtout, mort subite.

III. — PROBLÈMES DIAGNOSTIQUES

Ils se posent différemment selon que le myxœdème est méconnu ou déjà reconnu.

1° Si le myxœdème est méconnu

• *Le problème est soit celui d'un gros cœur, soit celui d'anomalies électriques :*

— le gros cœur fait discuter les autres péricardites chroniques (dont les péricardites dites à cholestérol qui sont d'ailleurs parfois d'origine hypothyroïdienne) et les « gros myocardes » primitifs ou secondaires (voir cardiomyopathies);

— les anomalies électriques font discuter surtout les maladies diffuses du myocarde, plus rarement un trouble ionique, plus souvent une insuffisance coronarienne « banale ».

• *Tout gros cœur, toute anomalie électrique tant soit peu diffuse* exigent la recherche d'une hypothyroïdie laquelle n'est pas toujours cliniquement évidente : le M.B. est diminué de plus de 10 %, le cholestérol à 4 g/l ou plus, le réflexogramme très ralenti, l'iode protéique effondré, la T4 sérique basse, la fixation de T3 sur résine (Hamolsky) abaissée, la fixation thyroïdienne de l'^{131}I est quasi nulle.

2° *Si le myxœdème est prouvé*

• *Il faut parfois distinguer une forme pluri-séreuse d'une insuffisance cardiaque :* la nature des liquides permet la différenciation.

• *Surtout, il faut essayer de dépister électriquement l'insuffisance coronarienne même en l'absence d'angor.* Elle est probable :

— dès que les anomalies de repolarisation sont localisées ou plus nettes dans certaines dérivations, et d'autant plus que certaines ondes T prennent un aspect symétrique;

— dès que, sous opothérapie, on voit s'améliorer le gros cœur radiologique alors qu'à l'ECG les troubles de repolarisation s'accentuent tandis que le bas-voltage diminue.

IV. — TRAITEMENT

« Etre myxœdémateux ou ne pas être » (Froment) demeure l'axiome essentiel. Il faut savoir renoncer à traiter l'hypothyroïdie si les antécédents et l'ECG font la preuve de la coexistence d'une insuffisance coronarienne majeure et si l'hypothyroïdie n'est pas immédiatement préoccupante. Dans les autres cas, il faut traiter.

• **L'opothérapie** doit être faite :

— sous surveillance hospitalière stricte, clinique, radiologique, électrique;

— sous forme d'extrait thyroïdien, de thyroxine ou de protéines iodées;

— à doses lentement progressives (par exemple 2 cg de protéine iodée au départ avec augmentation de 1 cg tous les quatre jours jusqu'à 10 à 15 cg);

— en cherchant la dose minima efficace.

• **Les drogues associées.** — Le traitement de l'insuffisance coronarienne s'il est déjà entrepris ne sera pas modifié (anticoagulants, coronarodilatateurs). Si l'angor ne préexiste pas, ce traitement ne s'impose pas d'emblée.

— Les drogues « anticatécholamines » semblent la meilleure protection pour éviter les accidents dramatiques : soit guanethidine (10 à 30 mg par jour, mais risque d'hypotension artérielle), soit surtout propranolol (40 à 80 mg par jour) ou autre β bloqueurs. Données à doses progressives réparties en trois prises, ces drogues peuvent être diminuées puis arrêtées après quelques mois de traitement.

8

CARDIOMYOPATHIES DIVERSES SECONDAIRES OU PRIMITIVES

Le titre donné à ce chapitre en démontre les limites floues. Les cardiomyopathies étudiées ici n'ont d'autre parenté que d'intéresser le myocarde de façon exclusive ou dominante. En revanche les étiologies en sont multiples et certaines formes restent idiopathiques.

I. — CARDIOMYOPATHIES OBSTRUCTIVES (C.M.O.)

Affection d'individualisation récente et d'appellation multiple : pseudo-sténose aortique avec hypertrophie ventriculaire, sténose idiopathique de la chambre de chasse du ventricule gauche, myocardiopathie obstructive, etc.

I. — ANATOMIE PATHOLOGIQUE. PHYSIOPATHOLOGIE. PATHOGÉNIE

- **La cardiomégalie** est constante :
  - — hypertrophie concentrique des deux ventricules, prédominant sur le V.G.;
  - — hypertrophie majeure du septum qui fait saillie dans les chambres de chasse (gauche ++);

— à l'histologie : au niveau du septum, fibres hypertrophiées, plus courtes que normalement; pas de lésions inflammatoires mais richesse en fibres sympathiques et en noradrénaline.

- **La contraction myocardique est anormale :**

— 75 à 80 % du volume systolique est éjecté dans la première moitié de la systole (ou lieu de 50 % normalement (d'où la montée rapide du carotidogramme);

— l'obstacle musculaire se constitue en mésosystole mais est vaincu par la force d'éjection du ventricule (d'où le 2ᵉ pic télésystolique du carotidogramme);

— la contraction auriculaire est vigoureuse (grande onde a) mais la grande valve mitrale est souvent distordue (insuffisance mitrale parfois associée).

- **La pathogénie est controversée :**

— primitivement, ce serait peut-être une simple hyperactivité β sympathique;

— l'obstacle organique à l'éjection ne serait que secondaire, favorisant l'hypertrophie ventriculaire.

II. — ÉTIOLOGIE ET CIRCONSTANCES DE DÉCOUVERTE

- **La cardiomyopathie obstructive :**

— est près de deux fois plus fréquente chez l'homme;

— l'âge, au premier examen, est variable (8 à 68 ans) mais souvent jeune (moyenne 30 ans) et il est même des formes congénitales où le souffle est découvert à la naissance;

— les formes familiales se voient surtout chez la femme (transmission sur le mode autosomique dominant).

- **Les circonstances de découverte sont variables :**

— Examen systématique : souffle systolique, gros cœur à la radio, anomalies électriques.

— Troubles fonctionnels, à savoir :

— dyspnée, signe le plus précoce, le plus fréquent;

— palpitations plus fréquentes que les crises de tachycardie paroxystique;

— douleurs thoraciques, soit de type angine de poitrine d'effort, soit atypiques, parfois spontanées, nocturnes, mais, fait suggestif, aggravées par la trinitrine;

— malaises lipothymiques ou syncopes vraies, survenant soit à l'effort, soit, fait singulier, juste après un effort. Ces syncopes sont brèves (quelques secondes).

III. — CLINIQUE

• **L'examen clinique :**

— *Le pouls périphérique est vibrant,* ample, mais diminue d'amplitude lors d'une contraction post-extrasystolique.

— *Un frémissement systolique* parasternal gauche est perçu dans un tiers des cas. Un choc en dôme est plus fréquent.

— *Le souffle systolique* est quasi constant.

— endo-apexien ou apexien, rarement plus haut, n'irradiant pas aux carotides;

— méso et télésystolique dans la moitié des cas, parfois seulement mésosystolique. Un souffle holosystolique peut témoigner d'une I.M. associée;

— variable d'un jour à l'autre, selon les positions, se majorant lors des systoles post-extrasystoliques, ou sous isoprotérénol et nitrite d'amyle;

— le phonocardiogramme démontre qu'il est losangique et nettement postérieur à B1.

— *Fait essentiel, il n'existe ni souffle diastolique* (mais parfois roulement mésodiastolique apexien), *ni claquement protosystolique.*

— un 3ᵉ (ou un 4ᵉ) bruit du cœur peut être perçu.

• **L'examen radiologique** peut être normal ou montrer :

— une cardiomégalie modérée ventriculaire gauche ou biventriculaire (parfois avec grosse oreillette gauche, même en l'absence d'I.M.);

— parfois une voussure de la partie supérieure de l'arc inférieur gauche, surtout en systole;

— l'aorte est normale, les artères pulmonaires aussi; les poumons sont clairs (sauf I.M. volumineuse associée); il n'y a pas de calcifications.

• **L'électrocardiogramme est exceptionnellement normal** (1 %). — Il peut montrer :

— un rythme sinusal, la F.A. étant exceptionnelle;

— une hypertrophie auriculaire (50 %) droite, gauche ou bi-auriculaire;

— une hypertrophie ventriculaire gauche;

— un bloc de branche incomplet (voire complet) gauche, plus rarement droit;

— des ondes q de pseudo-nécrose car fines quoique profondes, surtout en D1, en aVL, dans le précordium gauche, parfois postéro-diaphragmatiques. En regard de ces ondes q, la repolarisation est parfois normale, parfois de type ischémie sous-épicardique, parfois de type ischémie sous-endocardique.

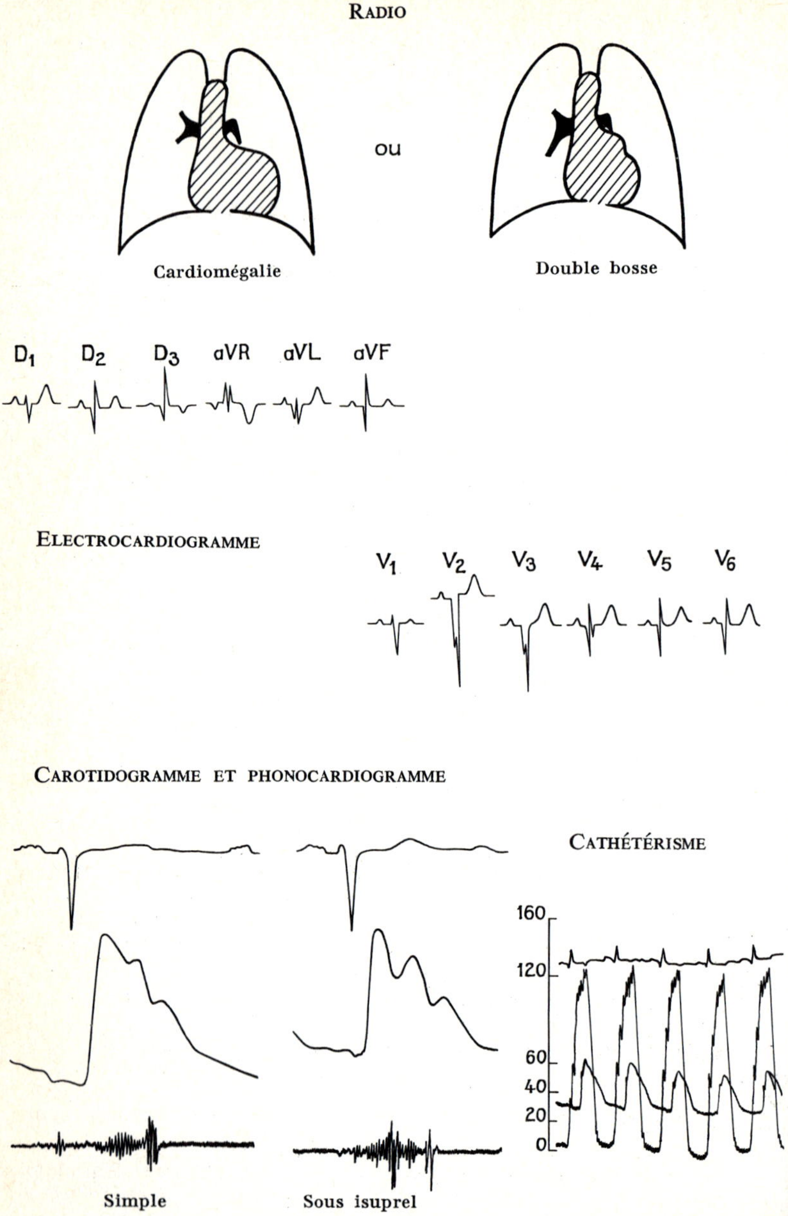

FIG. 74. — *Cardiomyopathie obstructive.*

- **Le carotidogramme :**
  — Peut être normal, même sous isuprel.
  — Mais il est suggestif s'il montre :
  — une ascension rapide suivie d'une chute brève;
  — puis un deuxième pic télésystolique qui s'accentue sous isuprel.

IV. — CATHÉTÉRISME ET CINÉANGIOGRAPHIE

- **Le cathétérisme des cavités gauches** montre :
  — un gradient de pression intraventriculaire de 60 à 80 mm Hg entre la chambre de remplissage et la chambre de chasse;
  — sans gradient de pression entre la chambre de chasse et l'aorte;
  — l'isuprel (ou une extrasystole) accentue le gradient intraventriculaire.

- **La cinéangiographie sélective objective :**
  — la sténose en systole : cône inversé à base aortique de face; biloculation du ventricule de profil,
  — et parfois (près de la moitié des cas) une fuite mitrale associée.

V. — ÉVOLUTION

— Elle est variable d'un cas à l'autre. Certaines formes sont très longtemps tolérées.

— L'insuffisance cardiaque est rare, comme l'endocardite bactérienne (6 %).

— La mort subite est fréquente et imprévisible.

VI. — TRAITEMENT

Proscrire formellement chez ces malades les digitaliques, l'isuprel, la trinitrine.

- **Le propranolol** à la dose de 20 à 200 mg/jour (comprimés de 40 mg) en trois prises, ou un autre β bloqueur,
  — soulage dyspnée, douleurs et palpitations;
  — améliore le carotidogramme;
  — mais ne modifie ni la radio, ni l'ECG;
  — on ne sait, faute de recul, son influence sur le pronostic.

- **La myotomie de Bigelow :**
  — incision verticale du bourrelet septal, à cœur ouvert, sous C.E.C.;
  — n'est indiquée que dans les formes très mal supportées, à fort gradient.

- **La pose d'une valve à disque sur l'anneau mitral** peut être préférable surtout dans les formes avec I.M.

II. — CARDIOPATHIES AMYLOÏDES

L'atteinte cardiaque de la maladie amyloïde se confond presque toujours avec le tableau de l'amyloïdose primitive. Les formes associées à une dilatation des bronches ou à un myélome sont très rares.

I. — ANATOMIE PATHOLOGIQUE

• **L'infiltration amyloïde frappe le cœur** dans 85 % des cas d'amylose primitive. Elle se voit :

- — dans le myocarde : nodules irrégulièrement répartis mais de façon diffuse;
- — sous l'endocarde des 4 cavités (O.D., O.G., V.G., plus rarement V.D.) et des valvules (tricuspide et mitrale, plus rarement sigmoïdes);
- — au niveau des coronaires (75 % des cas).

• **L'infiltration amyloïde touche aussi** le tube digestif, le rein, la rate et le foie dans les trois quarts des cas; les muscles striés dans 1 cas sur 2, la peau dans 1 cas sur 10.

II. — CLINIQUE

L'affection est le plus souvent à telle prédominance cardiaque que les autres localisations passent inaperçues. Elle frappe 2 hommes pour 1 femme, de façon rarissime avant 30 ans, habituellement nettement après 40 ans.

• **Cinq aspects cliniques** sont possibles :

- — *Insuffisance cardiaque globale « primitive »* et irréductible, avec énorme cœur et œdèmes pulmonaires et des membres.
- — *Fausse péricardite constrictive,* avec I.V.D. dominante, hypertension veineuse majeure, avec ou sans « cirrhose » cardiaque.
- — *Fausse cardiopathie ischémique* avec douleurs présumées angineuses et insuffisance cardiaque.
- — *Faux cœur pulmonaire chronique* avec cyanose sans pleurésie et I.V.D. apparemment exclusive.
- — *Fausse cardiopathie mitrale rhumatismale,* à cause d'un fort souffle systolique apexien, voire associé à un discret roulement diastolique.

• **L'orientation diagnostique vient des singularités :**
— Cliniques : macroglossie, adénopathies, hémorragie digestive, *papules* rosées ou cireuses du visage, du cou, des paumes, des gencives.
— Electriques : bas-voltage (80 %), déviation axiale gauche de QRS (60 %) contrastant avec une I.V.D. dominante, signes de nécose myocardique sans antécédents douloureux.
— Radiologiques : cardiomégalie relativement discrète par rapport à l'I.V.D. et, dans un tiers des cas, « immobilité » de l'ombre cardiaque.
— Hémodynamiques : aspect de *dip-plateau* intra-ventriculaire droit comme pour les péricardites constrictives mais souvent moins franc.

• **La certitude diagnostique** n'est apportée ni par l'épreuve au rouge Congo, ni (sauf exceptions) par le test à l'iode radioactif (fixation exagérée dans le foie, la rate, le cœur) mais par les *biopsies* systématiques gingivales, cutanées, musculaires, hépatiques ou ganglionnaires.

III. — TRAITEMENT

Aucun traitement spécifique. La mort est inéluctable dans un délai de deux mois à cinq ans par insuffisance cardiaque. Il ne reste donc :
— qu'à s'abstenir de corticoïdes qui favorisent l'amylose;
— qu'à éviter les anticoagulants (risques hémorragiques cérébraux et gastriques);
— qu'à se cantonner au traitement de l'insuffisance cardiaque (diurétiques + +).

III. — CŒUR ET HÉMOCHROMATOSE

Les complications cardiaques sont presque exclusivement le fait des hémochromatoses familiales, primitives, idiopathiques. Ces complications sont : soit de simples anomalies radio-électriques (75 % des cas), soit une insuffisance cardiaque (15 à 20 % des cas) alors que l'infiltration pigmentaire du myocarde est quasi constante aux autopsies.

I. — ANATOMIE PATHOLOGIQUE

L'infiltration pigmentaire touche les fibres puis l'interstitium, et s'associe à une altération des fibres (œdème, vacuolisation, fonte cellulaire) et surtout à une fibrose interstitielle qui joue le rôle principal.

Si bien que macroscopiquement le cœur est gros, souvent mou, flasque, dilaté, avec, parfois, des thromboses intra-cavitaires, mais valvules et coronaires sont intactes.

II. — CLINIQUE

Deux conditions diagnostiques selon que le diagnostic d'hémochromatose est déjà établi ou non.

1° *L'hémochromatose est déjà connue*

Le fait est habituel, car les complications cardiaques sont souvent postérieures à l'installation d'un diabète. Il peut s'agir :

- Soit de *simples anomalies radio-électriques :*
  - — un gros cœur peu battant sans calcifications péricardiques;
  - — anomalies électriques : extrasystoles ou fibrillation auriculaire, bas-voltage, troubles de la conduction (PR long, blocs de branche), anomalies diffuses de la repolarisation ventriculaire.
- Soit d'une *insuffisance cardiaque :*
  - — d'installation souvent brutale;
  - — globale, mais avec une nette prédominance de l'I.V.D. et, cependant, une hypotension artérielle marquée. Le foie est énorme, « mixte » (dur et douloureux);
  - — le cathétérisme des cavités droites montre souvent un aspect de dip-plateau intra-ventriculaire droite de « myocardiopathie constrictive ».

2° *L'hémochromatose est parfois méconnue*

- Le fait n'est pas exceptionnel dans les formes homozygotes de révélation précoce vers 25 ans.
- On doit être orienté par :
  - — la pigmentation, mais elle peut être discrète;
  - — le gros foie dur, sans signes d'hypertension portale;
  - — une discrète hyperglycémie (parfois dépistée par hyperglycémie provoquée);
  - — l'enquête familiale parfois.
- Toutes anomalies cardiaques avec gros foie, d'apparence primitive, font exiger :
  - — sidérémie (élevée le plus souvent, mais normale dans 33 % des cas);

— saturation de la sidérophiline (élevée à 70, voire 100 % dans 9 cas sur 10);
— laparoscopie : foie brun rouille;
— biopsies (foie, peau, rectum) avec coloration de Perls ou de Turnbull prouvant la surcharge en fer.

III. — TRAITEMENT

Décevant, il comporte :
— un traitement de l'hémochromatose : saignées répétées, chélateurs du fer (Desferal);
— le traitement symptomatique cardiaque : tonicardiaques et diurétiques peu actifs, traitement anticoagulant (à cause des thromboses).

IV. — CŒUR ET HÉMOPATHIES

En dehors des hémopéricardes des syndromes hémorragiques, des thromboses coronariennes des polycythémies et de la drépanocytose (hémoglobinose S) par falciformation, des complications cardiaques des hémochromatoses secondaires à certaines anémies traitées par transfusion, on peut envisager les cardiopathies des anémiques, des leucémiques, des hodgkiniens auxquelles, par extension, on ajoutera les cardiopathies de la sarcoïdose.

1° **Le cœur anémique**

• *Les manifestations sont liées,* soit à la chute de la masse sanguine qui abaisse le débit cardiaque si l'anémie est brusque et intense (hémorragies), soit à une simple anoxie myocardique si l'anémie est progressive. Il va de soi que les effets de l'anémie seront *d'autant plus désastreux que l'état cardio-vasculaire est déjà altéré* (insuffisance coronaire organique, hypertension, valvulopathies préalables).

• *L'anémie peut donc engendrer :*
— dyspnée d'effort, palpitations, angine de poitrine;
— tachycardie avec parfois galop présystolique;
— souffles systoliques, surtout protosystoliques, endapexiens ou plus larges (les souffles diastoliques sont exceptionnels);
— œdèmes des membres inférieurs (même sans insuffisance cardiaque);

— cardiomégalie par dilatation des cavités;
— ischémie sous-épicardique ou ischémie-lésion sous-endocardique, troubles de conduction.

• *L'évolution dépend du terrain cardiaque préalable :*
— souffle systolique, gros cœur, anomalies électriques peuvent disparaître après correction de l'anémie, si le cœur était sain;
— en revanche des complications peuvent survenir (infarctus du myocarde, insuffisance cardiaque, thromboses artérielles ou veineuses) s'il y avait une affection préalable (respectivement : athérosclérose myocardique, valvulopathie, hypertrophie ventriculaire, athérosclérose des membres inférieurs, varices).

2° Le cœur leucémique

• **Plusieurs mécanismes interviennent.** — Anémie, hémorragie, thromboses, compressions mais aussi infiltrations leucémiques. Celles-ci sont plus fréquentes dans les leucoses chroniques (lymphoïdes surtout) et frappent avant tout le myocarde, parfois le péricarde, exceptionnnellement l'endocarde. Les thromboses intra-cardiaques lymphoblastiques sont rares et les thromboses coronariennes rarissimes.

• **Trois expressions cliniques** sont possibles, parfois intriquées :
— *Troubles du rythme et de la conduction,* de tous types (extrasystoles, tachycardies supra-ventriculaires, flutter et fibrillation auriculaires, blocs auriculo-ventriculaires, blocs de branche).
— *Péricardites leucémiques,* latentes ou parfois révélatrices, parfois à cellules leucémiques, parfois à liquide « banal » A suspecter si gros cœur et anomalies électriques (bas-voltage; troubles diffus de la repolarisation).
— *Insuffisance cardiaque,* beaucoup plus rare, sans symptomatologie spéciale et non toujours due à des lésions spécifiques.

• **L'évolution en est désastreuse :**
— Quelques régressions sont possibles sous traitement de la leucémie.
— En revanche, certains traitements des leucoses aiguës (Rubidomycine) peuvent déclencher une insuffisance cardiaque gravissime.

3° Le cœur hodgkinien

— *L'atteinte cardiaque* se voit, en clinique, dans 1 à 2 % des maladies de Hodgkin quoique la fréquence anatomique, à l'autopsie, soit beaucoup plus fréquente (10 à 20 % des cas). Myocarde et péricarde sont intéressés par l'infiltration, l'endocarde épargné.

— *Les péricardites hodgkiniennes* sont en règle liquidiennes. Elles peuvent être inaugurales. Le plus souvent le liquide est citrin ou hémorragique, à Rivalta +, à prédominance lymphocytaire. Elles sont abondantes et se reproduisent après ponction.

— *Les « pancardites » hodgkiniennes* sont plus rares, associant au tableau de péricardite :

des troubles du rythme et de la conduction;

parfois de véritables tumeurs du cœur pouvant simuler un anévrisme pariétal.

— *L'évolution en est effroyable* mais la péricardite peut être chimio, cortico ou radiosensible. Un traitement local (caryolysine) peut être utile.

4° Le cœur sarcoïdosique

— *L'atteinte anatomique spécifique* du myocarde se voit dans 20 % des cas à l'autopsie, les nodules sarcoïdiens frappant surtout la cloison interventriculaire et le faisceau de His. Mais le cœur peut présenter des *lésions aspécifiques* par cœur pulmonaire chronique secondaire à la fibrose pulmonaire tardive d'origine sarcoïdosique.

— *Les troubles du rythme et de la conduction* sont divers : n'évoquent une lésion spécifique septale que les blocs de branche, les blocs auriculo-ventriculaires, les tachycardies ventriculaires.

— *L'insuffisance cardiaque* est habituellement le fait d'un C.P.C., exceptionnellement celui d'une myocardite sarcoïdosique.

— *La corticothérapie* est indiquée devant toute manifestation cardiaque.

V. — CŒUR ET AFFECTIONS NEURO-MUSCULAIRES GÉNOTYPIQUES

Seront envisagés le cœur des myopathies et celui de la maladie de Friedreich.

1° Cœur des myopathies

• **Dans la myopathie pseudo-hypertrophique de Duchenne,** les manifestations cardiaques s'observent dans plus de la moitié des cas et se traduisent :

— Cliniquement par une tachycardie, un souffle systolique, un bruit de galop.

— Radiologiquement par un gros cœur.

— Electriquement par :
  — des troubles du rythme : fibrillation auriculaire, extrasystoles, rythme nodal;
  — des troubles de conduction : syndrome de Wolff-Parkinson-White, bloc auriculo-ventriculaire, blocs de branche;
  — des troubles du ventriculogramme : grande onde R en V1, ondes q profondes en D1, V5 et V6, ou modification de la repolarisation de type ischémique;
  — il y a risque d'évolution vers l'insuffisance cardiaque.

• **Dans les autres myopathies,** les anomalies cardiaques sont plus rares et plus limitées :
— dans la myopathie facio-scapulo-humérale de Landouzy-Déjerine : simples atypies du ventriculogramme;
— dans la myotonie atrophique de Steinert : flutter ou fibrillation auriculaire, bloc auriculo-ventriculaire complet ou incomplet, blocs de branche.

2° *Cœur de la maladie de Friedreich*

Les signes cardio-vasculaires s'observent 1 fois sur 3, souvent quatre à cinq ans après les premiers signes neurologiques.

• **Anatomiquement,** on observe dans le myocarde : une hypertrophie et une dégénérescence des fibres musculaires avec petits foyers de nécrose, fibrose interfasciculaire et infiltrats cellulaires polymorphes. La pathogénie de ces lésions est controversée.

• **Cliniquement,** on observe :
— Parfois dyspnée d'effort et palpitations,
— Souffle systolique modéré, holo ou mésosystolique, de pointe ou mésocardiaque, parfois galop.
— Gros cœur radiologique.
— Anomalies électriques :
  — troubles du rythme (extrasystoles, tachycardies supra ou ventriculaires);
  — onde P2 exagérée;
  — hypertrophies ventriculaires plus souvent gauche que droite;
  — blocs de branche;
  — courants d'ischémie - lésion sous-épicardique antéro-latérale ou antérieure, variables d'un jour à l'autre.
— Risque de mort par trouble du rythme ou insuffisance cardiaque.

VI. — CŒUR ET MALADIES MÉTABOLIQUES GÉNOTYPIQUES

En dehors de l'*hémochromatose,* déjà vue, des *mucopolysaccharidoses* (syndromes de Hurler, de Hunter, de Morquio, de Scheie) qui peuvent déterminer des syndromes d'insuffisance valvulaire et d'insuffisance coronarienne, de l'*alcaptonurie* qui peut créer des insuffisances valvulaires, des anévrismes aortiques et des infarctus du myocarde, il faut insister surtout sur les cardiopathies liées à des maladies des métabolismes glucidique et lipidique.

1° Les glycogénoses

Toutes les glycogénoses (maladie de Von Gierke) peuvent se compliquer de cardiopathie. En fait, seule la *maladie de Pompe,* type 2 de Cori, liée à l'absence d'alpha-glucosidase des lysosomes, intéresse le cardiologue.

- **L'histologie cardiaque** montre :
  - — un aspect vacuolaire des fibres myocardiques;
  - — une richesse exagérée de glycogène (10 à 15 % au lieu de 3 % normalement).
- **Cliniquement,** les signes apparaissent le plus souvent entre le 2ᵉ et le 6ᵉ mois :
  - — accès de cyanose, de dyspnée, de tachycardie;
  - — cardiomégalie monstrueuse et compressive (atélectasie du lobe inférieur gauche);
  - — troubles électriques : parfois PR court, déviation axiale gauche, troubles diffus de la repolarisation.

Parfois ces signes cardiaques dominent la scène, parfois ils sont plus discrets que les signes neuro-musculaires (retard mental, hypotonie musculaire) et que l'hépatosplénomégalie.

- **L'évolution** est rapidement mortelle, avant l'âge de 2 ans, par déficience des muscles respiratoires ou par insuffisance cardiaque.

2° L'hypercholestérolémie familiale (cf. fig. 43)

Elle semble se transmettre sur le mode dominant autosomique.

- **Cliniquement,** on observe :
  - — des antécédents familiaux d'accidents artériels juvéniles;

— des *xanthomes tendineux* et parfois cutanés, un xanthelasma, un gerontoxon;
— biologiquement : *sérum clair,* triglycérides peu ou pas augmentés mais élévation franche du cholestérol, des phospholipides et des bêta lipoprotéines lourdes.

• **Les risques athéromateux** sont majeurs :
— angine de poitrine de l'adolescent, parfois de l'enfant;
— infarctus du myocarde souvent mortel, parfois même avant 16 ans.

3° *Les hyperlipémies idiopathiques* (cf. fig. 43)

Elles se transmettraient sur le mode récessif pour les formes majeures mais dominant pour les formes mineures purement biologiques.

• **Cliniquement**, on observe :
— des *xanthomes éruptifs;*
— des crises douloureuses abdominales;
— une hépatosplénomégalie;
— une lipémie rétinienne au fond d'œil;
— biologiquement : *sérum lactescent,* triglycérides très augmentés mais cholestérol normal ou peu augmenté.

• **Les risques cardio-vasculaires** sont sérieux (angor, infarctus), mais non forcément parallèles à la gravité du trouble biologique.

VII. — CŒUR ET COLLAGÉNOSES

Quatre affections sont unanimement groupées sous le terme de collagénoses (lupus érythémateux, péri-artérite noueuse, sclérodermie, dermatomyosite). Leurs manifestations cardiaques sont multiples et différentes d'une affection à l'autre.

1° *Cœur et lupus érythémateux*

Les trois tuniques du cœur peuvent être intéressées, séparément ou globalement. Il semble que, parmi ces atteintes, la péricardite soit la plus fréquente, la myocardite la plus grave, l'endocardite la plus spécifique. Ces manifestations s'observent dans 80 % des formes aiguës ou subaiguës.

1° **La péricardite lupique :**
— quasi constante anatomiquement, elle peut inaugurer l'affection;
— elle représente 8 % des péricardites en général;

— elle peut être aiguë ou latente (cf. chapitre *Péricardites*), parfois purement radiologique (gros cœur) et électrique (troubles diffus de la repolarisation);

— exceptionnellement, elle peut entraîner une tamponnade;

— elle s'intrique souvent avec des signes de myocardite;

— elle réagit bien à la corticothérapie mais les récidives sont fréquentes;

— elle n'aboutit pas à une constriction.

2° **La myocardite lupique :**

— elle est histologiquement présente dans 50 % des cas et constante en cas d'endocardite;

— elle s'exprime soit électriquement (troubles du rythme, troubles de la conduction, bas-voltage de QRS, troubles diffus ou localisés de la repolarisation), soit radiologiquement (gros cœur), soit cliniquement (galop, insuffisance cardiaque);

— le pronostic en est fâcheux à cause des troubles du rythme (blocs auriculo-ventriculaires) et de l'insuffisance cardiaque gauche ou globale qui survient dans 18 à 48 % des cas selon les statistiques.

3° **L'endocardite lupique :**

— serait le fait de 40 % des formes aiguës ou subaiguës;

— sous forme de végétations de 1 à 4 mm, gris rosé, sur les deux faces des valves, les cordages, les piliers et l'endocarde mural (angle valvulo-ventriculaire);

— cliniquement, elle s'exprime par un souffle soit systolique, soit protodiastolique, plus rarement par des roulements proto ou mésodiastoliques;

— il n'y a aucun retentissement hémodynamique;

— le risque est la greffe bactérienne, favorisée par la corticothérapie.

• **Problèmes diagnostiques pratiques.** — *Le diagnostic de lupus érythémateux* repose :

— sur le contexte clinique : fièvre, vespertilio, polyarthrites, etc.;

— sur la biologie : anémie avec leucopénie, V.S. très accélérée, hyper γ-globulinémie, cellules de Hargraves, facteur d'Hazerick, présence d'anticorps anti-nucléaires.

— *Le diagnostic de cœur lupique* est difficile :

— parce que la maladie simule le cœur rhumatismal ou la maladie d'Osler;

— parce que la péricardite lupique inaugurale simule la péricardite virale.

2° *Cœur et péri-artérite noueuse*

Les manifestations cardiaques (80 % des cas) viennent, en fréquence, immédiatement après les manifestations rénales.

• **Anatomiquement.** — La *coronarite nodulaire,* en chapelet, est la lésion majeure, frappant les branches coronariennes sous-épicardiques. Une pan-artérite est de règle, avec nécrose de la média et infiltrat inflammatoire péri-vasculaire.

— Les *lésions myocardiques* sont d'origine ischémique (petits foyers de nécrose) mais l'infarctus vrai étendu est rare (moins de 20 %).

• **Cliniquement.** — La latence est fréquente. L'atteinte cardiaque ne s'exprime que par des signes électriques : simples atypies de la repolarisation, anomalies de conduction, troubles du rythme (F.A.).

— Parfois douleurs thoraciques franchement angineuses, ailleurs atypiques, mais une nécrose myocardique électrique a pu n'avoir aucune traduction clinique.

— Rarement péricardite, souvent latente, à expression radiologique ou plus souvent à traduction purement électrique.

— Insuffisance cardiaque surtout (45 à 50 % des cas) : I.V.G. ou insuffisance globale liée à l'hypertension ou à la coronaromyocardite.

• **Problèmes diagnostiques pratiques.** — *Le diagnostic est fondé sur :*

— l'association à une fièvre, une cachexie, une atteinte rénale, une neuropathie périphérique, des crises d'asthme;

— une V.S. très accélérée, une éosinophilie sanguine (1/3 des cas), mais surtout les lésions de biopsie cutanée, musculaire ou rénale.

— *Il n'est pas toujours simple, si la biopsie est négative, d'éliminer :*

— une affection néoplasique, une athérosclérose;

— une autre collagénose, une endocardite bactérienne qui peuvent d'ailleurs s'associer.

3° *Cœur et sclérodermie*

L'atteinte cardiaque au cours des sclérodermies généralisées se voit dans 15 % (signes cliniques nets) à 80 % (signes électriques ou autopsiques) des cas.

• **La myocardite sclérodermique.** — Elle est faite de fibrose disséminée ou en foyers avec, dans les lésions jeunes, des infiltrations de cellules mononuclées péri-vasculaires ; d'où un cœur macroscopiquement dilaté.

— Cliniquement, ce peut être :

des altérations électriques : ondes P crochetées ou fibrillation auriculaire, bas-voltage de QRS, blocs de branche, anomalies diffuses de la repolarisation, aspects de nécrose myocardique;

des signes radio-cliniques : dyspnée, galop, insuffisance cardiaque avec ou sans œdèmes et gros cœur radiologique triangulaire peu battant;

— hémodynamiquement, peut exister un dip-plateau diastolique ventriculaire;

— le pronostic est grave : survie moyenne de 30 mois après les premiers signes cardiaques.

• **Les autres manifestations :**

— la péricardite, surtout liquidienne, est très rare;

— l'endocardite est exceptionnelle;

— le syndrome de Raynaud est fréquent (plus de 50 % des cas);

— l'hypertension est possible, d'origine rénale;

— le cœur pulmonaire chronique est rare comparé à la fréquence de la fibrose pulmonaire au cours de la sclérodermie (voir C.P.C.).

• **Problèmes diagnostiques pratiques.** — *Le diagnostic s'appuie sur la clinique* (acrosclérose, œdème et cartonnage de la peau, atteintes œsophago-gastrique, pulmonaire, rénale, ostéo-articulaires avec calcifications des parties molles) et sur les biopsies cutanées essentiellement.

— *Le problème différentiel varie avec l'aspect clinique :*

— de simples anomalies électriques font discuter toutes les cardiomyopathies primitives ou secondaires;

— un cœur à peine gros avec dip-plateau ventriculaire fait envisager une constriction péricardique, myocardique ou endocardique;

— un cœur pulmonaire chronique fait repousser l'étiologie habituelle (B.P.C.) et, devant le bloc alvéolo-capillaire, discuter l'étiologie de la fibrose.

4° Cœur et dermatomyosite

Les signes cardiaques se voient, en moyenne, dans 30 % des cas de dermatomyosite.

• **Anatomiquement,** les lésions peuvent toucher les fibres musculaires (nécrose), le tissu interstitiel (infiltrations cellulaires), les vaisseaux (endothélites, thromboses), parfois le péricarde. Mais ces lésions ne sont pas spécifiques de la dermatomyosite.

• **Cliniquement,** le tableau est souvent pauvre :

— purement électrique : fibrillation auriculaire, bas-voltage de QRS, troubles diffus ou localisés de la repolarisation, blocs de branche, blocs auriculo-ventriculaires;

— parfois radiologique : gros cœur;

— mais l'authenticité d'une grande insuffisance cardiaque liée à la seule dermatomyosite n'a jamais été prouvée.

• **Problèmes diagnostiques pratiques.** — *Le diagnostic s'appuie sur la clinique* (érythème et œdème faciaux, polyarthralgies, fièvre, etc.) et sur les biopsies cutanées et musculaires.

— *Une atteinte cardiaque*, toujours au second plan, *fait toujours discuter* de son appartenance à la maladie ou d'une coïncidence avec une autre cardiopathie, de type ischémique par exemple.

5° *Collagénoses et indications thérapeutiques*

• **En dehors des indications symptomatiques** des troubles du rythme, de l'insuffisance cardiaque, d'un cœur pulmonaire chronique sclérodermique, etc.

• **La corticothérapie** peut avoir une influence bénéfique mais variable :
— brillante pour la péricardite du lupus;
— utile dans les signes cardiaques de la dermatomyosite;
— douteuse dans la myocardite sclérodermique;
— discutable dans la coronarite de la péri-artérite noueuse (risque de mort subite).

VIII. — CARDIOMÉGALIES FAMILIALES

Le cadre en est mal défini, le mode de transmission imprécis et les rapports avec la cardiomyopathie obstructive sont controversés.

• **Anatomiquement,** il est deux variétés :
— formes avec dilatation cardiaque d'emblée;
— formes avec hypetrophie diffuse du myocarde
mais les lésions histologiques sont les mêmes : fibrose, dégénérescence des fibres musculaires.

• **Cliniquement,** il s'agit :
— de sujet de 20 à 30 ans;
— dont la cardiopathie est parfois de découverte fortuite;
— parfois le malade se plaint de dyspnée, de douleurs thoraciques, de palpitations;
— un souffle systolique méso-cardiaque ou apexien existe dans la moitié des cas;
— la radio montre un gros cœur global;
— l'ECG, non spécifique, peut montrer des troubles du rythme ou de la conduction auriculo-ventriculaire ou intra-ventriculaire, une. H.V.G. ou un bas-voltage;

— l'évolution se fait, soit vers la mort subite (surtout pour les formes « hypertrophiques à haut-voltage ») soit vers l'insuffisance cardiaque rebelle (surtout pour les formes « dilatées à bas voltage »).

IX. — MYOCARDIOPATHIES PRIMITIVES

CARDIOMYOPATHIES PRIMITIVES NON OBSTRUCTIVES : (CMNO)

• **Le tableau clinique en est assez stéréotypé,** voisin d'ailleurs de ceux décrits au cours de ce chapitre. En résumé, il s'agit d'atteintes cardiaques d'apparence primitive à expression :

— Electrique : troubles du rythme ou des conductions auriculo-ventriculaire ou ventriculaire, hauts-voltages ou bas-voltages de QRS, troubles diffus ou localisés de la repolarisation, parfois ondes Q suspectes de nécrose.

— Radiologique : cardiomégalie parfois considérable, des 4 cavités, avec souvent une prédominance sur le V.G.

— Clinique : dyspnée, douleurs thoraciques, palpitations, lipothymies, souffle systolique apexien ou sus-apexien, bruits de galop présystolique, protodiastolique ou de sommation, hypotension artérielle.

• **L'affection est singulière par certains points communs.** Elle :

— frappe des sujets jeunes, surtout des hommes (2/3 à 3/4 des cas);

— s'associe souvent à une atteinte générale : asthénie, amaigrissement;

— évolue par poussées vers une insuffisance cardiaque globale;

— se complique d'embolies pulmonaires ou systémiques ;

— est parfois abrégée par une mort subite;

— si bien que la durée moyenne d'évolution est de deux ans après les premiers troubles cliniques.

• **Hémodynamiquement,** on distingue trois types :

— mineur : simple élévation des pressions télédiastoliques du V.G. et/ou du V.D.;

— congestif : franche élévation des pressions télédiastoliques ventriculaires avec chute du débit cardiaque;

— constrictif : avec dip-plateau diastolique intra-ventriculaire.

• **La pathogénie en est discutée et probablement non univoque.** On invoque:

— *Une carence vitaminique, globale, ou ionique* se basant sur les insuffisances cardiaques authentiques des sous-alimentations globales, des cirrhoses carentielles africaines, du béri-béri, des myocardiopathies éthyliques (buveurs de bière, où cependant le rôle toxique du cobalt a été récemment évoqué), cardiopathies par hypokaliémie (qui seraient peut être de même nature que les insuffisances cardiaques du premier trimestre du post-partum ?).

— *Une déficience enzymatique* de la fibre myocardique par analogie avec le cœur des myopathies.

— *Une inflammation myocardique* préalable d'origine virale, compte tenu des rapports évolutifs étroits entre les myocardites aiguës et les « myocardies ».

— *Une ischémie d'origine coronarienne* parfois, car, dans certains cas, existe une dégénérescence de la média des petites artères coronaires, mais le calibre des gros troncs coronaires est normal voire augmenté à la coronarographie et à l'autopsie.

9

HYPERTENSION ARTÉRIELLE SYSTÉMIQUE

L'hypertension artérielle systémique (H.T.A.) se définit à partir des chiffres des pressions systolique et diastolique, mais il est difficile de fixer exactement à partir de quels chiffres on peut parler d'hypertension.

• *Classiquement, il y a hypertension si la maxima est supérieure à 16 cm Hg et la minima égale ou supérieure à 10 cm Hg,* chez un sujet au repos, allongé depuis dix minutes. *On dit que l'hypertension est permanente si ces chiffres sont retrouvés à plusieurs examens successifs.*

• *En fait, trois conditions nuancent cette définition :*

— d'une part une maladie hypertensive peut, au début, être *labile* avec des chiffres tensionnels normaux à certains examens, d'où la nécessité de vérifier la tension artérielle en position debout, assise, puis couchée, voire après effort;

— d'autre part une hypertension peut être franchement *paroxystique,* qui masque pourtant le plus souvent un phéochromocytome;

— enfin *l'âge* fait interpréter les chiffres tensionnels : une maxima à 14 cm Hg est anormale chez un enfant de dix ans. Une maxima à 19 cm Hg est banale chez un vieillard athéroscléreux. La minima artérielle est de plus grande valeur : égale ou supérieure à 10 cm Hg chez un adulte et à 8 cm Hg chez un enfant, elle autorise le diagnostic de maladie hypertensive.

II. — PHYSIOPATHOLOGIE

La pression intra-artérielle est la résultante d'au moins trois facteurs : le débit cardiaque, le volume sanguin, les résistances périphériques surtout.

• **La régulation physiologique est neuro-hormonale.** — *La régulation à court terme est nerveuse.* Les centres vaso-moteurs sont dans le plancher du quatrième ventricule. Les voies efférentes sont sympathiques et, soit directement, soit indirectement par la médullo-surrénale, favorisent la vaso-constriction artériolaire périphérique. Les voies afférentes sont les nerfs baro-sensibles. Toute élévation de la T.A. stimule les baro-récepteurs qui inhibent le tonus des centres et vice versa.

La régulation à long terme est hormonale. Les facteurs d'origine rénale sont ici les plus importants. Toute hypopression artérielle rénale stimule l'appareil juxta-glomérulaire qui, alors, sécrète de la rénine. Cette dernière, agissant sur un précurseur plasmatique, entraîne la formation de l'angiotensine. Celle-ci est directement vaso-constrictive et favorise d'autre part la sécrétion d'aldostérone par la glomérulée surrénale, ce qui rend positif le bilan sodé, élève la masse sanguine et favorise encore l'élévation tensionnelle.

• **Dans la maladie hypertensive,** le fait essentiel est l'*augmentation des résistances périphériques* par vaso-constriction artériolaire. Il y a d'autre part une *adaptation des baro-récepteurs* à un niveau de pression plus élevé que normalement. Dans certains cas, il y a *dysrégulation hormonale,* notamment par hyperaldostéronisme primaire ou secondaire; toutefois, dans l'immense majorité des cas, le mécanisme primitif de l'H.T.A. reste totalement inconnu.

II. — CLINIQUE. BILAN. ENQUÊTE ÉTIOLOGIQUE

1° *Circonstances de découverte*

• **Parfois, lors d'accidents révélateurs,** qui peuvent être :

— neurologiques : simples « éclipses » transitoires ou tableaux dramatiques comme ramollissement cérébral, hémorragie cérébrale, méningée ou cérébro-méningée, hématome intra-cérébral, œdème cérébro-méningé;

— sensoriels : hémorragie labyrinthique (vertige vrai), hémorragie rétinienne ou de la chambre antérieure de l'œil, thromboses vasculaires oculaires, paralysies des nerfs oculo-moteurs.

— cardiaques : grand œdème aigu du poumon ou accident coronarien mineur ou majeur (infarctus du myocarde);

— rénaux : hématurie franche ou manifestations diverses d'une grande insuffisance rénale.

• **Parfois, à cause de « petits signes » moins alarmants :**

— céphalées parfois pulsatiles, souvent du matin, occipitales, en casque ou « migrainoïdes »;
— epistaxis parfois très abondantes voir préoccupantes;
— troubles oculaires comme mouches volantes, brouillards;
— dyspnée, indice d'une I.V.G. débutante;
— crampes musculaires;
— pollakiurie.

• **Souvent c'est une découverte systématique** à l'occasion d'un examen de médecine préventive, l'hypertension restant totalement asymptomatique.

2° *Bilan du retentissement viscéral*

Tout de suite, il convient de préciser le retentissement encéphalique, cardiaque et rénal.

• **Retentissement encéphalique.** — On l'apprécie par :

— *l'examen neurologique,* notamment à la recherche d'un syndrome d'irritation pyramidale, volontiers unilatéral (signe de Babinski),
— *le fond d'œil* (F.O.) et la tension artérielle rétinienne (T.A.R.). Les chiffres de la T.A.R. doivent être comparés à la minima artérielle brachiale. Le F.O. permet de reconnaître quatre stades :
Stade I : artères grêles, cuivrées,
Stade II : signe du croisement,
Stade III : hémorragies et exsudats,
Stade IV : hémorragies, exsudats et œdème papillaire;
— *l'électroencéphalogramme* (*EEG*) peut révéler des atteintes vasculaires cliniquement latentes.

• **Retentissement cardiaque.** — Il n'est au début qu'électrocardiographique et radiologique, plus tardivement clinique.

— *L'ECG* montre, avant tout, une H.V.G. de type surcharge systolique : AQRS gauche, AT droit, haut voltage de QRS dans les dérivations frontales et dans le précordium, indice de Sokolow supérieur à 40 mm, et onde T négative, asymétrique, face au V.G. Peuvent s'adjoindre un bloc complet ou incomplet de la branche gauche et des signes d'ischémie primaire (insuffisance coronarienne associée).

— *Les radiographies* en quatre incidences du thorax montrent un allongement et un bombement exagéré de l'arc inférieur gauche témoignant de l'H.V.G.; tardivement, des hiles flous, un granité des deux bases, un épanchement pleural bilatéral, témoignent du poumon cardiaque par I.V.G.

— *L'auscultation cardiaque,* au début, ne trouve qu'une forte accentuation de B2 au foyer aortique. Ultérieurement elle décèle tachycardie, galop gauche présystolique, protodiastolique ou de sommation, voire souffle systolique apexien plus ou moins doux, mais variable, d'insuffisance mitrale fonctionnelle, tous signes témoins d'une I.V.G.

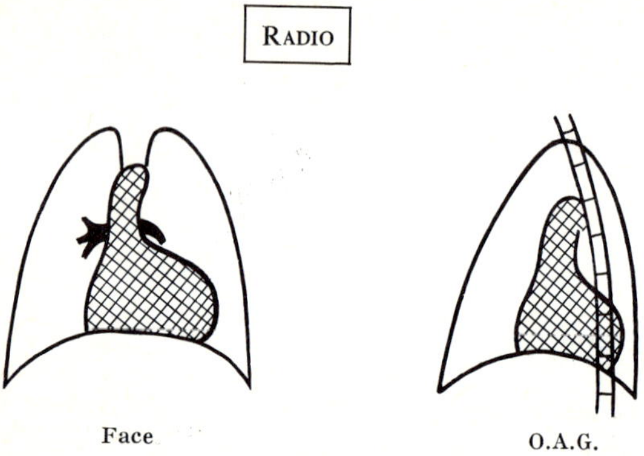

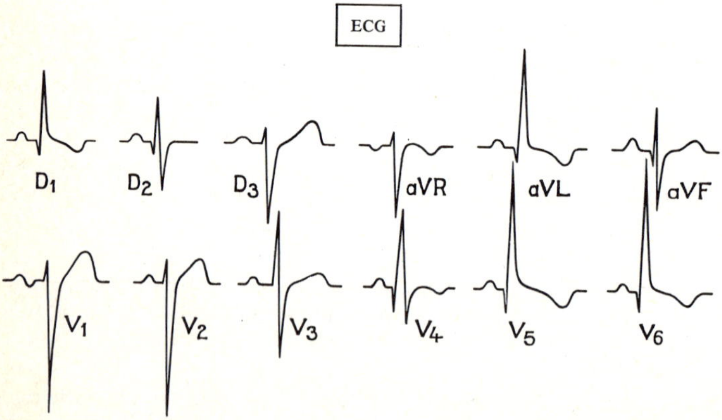

FIG. 75. — *Signes radiologiques et électrocardiographiques de l'H.T.A. (H.V.G.)*

• **Retentissement rénal.** — Il s'exprime avant tout par une protéinurie et une altération progressive des épreuves fonctionnelles rénales globales (clearance de l'urée, de la créatinine, P.S.P., épreuve de concentration).

La difficulté est que, si ces altérations sont découvertes en même temps que l'hypertension, on se demande si elles sont *cause ou effet* de la maladie hypertensive : une hématurie plaide en faveur d'une glomérulo-néphrite causale mais peut être le témoin d'un infarctus au cours d'une H.T.A. essentielle; une leucocyturie plaide en faveur d'une pyélonéphrite causale mais peut être le témoin d'une surinfection rénale de toute hypertension.

3° *Types et évolutions des hypertensions*

• **Lors du premier examen,** on peut *a priori* parler d'hypertension :

— *labile,* si la minima revient à la normale au repos, si les S.F. sont nuls et nul le retentissement viscéral;

— *bénigne,* si la minima est inférieure à 11 cm Hg, si les S.F. sont discrets, s'il n'y a pas de retentissement viscéral, si le F.O. est au stade I ou II;

— *sévère,* si la minima est à 12 ou 13 cm Hg, si les S.F. sont intenses, s'il y a un net retentissement viscéral, si le F.O. est au stade II ou III;

— *maligne,* si la minima est supérieure à 13 cm Hg, si les S.F. sont très intenses, s'il y a des accidents viscéraux multiples, si le F.O. est au stade IV.

• **Mais ultérieurement ce premier pronostic peut être rectifié.** — Il est :

— des *formes stables,* surtout labiles ou bénignes, sur de longues années, voire des décennies;

— des *formes galopantes,* peu préoccupantes, voire labiles au début, et qui versent parfois rapidement dans la malignité;

— des *formes malignes d'emblée* certes graves, mais qui peuvent éventuellement guérir, si leur cause est notamment accessible chirurgicalement;

— des *formes purement systoliques après la soixantaine* qui sont à la limite de la maladie hypertensive proprement dite, dont la tolérance est souvent parfaite, qui doivent être « respectées », et qui ne nécessitent pas d'enquête étiologique particulière.

4° *Principes de l'enquête étiologique*

• **L'interrogatoire** doit faire préciser :

— les antécédents familiaux : H.T.A. familiale, lithiase rénale familiale, diabète familial, etc.;

— les antécédents « rénaux » : protéinurie, hématurie, colique néphrétique;
— les antécédents tuberculeux ou de traumatismes lombaires;
— certaines habitudes culinaires : emploi du sel, absorption de réglisse (Antésite, « coco »);
— certains symptômes d'orientation :
  — sueurs, glycosurie transitoire (phéochromocytome),
  — asthénie musculaire intense, tétanie (aldostéronisme).

• **L'examen clinique** doit être complet, mais doit s'arrêter surtout :
— à la palpation systématique des artères fémorales (coarctation);
— à la palpation des fosses lombaires à la recherche de gros reins (polykystose).

• **Des examens systématiques** complémentaires s'imposent toujours, à savoir :
— dosage de la protéinurie des 24 heures;
— examen cyto-bactériologique des urines : débit-minute des hématies et leucocytes, recherche de cristaux, identification des germes, recherche de B.K., cultures « banales » et sur milieu de Löwenstein;
— ionogramme plasmatique et urinaire;
— bilan fonctionnel rénal : clearance de l'urée et de la créatinine, P.S.P., épreuve de concentration;
— glycémie et recherche d'une glycosurie, cholestérolémie;
— dosages réitérés des catécholamines urinaires : dosage global ($N = 400$ à $700\ \gamma/24$ h), V.M.A. ($N = 3$ à 8 mg/24 h), dosage différentiel de l'adrénaline et de la noradrénaline ($N < 50\ \gamma/24$ h);
— éventuellement, bilan phospho-calcique, uricémie, uraturie, oxalurie;
— et *surtout U.I.V. fonctionnelle, minutée,* avec cystographie pré et post-mictionnelle.

D'autres examens sont parfois nécessaires, en fonction des hypothèses diagnostiques déjà formulées à partir de ce premier train d'examens complémentaires. Il faut souligner que l'*artériographie rénale* et surtout la *biopsie rénale* ne sont pas sans danger chez les hypertendus, si bien que leurs indications doivent en être pesées.

A. — H.T.A. DE LA COARCTATION AORTIQUE

— *Cause rare* par rapport au tout-venant des hypertensions, la coarctation aortique doit être suspectée de parti pris chez tout hypertendu jeune ou... moins jeune, car, même de nos jours, il n'est pas rare de la découvrir à l'âge mûr !

— *L'hypertension n'a aucune singularité* sinon d'être volontiers « modérée » et à prédominance systolique.

— *Palper systématiquement les fémorales de tout hypertendu* est la seule façon d'éviter de se lancer dans des bilans compliqués. Une abolition des artères fémorales suffit à l'hypothèse diagnostique. La cause d'erreur est évidemment une artériopathie oblitérante haute aorto-iliaque bilatérale associée à une hypertension d'autre nature.

— *Les signes, les examens complémentaires nécessaires, le traitement* ont été décrits au chapitre des cardiopathies congénitales.

— *Une hypertension résiduelle* peut parfois persister après correction chirurgicale de la coarctation. Il faut alors se méfier de la possibilité d'autres anomalies vasculaires, précisément des artères rénales, génératrices en elles-mêmes d'hypertension.

B. — H.T.A. D'ORIGINE RÉNALE

Nombreuses, on peut schématiquement les diviser en « H.T.A. à sanction non chirurgicale » et en « H.T.A. à sanction éventuellement chirurgicale ».

I. — LES H.T.A. « RÉNALES NON CHIRURGICALES »

1° *Les glomérulonéphrites*

Elles sont malheureusement souvent en cause :

- — parfois évidentes sur la notion d'une glomérulonéphrite aiguë dans les antécédents;
- — parfois hautement probables sur l'association protéinurie-hématurie microscopique;
- — parfois discutables car l'hématurie microscopique fait défaut et la protéinurie, seule, discrète, prête à discussion (problème de la cause ou de l'effet). Plaident alors en faveur de l'atteinte glomérulaire, une atteinte fonctionnelle rénale prédominant sur la fonction glomérulaire, ainsi qu'une baisse du complément sérique;
- — parfois latentes que, seule, la biopsie rénale peut affirmer, mais on y répugne chez les hypertendus (éventuelle biopsie chirurgicale lors d'une sympathectomie).

2° *La glomérulopathie diabétique*

Elle est le plus souvent évidente, compliquant un diabète connu de longue date, mais il est des pièges :

— si la glomérulopathie révèle un diabète discret : la biopsie rénale pourrait être utile pour affirmer, sur la glomérulo-hyalinose intercapillaire, la responsabilité du diabète;
— s'il existe une insuffisance rénale, le trouble de la glycorégulation peut s'atténuer (pas de glycosurie, glycémie subnormale).

3° Les néphrites interstitielles métaboliques

Ce sont des néphrites hypertensives secondaires à la goutte et aux hypercalcémies (hyperparathyroïdie) :
— tantôt le diagnostic est évident, la goutte étant connue de longue date;
— tantôt le trouble métabolique est méconnu. On l'évoque sur les antécédents familiaux, certains signes évocateurs de dyspurinie ou d'hyperparathyroïdie (soif ++), surtout sur les dosages d'uricémie, de calcémie, d'oxalurie. Toutefois l'interprétation de ces chiffres est délicate en présence de grande insuffisance rénale. C'est parfois un diagnostic de biopsie rénale.

4° La maladie polykystique des reins

L'H.T.A. complique 1 à 2 fois sur 3 les polykystoses rénales :
— on l'évoque sur des antécédents d'H.T.A. familiale et surtout sur la présence de deux gros reins bosselés perçus dans les fosses lombaires et à travers la paroi abdominale;
— on la confirme par l'U.I.V. : étirement des calices refoulés par les kystes.

II. — LES H.T.A. « RÉNALES ÉVENTUELLEMENT CHIRURGICALES »

Ce sont essentiellement les pyélonéphrites chroniques, les maladies de l'artère rénale et la tuberculose rénale (éventuellement, un kyste unique intra-rénal, une tumeur maligne type Wilms). L'indication chirurgicale doit être débattue.

1° Les pyélonéphrites chroniques ou néphrites interstitielles d'origine urologique

Elles peuvent être causées par des lésions obstructives congénitales ou acquises ou par un reflux vésico-urétéral. Les anomalies urologiques peuvent être uni ou bilatérales.

• **On les évoque devant :**
— des antécédents d'infections urinaires à répétition, de cystites, de poussées fébriles;

— des douleurs lombaires à la miction évoquant un reflux vésico-urétéral;
— une leucocyturie plus ou moins franche, variable dans le temps;
— une bactériurie éventuelle mais non constante;
— une P.S.P. plus perturbée que la clearance uréique;
— une acidose avec hyperchlorémie.

• **L'U.I.V. montre des aspects variables :**
— soit rein muet;
— soit sécrétion retardée avec petit rein;
— soit dilatation des calices, rétraction du bassinet, irrégularité des tiges calicielles mais il est alors fondamental d'apprécier si le rein correspondant est normal ou partiellement atrophique.

• **La cystographie rétrograde** lente permet, lors des efforts de miction, et en miction, de déceler un éventuel reflux vésico-urétéral qui peut être passif ou actif.

• **Le traitement chirurgical urologique conservateur** est souhaitable quand il est possible, mais à la condition formelle que le rein sus-jacent ne soit pas atrophié. Il est difficile et souvent impossible dans les malformations congénitales souvent complexes et bilatérales. Dans certaines pyélonéphrites obstructives acquises unilatérales (lithiase, tuberculose urétérale) la chirurgie est plus facile, mais lorsqu'elles sont bilatérales (bilharziose, adénome prostatique) elle est souvent risquée et aléatoire. D'autre part, l'intervention « anti-reflux » en cas de pyélonéphrite non obstructive, est une intervention délicate et controversée. Toutes ces interventions sont très inconstamment actives sur la maladie hypertensive mais visent à freiner l'évolution vers l'insuffisance rénale.

• **La néphrectomie** n'est indiquée formellement que dans trois conditions : rein atrophique, autre rein strictement normal et sujet jeune, non athéroscléreux. L'hypertension est alors corrigée dans 30 à 40 % des cas.

• **Le traitement médical** s'impose dans les autres cas : outre traitement symptomatique de l'hypertension, traitement anti-infectieux au long cours de l'infection urinaire.

2° *Les maladies de l'artère rénale*

Dans 10 à 15 % des cas existent des lésions de l'artère rénale chez les hypertendus mais elles ne sont pas toujours primaires, donc causales.

• **Cliniquement, sont évocateurs :**
— l'âge jeune, quel que soit le type de l'H.T.A.;
— des douleurs lombaires sans irradiations survenant par crises (infarctus);
— des antécédents de traumatisme lombo-abdominal avec ou sans hématurie;

— un souffle systolique sus-ombilical (10 % des cas);
— une hypokaliémie franche avec alcalose (hyperaldostéronisme).

• **L'U.I.V. peut apporter des arguments d'orientation :**
— soit au maximum rein exclu ou petit sans anomalie des voies excrétrices;
— soit sécrétion retardée ou « trop belle image » (en diurèse hydrique abondante);
— soit simple diminution de taille de 1 cm d'un rein par rapport à l'autre.

Et le néphrogramme isotopique peut aussi suggérer une anomalie vasculaire du côté où le « temps de pic » est prolongé.

• **L'artériographie rénale** s'impose à la moindre suspicion et n'est contre-indiquée qu'en cas d'insuffisance rénale (clearance de l'urée < 40 ml; clearance de la créatinine < 50 ml). Elle peut montrer :
— une thrombose proximale de l'artère rénale ou d'une de ses branches;
— une sténose artérielle soit du tronc (1/3 proximal) soit d'une des branches;
— une maladie fibromusculaire avec des sténoses et dilatations étagées (aspect en « collier de perle »);
— plus rarement un anévrisme artériel et exceptionnellement un anévrisme artério-veineux.

• **La responsabilité de l'anomalie vasculaire** dans le déterminisme de l'hypertension doit être discutée. Plaident en sa faveur :
— à l'U.I.V. : une anomalie de sécrétion du rein correspondant et sa relative petite taille;
— au test d'Howard : une diminution de l'excrétion de l'eau et du sodium sans modification de l'excrétion de la créatinine, du côté de la lésion artérielle;
— au test de Kaplan : nécessité d'augmenter franchement la dose d'angiotensine pour élever la minima par rapport à un sujet normal (à cause de l'hyperaldostéronisme secondaire);
— au dosage de la rénine plasmatique : une augmentation franche de son taux.

En fait, aucun de ces arguments n'est absolu. Souvent, surtout si l'H.T.A. est sévère ou maligne, on opère et s'il existe un gradient de part et d'autre de la sténose artérielle, on tente une intervention restauratrice.

• **Le traitement chirurgical** varie d'un cas à l'autre :
— chirurgie conservatrice, si possible, par pontage, anastomose spléno-rénale, réimplantation artérielle;
— néphrectomie si rein atrophique ou si lésions artérielles complexes.

Dans 30 à 40 % des cas, la T.A. se normalise, mais les échecs sont imprévisibles et parfois l'H.T.A. réapparaît à distance de l'intervention.

3° *La tuberculose rénale*

Au cours des H.T.A. apparemment primitives, une tuberculose rénale est en cause dans environ 3 % des cas (Milliez et Lagrue). Dans la moitié des cas, l'H.T.A. est révélatrice d'une tuberculose latente et méconnue.

- **On l'évoque** devant .
  — une H.T.A. juvénile (20 à 40 ans) et souvent grave;
  — des antécédents de tuberculose viscérale multiple;
  — une leucocyturie, non constante, et le plus souvent abacillifère.

- **L'U.I.V.** confirme l'hypothèse, montrant :
  — soit un rein détruit avec sécrétion faible et très retardée;
  — soit une amputation calicielle localisée;
  — soit des lésions urologiques complexes et étagées, séquelles d'une vieille tuberculose rénale.

- **L'artériographie** peut montrer, au temps néphrographique, une zone polaire supérieure ou inférieure muette.

- **La chirurgie** (néphrectomie totale ou partielle — exceptionnellement intervention plastique sur les voies urinaires) est précédée et suivie d'un traitement antituberculeux au moins triple. Les résultats sont variables sur l'état tensionnel.

C. — H.T.A. D'ORIGINE SURRÉNALE

Deux d'entre elles doivent être évoquées par la seule clinique (H.T.A. du syndrome de Cushing et H.T.A. par abus de réglisse). Les deux autres nécessitent des investigations plus complexes (phéochromocytome et hyperaldostéronisme primaire).

1° *Le syndrome de Cushing*

— *Le diagnostic clinique* est d'emblée évident sur l'obésité tronculaire et rhizomélique avec atrophie musculaire, le buffalo-neck, l'acné, les vergetures pourpres, un certain degré d'hirsutisme, l'hyperglycémie.

— *L'hypertension artérielle* est en règle modérée et passe au second plan d'un tableau clinique fort riche.

— *L'hypercorticisme* sérique et urinaire confirme le diagnostic. Les épreuves de stimulation et de freination ainsi que le pneumorétropéritoine précisent s'il s'agit d'une hyperplasie ou plus rarement d'une tumeur bénigne ou maligne.

— *Le traitement* médical ou chirurgical ne dépend guère du symptôme « hypertension » mais l'hypertension suit assez fidèlement les résultats thérapeutiques favorables ou non de ces divers traitements.

2° *L'abus de réglisse*

— *Simule un syndrome de Conn* car la glycirrhizine de la réglisse donne, par hydrolyse, de l'acide glycyrhétonique dont la formule est proche de la D.O.C.A.

— *L'H.T.A.* est spéciale parce qu'elle peut s'associer à un syndrome œdémateux et à des parésies ou paralysies par hypokaliémie (hyperaldostéronisme secondaire).

— *Le diagnostic* est affaire d'interrogatoire.

— *Le simple arrêt* de la prise de réglisse normalise la T.A.

3° *Le phéochromocytome*

Il n'est en cause que dans 1 à 2 % des H.T.A. Réputé pour donner surtout des H.T.A. *paroxystiques,* il peut plus souvent encore réaliser une H.T.A. *permanente.*

• **On doit l'évoquer devant** une H.T.A. avec :

— céphalées intenses, migrainoïdes;

— des sueurs profuses aux efforts, aux émotions;

— des palpitations avec « hyperémotivité », anxiété, survenant par crises;

— une glycosurie et une hyperglycémie variables et transitoires;

— un métabolisme de base augmenté avec réflexogramme et scintigramme thyroïdien normaux;

— une accélération de V.S., avec parfois polyglobulie et polynucléose.

• **On doit renforcer la suspicion** par :

— Les *tests pharmacodynamiques :*

— test hypotenseur à la Régitine (chute de 25 mm Hg de la minima dès avant la 2ᵉ minute et persistant au moins dix minutes pour 5 mg de Régitine),

— test hypertenseur à l'histamine (élévation de 40 à 50 mm Hg après injection de 25 à 50 γ d'histamine-base).

— Et surtout les *dosages des catécholamines,* qu'il faut savoir répéter, montrant une élévation franche du dosage global, et du V.M.A. Mais il est des erreurs par excès (bananes, alpha-méthyl-dopa, terramycine) et par défaut (phéochromocytomes sécrétant par intermittence).

• **La localisation** est variable :

— pneumorétropéritoine et aortographie suffisent en général à détecter les phéochromocytomes surrénaliens ou parasurrénaliens;

— les localisations extra-surrénaliennes sont plus difficiles à détecter (pédicule hépatique, médiastin postérieur, espace présacré, paroi vésicale). On doit les suspecter si la sécrétion est seulement de type noradrénaline.

• **L'exérèse,** qui est une chirurgie périlleuse par les risques conjugués de poussées hypertensives (d'où régitine) et hypotensives (d'où noradrénaline), donne 80 % de succès. Une remontée post-opératoire à distance des catécholamines urinaires fait craindre un phéochromocytome multiple ou un phéochromocytome malin compliqué de métastases.

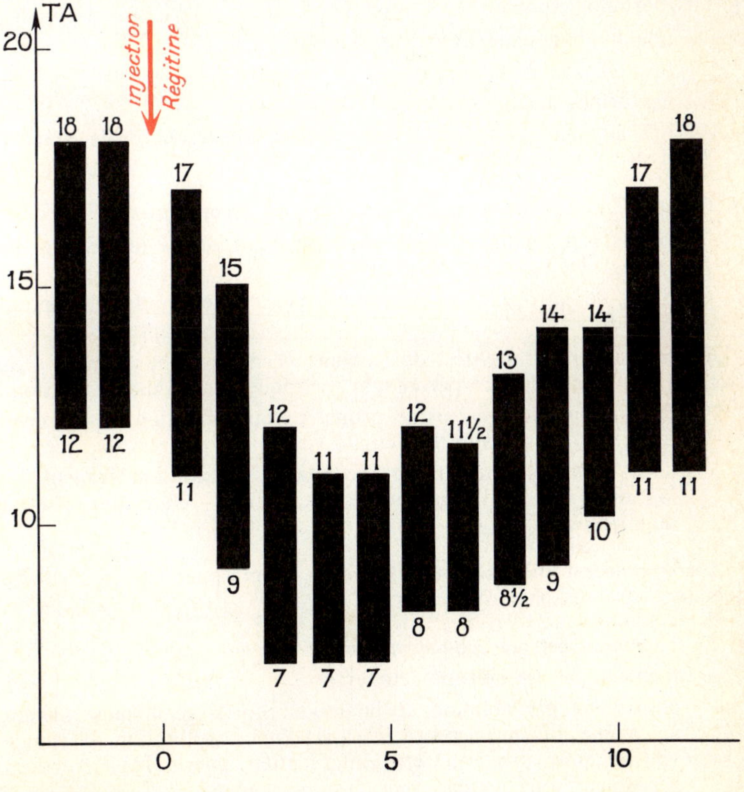

FIG. 76. — *Epreuve à la régitine (phéochromocytome).*

4° Le syndrome de Conn
(hyperaldostéronisme primaire)

Plus fréquent que le phéochromocytome, l'adénome cortico-surrénal est générateur d'H.T.A. par hyperaldostéronisme primaire.

• **On doit l'évoquer devant :**

— toute H.T.A. d'allure bénigne ou sévère;
— chez une femme, avant la cinquantaine;
— une asthénie, une constipation évoquant l'hypokaliémie;
— des crises tétaniques évoquant l'alcalose;
— une polyurie-polydipsie;
— un état pré-diabétique associé.

• **L'hyperaldostéronisme** se traduit par :
— une hypokaliémie avec hyperkaliurie;
— une alcalose métabolique;
— des urines alcalines;
— une augmentation dans les urines de l'aldostérone et de la tétra-hydro-aldostérone.

• **Il faut éliminer un hyperaldostéronisme secondaire :**
— des H.T.A. malignes, d'origine vasculaire rénale (artériographie rénale), et par abus de réglisse;
— d'origine iatrogène : régime sans sel strict et salidiurétiques au long cours.

Deux tests imparfaits (test de Kaplan à l'angiotensine et mesure de l'activité rénine du plasma) permettent théoriquement la différenciation :
— dans l'hyperaldostéronisme primaire : augmentation de la sensibilité à l'angiotensine et activité rénine du plasma abaissée;
— dans l'hyperaldostéronisme secondaire : diminution franche de la sensibilité à l'angiotensine et activité rénine du plasma augmentée.

• **L'adénome est habituellement invisible** malgré pneumorétropéritoine et même artériographie rénale.

• **Le traitement est médico-chirurgical :**
— médical par les spironolactones;
— chirurgical par ablation de la tumeur qui siège le plus souvent à gauche (mais nécessité parfois d'une exploration bilatérale gauche puis droite). Cette intervention guérit l'H.T.A. dans quasiment tous les cas.

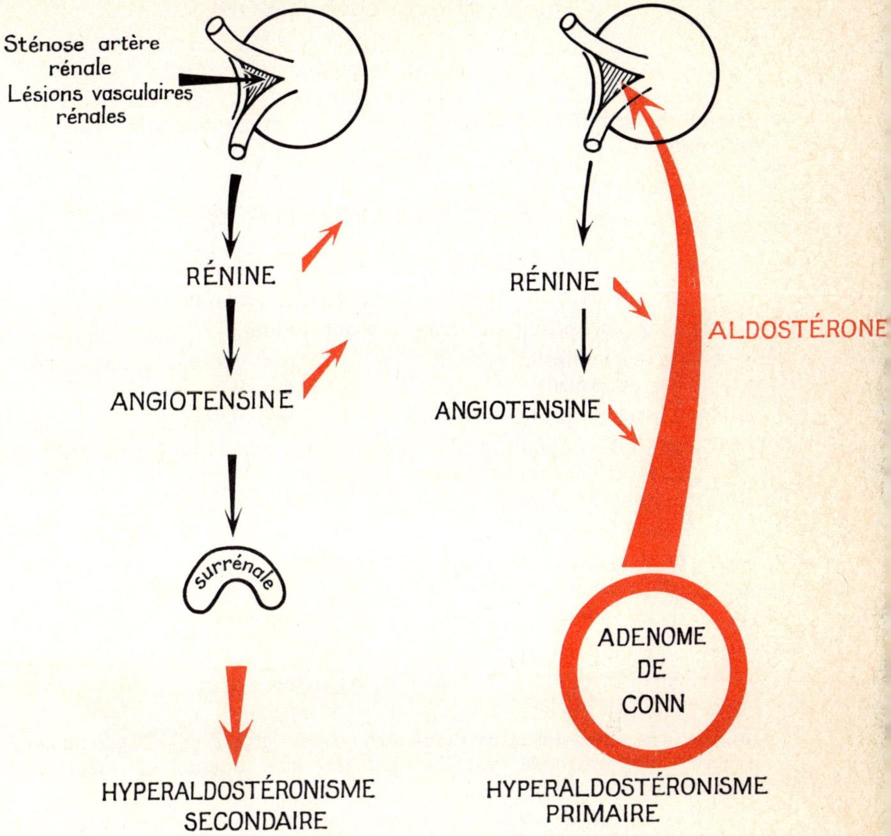

FIG. 77. — *Hyperaldostéronisme.*

Hypokaliémie - hyperkaliurie
Alcalose métabolique

D. — H.T.A. GRAVIDIQUES

On distingue l'H.T.A. gravidique pure, l'H.T.A. aggravée et l'H.T.A. gravidique récidivante dont le pronostic et la thérapeutique sont différents.

1° L'hypertension gravidique pure

C'est la *toxémie gravidique pure* qui a pour particularités :

— de survenir en l'absence d'antécédent rénal ou urologique;

— chez une primipare jeune presque toujours;

— de se manifester après le 6e mois de grossesse par une prise insolite de poids;

— d'associer protéinurie, œdèmes puis hypertension;

— de faire craindre l'éclampsie chez la mère, la prématurité ou la mort du fœtus *in utero;*

— mais de répondre au repos, à la déplétion sodée par régime et salidiurétiques;

— et de s'effacer dans les 3 à 6 mois qui suivent l'accouchement (disparition à tout jamais, presque toujours, de l'H.T.A. et de la protéinurie).

2° L'H.T.A. aggravée

• **Elle constitue l'aggravation**, lors d'une grossesse, d'une maladie hypertensive préalable laquelle pouvait être latente et méconnue. Plaident en sa faveur le fait que l'H.T.A. :

— se manifeste dès le premier trimestre de la grossesse le plus souvent chez une multipare;

— domine le tableau clinique (œdèmes et protéinurie sont inconstants);

— s'accompagne de franches lésions du F.O.;

— est souvent secondaire à des causes rénales (pyélonéphrites ++).

• **Les risques immédiats sont nombreux :**

— fœtaux (avortements, accouchements prématurés, petit enfant);

— maternels (accidents cardiaques, cérébraux, rénaux) qui peuvent conduire à l'avortement thérapeutique.

• **Les risques ultérieurs restent majeurs :** persistance de l'H.T.A. après la grossesse — aggravation à chaque grossesse (indication éventuelle d'une ligature des trompes).

3° *L'H.T.A. gravidique récidivante*

— Au début, c'est une toxémie gravidique.

— Mais chaque grossesse donne des accidents réno-vasculaires.

— Finalement une H.T.A. permanente s'installe, spontanément ou à la suite d'une grossesse. Elle n'est qu'une maladie hypertensive latente révélée par les grossesses mais méritant les mêmes investigations à visée étiologique que toute autre H.T.A.

E. — H.T.A. ESSENTIELLES

« *Constat de carence* » (Lagrue), les H.T.A. dites essentielles représentent encore 50 à 60 % des cas explorés. Leur nombre diminuera au fur et à mesure de l'extension de nos moyens d'exploration. Elles peuvent revêtir tous les types (labile, bénigne, sévère ou maligne) et avoir toutes les évolutions possibles (stable, galopante ou régressive).

Les H.T.A. familiales dites héréditaires prennent souvent place dans ce groupe d'H.T.A., mais deux points méritent d'être soulignés :

— l'un étiologique : c'est qu'une cause décelable peut être dépistée malgré la notion d'hypertension familiale (50 % des cas). La notion d'H.T.A. familiale ne doit donc pas freiner l'enquête étiologique.

— l'autre pronostique : c'est que — surtout dans les formes essentielles — l'évolution de la maladie hypertensive est souvent semblable pour les différents membres d'une même famille (accidents et âge du décès).

F. — TRAITEMENT SYMPTOMATIQUE DE L'HYPERTENSION ARTÉRIELLE SYSTÉMIQUE

• *Ce traitement s'applique aussi aux H.T.A. d'origine rénale* qui ont subi une intervention sur la lésion causale puisqu'on ne compte que 40 % de succès au bout de deux ans et encore moins au-delà de deux ans.

• *Outre les principes hygiéno-diététiques généraux* (vie calme physique et affective, suppression du tabac, régime hypocalorique en cas d'obésité), il est trois chefs thérapeutiques de l'H.T.A. : la déplétion sodée, le traitement symptomatique médical, le traitement chirurgical.

1° *Déplétion sodée*

Elle suppose :

— un *régime* asodé ou hyposodé (moins de 0,50 g/24 h);

— des *salidiurétiques* (thiazidiques, clopamide, etc.) donnés sous forme discontinue (4 à 5 jours/semaine) en association (ou non pour certains auteurs) avec des sels de K, et sous surveillance de la glycémie et de l'hyperuricémie;

— du *triamtérène*, voire des spironolactones (si hyperaldostéronisme secondaire) qui eux n'exposent pas à l'hypokaliémie.

2° *Les drogues directement hypotensives*

Elles sont nombreuses mais plus ou moins bien tolérées.

• **Les dérivés de Rauwolfia serpentina :**

— inversent l'action de l'adrénaline, diminuent l'excitabilité des zones réflexogènes et, à haute dose, ont une action spasmolytique;

— ils n'abaissent ni le flux sanguin cérébral, ni le flux sanguin rénal, mais ils sont un peu bradycardisants;

— leur action, lente et progressive, se poursuit après l'arrêt du traitement. C'est une action surtout neuro-sédative;

— inconvénients : brûlures voire ulcus gastriques, syndromes dépressifs, incidents allergiques sur terrain prédisposé (asthénie, coryza, migraines).

• **Les hydrazinophtalazines** (ex. : *Nepressol*) :

— dépriment le centre vaso-moteur et bloque l'action sympathique au niveau des récepteurs;

— augmentent le flux sanguin rénal mais réduisent le flux coronaire;

— leur action est franche mais seulement à forte dose;

— inconvénients : accidents coronariens — brûlures gastriques — lupus érythémateux disséminé;

— contre-indication : insuffisance coronarienne.

• **Les ganglioplégiques :**

— bloquent les synapses des systèmes sympathique et parasympathique;

— diminuent le flux plasmatique rénal;

— leur action est rapide et intense;

— inconvénients (+ +): hypotension orthostatique, rétention d'urine, constipation, troubles visuels, impuissance et aggravation de l'insuffisance rénale;

— contre-indications : altérations fonctionnelles rénales, phéochromocytome;
— indication majeure : poussées d'H.T.A. maligne (perfusions de *Pendiomide* ou d'*Arfonad*).

• **La guanethidine** (*Ismeline*) :
— réalise une sympathectomie élective;
— d'action puissante;
— inconvénients : hypotension orthostatique, diarrhée, impuissance, insuffisance rénale;
— contre-indication : phéochromocytome.

• **L'alpha-méthyl-dopa** (*Aldomet*), agirait sur le métabolisme et la synthèse des catécholamines.

— D'action hypotensive lente et progressive mais transitoire (accoutumance).

— Inconvénients : somnolence, brûlures gastriques, rarement hypotension orthostatique.

3° *Principes généraux régissant le traitement médical*

— Les hypotenseurs doivent être prescrits prudemment en cherchant la *dose minima efficace* et sous surveillance clinique, biologique et électrocardiographique pour déceler les effets secondaires.

— *L'associaton* de drogues hypotensives peut parfois être employée mais on préfère surtout associer un hypotenseur à un diurétique.

— La durée du traitement doit être au minimum de *deux à trois ans* afin d'éviter des rechutes rapides et graves.

4° *Traitement chirurgical*

Il consiste en une sympathectomie dorso-lombaire bilatérale avec splanchnicectomie et surrénalectomie partielle (en 1 ou 2 temps).

— A réserver aux H.T.A. malignes ou très sévères.
— Action favorable sur les S.F., le F.O. et les chiffres tensionnels.
— Deux contre-indications absolues :
  — sclérose vasculaire majeure;
  — insuffisance rénale fonctionnelle même modérée.
— Inconvénients majeurs : hypotension orthostatique, impuissance ou absence d'éjaculation.

5° *Schéma général en fonction du type d'H.T.A.*

— H.T.A. labile : régime hyposodé, neurosédatifs.

— H.T.A. bénigne : régime hyposodé, Rauwolfia et salidiurétique.

— H.T.A. sévère : régime hyposodé, hypotenseur majeur (α méthyl-dopa, guanéthidine, voire ganglioplégique) et salidiurétiques.

— H.T.A. maligne :
- — dans un premier temps : régime asodé, ganglioplégique ou guanéthidine, antialdostérone;
- — lors des poussées : ganglioplégiques en perfusion;
- — en désespoir : sympathectomie.

10

AORTOPATHIES ET ARTÉRIOPATHIES PÉRIPHÉRIQUES

Les affections frappant les troncs artériels sont très nombreuses Elles s'intriquent parfois — surtout quand leur origine est athéromateuse — à des manifestations coronariennes, rénales ou cérébrales. On n'étudiera ici que :

— l'aortite syphilitique;

— les anévrismes de l'aorte;

— les oblitérations artérielles des membres inférieurs;

— le phénomène de Raynaud.

I. — AORTITE SYPHILITIQUE

Expression tardive (10 à 30 ans après le chancre) d'une syphilis acquise, non ou mal traitée, l'aortite syphilitique est devenue très rare par suite de la raréfaction de la syphilis et de son dépistage sérologique assez précoce.

I. — ANATOMIE PATHOLOGIQUE

• *Les plaques gélatiniformes ou nacrées de pan-aortite* peuvent toucher toute la crosse. Elles prédominent en règle sur les sinus de Valsalva et la portion ascendante de la crosse. Elles peuvent se calcifier.

• *Deux lésions particulières sont liées aux « plaques » :*

— d'une part, le « bâillement » commissural des valves aortiques créant une insuffisance aortique marginale (dans 9 cas sur 10) alors que l'appareil sigmoïdien est quasiment intact;

— d'autre part, la sténose ostiale d'une ou des deux coronaires par des plaques para-ostiales.

• *Les lésions du myocarde ne sont jamais syphilitiques.* S'il en existe, elles sont le fait de l'H.V.G. par I.A., et de l'insuffisance coronarienne par coronarite ostiale.

II. — CLINIQUE

Le type est l'aortite sigmoïdienne et sus-sigmoïdienne de la cinquantaine.

1° Les circonstances de dépistage

• Le plus souvent, à **l'occasion d'une symptomatologie d'effort :**

— dyspnée, avec parfois toux quinteuse d'effort;

— angine de poitrine typique.

• Plus rarement, à l'occasion de troubles divers : voix rauque et bitonale, dysphagie, palpitations, vertiges, syncopes, — voire brutalement grand accident d'I.V.G.

2° L'examen clinique

• **L'auscultation cardiaque** perçoit :

— *un souffle diastolique* dans 9 cas sur 10, dont l'audibilité maxima, le timbre et l'intensité peuvent varier (cf. chapitre I.A.), mais qui s'accompagne d'un *souffle systolique de base* parfois discret, parfois moyen, mais jamais intense et jamais frémissant;

— *un clangor du deuxième bruit* au foyer aortique est suggestif : le deuxième bruit est vibrant, métallique, retentissant, en « coup de gong », de haute valeur en l'absence d'hypertension.

• **L'examen vasculaire** montre :

— une T.A. à maxima normale ou à peine élevée;

— parfois des signes de fuite diastolique : pouls ample, bondissant, dépressible — éréthisme carotidien, hypotension diastolique, fidèle reflet de l'I.A.

3° *L'examen radiologique*

— *L'aorte est large et sombre,* mais, fait fondamental, il y a conservation du parallélisme des bords en toutes incidences.

— *Un mouvement de sonnette* plus ou moins vif témoigne indirectement de l'existence de l'I.A.

— *Des calcifications marginales aortiques* sont souvent visibles, mais elles sont peu mobiles, subissant passivement les mouvements de la masse aortique.

— *Une H.V.G.,* appréciée de face et en O.A.G. est la règle. Un flou des hiles peut témoigner d'un début d'I.V.G.

4° *L'ECG est rarement normal*

Il montre :

— parfois des signes d'H.V.G., en règle de type « surcharge systolique », car la « surcharge diastolique » est rare dans l'I.A. syphilitique;

— parfois des signes d'ischémie myocardique, souvent de type sous-épicardique, et volontiers diffuse;

— parfois des anomalies de la conduction : bloc incomplet voire complet de la branche gauche, plus rarement bloc auriculo-ventriculaire du premier degré.

5° *La syphilis*

— Elle s'exprime parfois par d'autres atteintes : leucoplasie, tabès incipiens (aréflexie, signe d'Argyll-Robertson, anomalies du L.C.R.).

— Comporte toujours une sérologie franchement positive : B.W., épreuves de floculation et test de Nelson positifs.

III. — ÉVOLUTION

L'évolution toujours grave conduit à la mort en quelques années.

• **Les risques** en sont :

— un accident brutal : mort subite, O.A.P., état de mal angineux;

— une évolution progressive vers l'I.V.G. puis l'insuffisance cardiaque globale;

— une endocardite bactérienne, très rare;

— une ectasie aortique quoiqu'elle soit considérée comme une forme anatomo-clinique différente de syphilis aortique.

• **On oppose :**

— les aortites du sujet jeune à myocarde sain, où le traitement anti-syphilitique peut stabiliser les lésions, donc de pronostic assez favorable;

— les aortites du sujet âgé avec déchéance myocardique et athérosclérose associée où l'évolution est défavorable malgré le traitement spécifique.

IV. — FORMES CLINIQUES

• **Formes symptomatiques.** — Elles sont :

— angineuses pures, d'où le B.W. systématique devant tout angor;

— camouflées, révélées par une voie bitonale, une toux coqueluchoïde, une dysphagie;

— associées et parfois révélées par une autre atteinte syphilitique soit nerveuse (P.G. ou tabès), soit rénale (albuminurie, hyperazotémie);

— frustes et latentes, révélées tardivement par une insuffisance cardiaque.

• **Formes topographiques.** — On distingue les aortites :

— sigmoïdienne pure : I.A. isolée, d'où le B.W. systématique devant un souffle diastolique;

— sus-sigmoïdienne pure : angineuse pure sans I.A. et à radio normale;

— thoracique postérieure, révélée par une dysphagie, des douleurs intercostales ou vertébrales;

— abdominale, exceptionnelle, avec cœlialgies et troubles du transit.

• **L'aortite syphilitique aiguë et subaiguë.** — Exceptionnelle de nos jours, elle complique une syphilis récente secondo-tertiaire fébrile et s'associe à d'autres lésions syphilitiques vasculaires (syphilis vasculaire maligne).

V. — DIAGNOSTIC

▪ ***Cliniquement,*** on peut discuter selon les cas :

L'I.A. rhumatismale, mais antécédents rhumatismaux parfois, crises d'angor absentes (sauf I.A. majeure), sérologie négative, et, surtout, parfois atteinte mitrale.

L'I.A. des athéromateux, mais hypertension, I.M.F. associée. Difficulté diagnostique s'il s'agit d'un sujet âgé à B.W. positif.

Le R.A. calcifié avec I.A. et angor, mais le souffle systolique est frémissant, le deuxième bruit est atténué ou aboli, les calcifications sont orificielles, le B.W. est négatif.

L'angor par athérome coronarien, beaucoup plus fréquent que l'angor syphilitique. Diagnostic difficile s'il s'agit d'un sujet de plus de 50 ans à B.W. positif (coronarographie).

▪ ***Radiologiquement.*** — La différenciation *entre aortite et ectasie* n'est pas toujours facile car il existe des ectasies peu accessibles (concavité; sinus de Valsalva) d'où l'intérêt de l'angiocardiographie.

— Il est des erreurs en + et en — :

en plus, car une aorte volumineuse est plus souvent athéromateuse que syphilitique;

en moins, car, dans un tiers des cas l'aortite syphilitique ne modifie pas le calibre apparent de l'aorte.

▪ ***En définitive, âge et sérologie*** cernent le problème.

Une sérologie négative élimine l'aortite syphilitique, mis à part quelques cas où seul le test de Nelson est positif.

Une sérologie positive plaide pour le diagnostic :

— chez le sujet jeune, de façon quasi certaine;

— chez l'athéroscléreux, de façon moins certaine : la syphilis peut être alors « innocente » et seulement sérologiquement associée.

VI. — TRAITEMENT

▪ ***Le traitement anti-syphilitique.*** — Utile et souvent efficace chez les sujets jeunes à myocarde sain, il est parfois inopérant voire néfaste chez les sujets âgés à cœur défaillant. On utilise :

— soit le cyanure de Hg I.V. en longues séries (surveillance buccale et rénale);

— soit le bismuth I.M. en séries de 12 à 20 injections bi ou trihebdomadaires;

— soit la pénicilline I.M. à doses croissantes (de 100.000 à 1 million) en séries de 15 millions précédées de 3 injections de cyanure de Hg et parfois associées aux corticoïdes si on craint une réactivation des lésions syphilitiques.

▪ ***Le traitement symptomatique*** s'applique à tous les cas.

— Repos, régime désodé, tonicardiaques, diurétiques en cas d'insuffisance cardiaque,

— Sédatifs, trinitrine, coronaro-dilatateurs en cas d'angor (mais ils sont peu efficaces).

▪ ***La chirurgie aortique (reperméation ostiale)*** peut être tentée quand il existe un angor résiduel majeur après traitement antisyphilitique et quand l'âge et la coronarographie permettent d'éliminer un athérome coronarien dans la genèse des douleurs angineuses.

II. — ANÉVRISMES DE L'AORTE

Les étiologies en sont multiples : syphilis, athérome, médianécrose, traumatismes, infections et cardiopathies congénitales. Toutefois, selon le segment aortique intéressé, les possibilités étiologiques sont souvent limitées, et les possibilités chirurgicales très différentes.

En pratique, donc, on peut schématiquement distinguer :

— *les anévrismes syphilitiques de l'aorte thoracique;*

— *les anévrismes non syphilitiques de l'aorte thoracique* où domine l'anévrisme disséquant;

— *les anévrismes de l'aorte abdominale* presque toujours de nature athéromateuse.

A. — ANÉVRISMES SYPHILITIQUES DE L'AORTE THORACIQUE

Naguère les plus fréquents, ils sont devenus rares depuis la diminution de fréquence et le dépistage plus précoce de la syphilis. Comme pour l'aortite syphilitique, c'est une complication des syphilis tertiaires non ou mal traitées.

I. — ANATOMIE PATHOLOGIQUE

• *C'est un anévrisme vrai,* c'est-à-dire de type sacciforme, comportant sac et collet. Au niveau du sac, les trois tuniques aortiques font place à un tissu fibreux pauci-cellulaire. Dans le sac existent des caillots stratifiés, blancs puis rouges en surface. Hors la poche, il est une importante gangue péri-anévrismale inflammatoire avec infiltration cellulaire et endo et péri-vascularite des vasa-vasorum.

• *Il est souvent multiple* et le siège préférentiel est à la jonction des portions ascendante et horizontale de la crosse.

• *A distance,* l'aorte est marquée par des plaques gélatiniformes, du moins sur un segment — il existe une I.A. dans un tiers des cas et parfois une coronarite ostiale — le cœur est de volume normal sauf I.A. et coronarite ostiale associées.

II. — CLINIQUE

Le type en est l'anévrisme profond non extériorisé.

• **Circonstances de découverte.** — Ce peuvent être :

— une complication aiguë : embolie, rupture;
— des signes fonctionnels variés : dyspnée, toux avec ou sans hémoptysie, angor, palpitations, douleurs intercostales, dysphagie, voix bitonale;
— souvent c'est une découverte radiologique fortuite.

• **Clinique.** — Tantôt elle est totalement « décevante » : l'examen cardio-vasculaire étant normal.

— Tantôt elle recueille des signes de suspicion : à savoir :

— des signes d'aortite : double souffle de base, clangor de B2;
— des signes propres à l'anévrisme : 2e foyer de battement, souffle systolique ou double souffle, double claquement, en un foyer précis extra-apexien;
— des signes de compression médiastinale : syndrome complet (exceptionnel) ou incomplet de compression de la V.C.S., signe de Claude-Bernard-Horner, dysphonie ou voix bitonale par parésie de la corde vocale gauche;
— des signes « trachéaux » : rotation (s. de Boinet) et/ou abaissement (signe d'Oliver-Cardarelli) de la trachée à chaque systole;
— des signes artériels : retard (de + de 5/100 de sec) et inégalité de force des pouls par rapport au choc apexien ou de l'un par rapport aux autres avec différence des oscillations et des pressions artérielles d'un membre à l'autre.

• **Radioscopie et radio-tomographies** en diverses incidences :

— *Dans les cas typiques montrent :*

— une masse unique ou polylobée, dense, homogène ou non;
— battante et, fait essentiel, *expansive;*
— faisant corps avec l'aorte en toutes incidences;
— rompant le parallélisme des bords, avec parfois calcifications liminales.

— *Il est des cas difficiles quand la masse est :*

— petite, cachée dans la concavité de la crosse;
— battante mais non expansive (anévrisme vieilli);
— noyée dans une importante gangue médiastinale.

• **L'aortographie** par voie veineuse ou par cathétérisme artériel rétrograde (clichés en O.A.G.) montre, en général, un anévrisme sacciforme (ou plusieurs anévrismes étagés);

— mais il est rare que l'injection de la poche soit complète à cause des caillots qui la comblent. On peut donc les apprécier et définir si le collet est large ou étroit.

Dans les cas où l'aortographie est contre-indiquée, la *médiastinographie gazeuse* peut aider au diagnostic.

• **La syphilis** est parfois multiviscérale : paralysie générale, tabès (signe d'Argyll-Robertson, anomalies à la P.L.).

— Parfois seulement sérologique : B.W. positif; Nelson à 100 %. Un B.W. douteux fait évoquer une autre cause d'anévrisme.

• **L'évolution est gravissime,** à cause :

— des embolies de la grande circulation (cerveau, membres inférieurs);

— d'une compression médiastinale avec syndrome de la veine cave supérieure, asphyxie;

— d'une rupture dans les voies respiratoires, l'œsophage, la plèvre, le péricarde, le rachis, le médiastin;

— d'une mort subite par rupture ou non;

— exceptionnellement d'une insuffisance cardiaque (seulement si I.A. et insuffisance coronarienne).

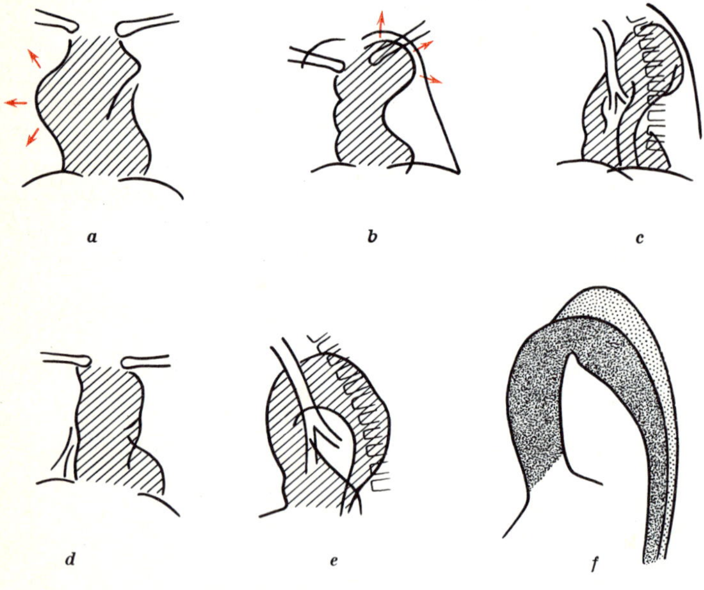

FIG. 78. — *Anévrismes de l'aorte thoracique. a*) Volumineux anévrisme de l'aorte ascendante; *b*) anévrisme de la crosse aortique en position frontale; *c*) le même anévrisme en position oblique antérieure gauche; *d*) anévrisme disséquant de la crosse et de l'aorte descendante en position frontale; *e*) le même anévrisme en O.A.G.; *f*) angiocardiographie d'un anévrisme disséquant.

III. — FORMES CLINIQUES

- **L'anévrisme extériorisé** est évident :
  — saillie battante et expansive au bord externe du sternum, siège d'un souffle systolique ou continu et souvent d'un thrill, parfois d'un double claquement;
  — avec érosions osseuses costales et sternale à la radio,
  — et risque de rupture à la peau (peau rouge, chaude, mince).

- **L'anévrisme syphilitique du sinus de Valsalva** se présente comme une aortite syphilitique (angor + I.A. +. B.W. positif).

— La radio montre une aorte sombre aux bords parallèles mais un gros V.G.

— La rupture le révèle, à moins qu'une aortographie ait été préalablement faite.

- **L'anévrisme de la concavité :**
  — le plus évocateur en clinique par le syndrome broncho-récurrentiel de Dieulafoy;
  — le plus douteux radiologiquement parce que difficile à cerner même sur les tomographies et parce que souvent associé à des troubles de la ventilation pulmonaire simulant un cancer broncho-pulmonaire (pas de bronchoscopie !!!).

- **L'anévrisme de l'aorte descendante :**
  — à symptomatologie trompeuse : dysphagie, douleurs rachidiennes et intercostales (faux cancer de l'œsophage);
  — parfois compliqué de compression médullaire (paraplégie).

B. — ANÉVRISMES NON SYPHILITIQUES DE L'AORTE THORACIQUE

Les étiologies sont nombreuses mais l'anévrisme disséquant par médianécrose domine largement.

1° Les anévrismes disséquants de l'aorte

▪ ***Anatomiquement,*** c'est un faux anévrisme sans poche ni collet.

— *L'aorte,* extérieurement volumineuse et bosselée, apparaît, à la coupe, dédoublée, avec un canal anévrismal externe, par dissection de la média. Le canal est circulaire ou semi-lunaire. Le « sac » est de quelques centimètres mais peut aller des sigmoïdes aux poplitées (!).

— *L'endaorte* peut montrer deux déchirures : l'une constante, initiale, longitudinale ou transversale, siégeant quelques centimètres au-dessus des sigmoïdes — l'autre inconstante, distale, à la partie inférieure de la poche.

— *Les branches collatérales* de l'aorte qui naissent du canal peuvent aussi être « disséquées », d'où les signes ischémiques d'aval.

▪ ***Physiopathologiquement,*** une lésion préalable de la média semble nécessaire.

— *Médianécrose idiopathique* à l'union du tiers interne et des deux tiers externes de la tunique, par disparition du tissu élastique (médianécrose kystique ou dégénérescence hyaline).

— *Médianécrose secondaire* à des altérations préalables de la média, soit congénitales (Marfan, élastorrhexie, Ehlers-Danlos), soit acquises (hématomes traumatiques).

— *La rupture éventuelle d'une plaque d'athérome* en regard favoriserait la rupture de l'endaorte et de la partie interne de la média, la pression sanguine assurant alors la dissection de la média.

▪ ***Cliniquement,*** deux moments cliniques peuvent être distingués :

a) **L'anévrisme en phase « aiguë » simule un infarctus du myocarde,** mais :

— la douleur infarctoïde migre progressivement dans le dos, voire vers l'abdomen;
— elle persiste longtemps, parfois plusieurs jours;
— l'état de choc est frappant, avec collapsus;
— un souffle systolique, voire diastolique, peut s'installer;
— des anomalies du pouls et de la T.A. peuvent s'observer d'un bras à l'autre;
— l'ECG, en contraste avec le tableau clinique, ne montre pas de signes de nécrose, tout au plus des troubles du rythme, une H.V.G., et surtout des signes ischémiques localisés ou diffus;
— les transaminases restent normales ou s'élèvent à peine;
— la radiographie thoracique simple peut montrer l'anévrisme mais la distension aortique peut n'être pas absolument évidente, en l'absence de clichés antérieurs;
— l'angiocardiographie pourrait seule affirmer le diagnostic;
— mais la mort survient encore, parfois rapidement, dans deux tiers des cas, par collapsus, mort subite, ischémie cérébrale, ou rupture.

b) **L'anévrisme en phase « subaiguë » ou « chronique ».** — Ou bien le début a été aigu mais a tourné court, ou bien le début a été moins dramatique et mal étiqueté, ou bien l'anévrisme s'est constitué à bas bruit.

— Des signes divers « ischémiques » peuvent alors le révéler : hémiplégie ou troubles oculaires (carotide); angor (coronaire), troubles rénaux (artères rénales), paraplégie (artères intercostales et lombaires).

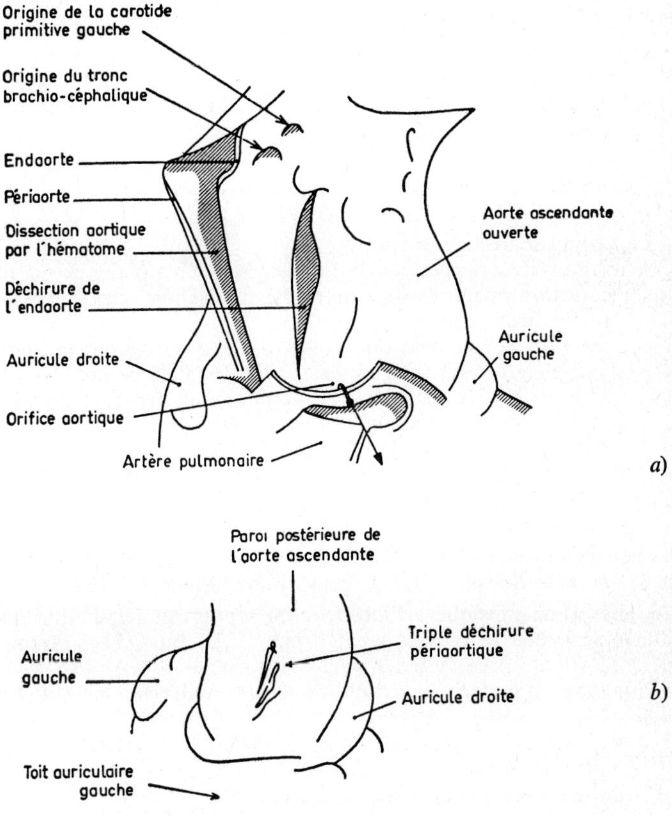

FIG. 79. — *Anévrisme disséquant de l'aorte ascendante* (d'après J. DI MATTÉO et D. COLONNA).

a) Vue antérieure de l'aorte ouverte.

b) Vue postérieure.

— Cliniquement, on peut observer des signes anormaux cardiaques (souffle diastolique ou double souffle de base) et surtout artériels (abolition ou inégalité des pouls radiaux et carotidiens de l'un à l'autre ou par rapport aux pouls fémoraux, inégalités tensionnelles et oscillatoires aux membres).

— L'ECG demeure peu perturbé et non significatif : H.V.G., simples signes ischémiques localisés ou diffus.

— *Les radiographies* peuvent montrer :
- — soit typiquement un aspect en double contour;
- — soit une aorte dilatée et dont la dilatation s'est accrue ou s'accroît d'un contrôle à l'autre.

— *L'angiocardiographie* est quasi formelle, montrant une opacification dense du canal aortique, doublé d'un manchon sombre dont l'opacification est nulle ou demeure discrète.

— Le pronostic reste sombre :
- — par extension possible de la dissection en un temps ou plusieurs temps successifs avec des signes ischémiques cérébraux, médullaires, rénaux;
- — par rupture possible du « sac » dans le péricarde, la plèvre, l'œsophage, les bronches, le médiastin, l'abdomen;
- — 10 à 20 % des cas ont une évolution relativement favorable immédiatement, par ouverture distale du « sac » vers la lumière aortique (aorte à double canal).

2° *Anévrismes des sinus de Valsalva*

■ ***Anatomiquement.*** — Des trois sinus, les plus fréquemment atteints sont le sinus antéro-droit (75 %), puis le postérieur (20 %).

— L'anévrisme s'insinue à l'intérieur du septum et fait hernie dans une cavité cardiaque le plus souvent droite (V.D. ou O.D.), rarement gauche.

— Une fois sur deux coexite une autre malformation : C.I.V., bicuspidie.

■ ***Cliniquement.***

a) **L'anévrisme non rompu est silencieux :**
- — découvert fortuitement lors de l'exploration d'une C.I.V. associée;
- — exceptionnellement cause d'un bloc auriculo-ventriculaire.

b) **L'anévrisme rompu** peut être suspecté sur :
- — *le syndrome de rupture* (parfois atténué) : lors d'un effort, douleur thoracique déchirante, dyspnée violente, mais qui s'atténuent en quelques jours;
- — *un double souffle systolo-diastolique ou un souffle continu,* intense, au bord gauche du sternum, panradiant, avec éclat de B2 pulmonaire;
- — *une minima artérielle basse* et parfois des signes périphériques, témoins de l'insuffisance aortique;

— *des anomalies radiologiques :* augmentation du volume cardiaque, artères pulmonaires expansives avec hypervascularisation pulmonaire;
— *le cathétérisme droit* montre le shunt gauche-droite de siège ventriculaire ou auriculaire droit le plus souvent. Un cathétérisme gauche permet parfois à la sonde de passer dans les cavités droites;
— *l'aortographie sus-sigmoïdienne* par voie rétrograde visualise l'anévrisme et son siège de rupture;
— l'évolution se fait spontanément vers l'insuffisance cardiaque, en quelques semaines ou en quelques mois, voire même davantage, selon que le shunt est massif, moyen ou discret.

3° Formes étiologiques des anévrismes non syphilitiques de l'aorte thoracique

• **Les anévrismes d'affections congénitales.** — *La maladie de Marfan* (arachnodactylie, luxation du cristallin) peut se compliquer soit d'un anévrisme disséquant, soit d'un anévrisme du sinus de Valsalva.

— *L'élastorrhexie* (mal. de Grönblad-Stranberg-Touraine) (papules cutanées ivoire, stries angioïdes péripapillaires) peut favoriser des anévrismes disséquants de l'aorte.

— *Le syndrome d'Ehlers-Danlos* (hyperlaxité cutanéo-ligamentaire) peut se compliquer d'anévrismes disséquants et du sinus de Valsalva.

— *La coarctation aortique* peut comporter d'une part des anévrismes dystrophiques (soit par simple distension, soit avec médianécrose) et d'autre part des anévrismes infectieux sus ou sous-stricturaux.

• **Les anévrismes acquis.** — *L'athérome* est exceptionnellement en cause au niveau du thorax, contrairement à la pathologie aortique abdominale (rôle favorisant pour la médianécrose).

— *Les traumatismes,* surtout non pénétrants, peuvent entraîner des anévrismes surtout de la région de l'isthme. Ce sont des anévrismes sacciformes, causés par tiraillement de l'isthme lors d'une forte décélération.

— *Les infections* sont rarement en cause sauf la maladie d'Osler sur canal artériel, coarctation et plus rarement lésion aortique orificielle préalable.

— *La médianécrose idiopathique* reste la cause la plus habituelle.

C. — ANÉVRISMES DE L'AORTE ABDOMINALE

Un anévrisme de l'aorte sus-rénale peut faire discuter la syphilis mais l'immense majorité des anévrismes abdominaux est de siège sous-rénal et d'*origine athéromateuse.* Les autres anévrismes (oslériens, tuberculeux, traumatiques, disséquants, secondaires à une coarctation ou une maladie de Marfan) sont rarissimes.

L'anévrisme athéromateux frappe 5 à 8 fois plus souvent l'homme que la femme, à un âge moyen de 65 ans. L'association à d'autres lésions athéromateuses est fréquente.

I. — ANATOMIE PATHOLOGIQUE

- **Macroscopiquement,** l'anévrisme est :
  - — en règle sous-rénal (90 % des cas);
  - — unique ou multiple;
  - — fusiforme le plus souvent, parfois sacciforme;
  - — souvent latéralisé à gauche;
  - — sous forme d'une masse bosselée qui peut aller jusqu'à 15 cm de diamètre.
- **Histologiquement :**
  - — l'intima est le siège de lésions athéromateuses majeures;
  - — la média est calcifiée sur les bords de la poche;
  - — une gangue péri-anévrismale inflammatoire entoure la poche et peut englober la V.C.I. et éroder les vertèbres;
  - — des caillots plus ou moins anciens comblent la cavité.

II. — CLINIQUE

- **Les signes révélateurs.** — Ce peuvent être :
  - — Des signes aigus évoquant d'emblée la rupture (douleur, collapsus, signes péritonéaux).
  - — Des signes plus discrets, à savoir :
    - — claudication intermittente;
    - — battements douloureux abdominaux;
    - — douleurs vives ou sourdes, permanentes ou avec paroxysmes, parfois rythmées par les repas, ressenties dans l'abdomen, le dos, les fosses lombaires, irradiant parfois vers les fesses, les testicules, l'aine.
- **La masse abdominale** est :
  - — parfois découverte par hasard;
  - — trouvée huit fois sur dix et par ordre de fréquence décroissante : dans la région ombilicale, à l'épigastre, dans l'hypochondre et dans la région lombaire, rarement médiane, souvent latéralisée à gauche;
  - — expansive seulement dans 2 cas sur 4;
  - — douloureuse au palper;
  - — siège, une fois sur trois, d'un souffle systolique, voire d'un frémissement.

• **Un bilan artériel clinique** s'impose :

— situer l'anévrisme par rapport aux artères rénales : l'anévrisme est sous-rénal si on peut glisser la main entre la masse et les fausses-côtes (De Bakey);

— apprécier l'irrigation des membres inférieurs : des oscillations abolies évoquent une athérosclérose sous-anévrismale ou des embolies détachées de l'anévrisme;

— chercher une hypertension artérielle, souvent « banale », rarement secondaire à une ischémie rénale liée à l'anévrisme;

— dépister une athérosclérose cérébrale et coronarienne.

III. — RADIOLOGIE

• **La radiographie abdominale simple.** — Elle dépiste parfois l'anévrisme muet à l'occasion d'une exploration radiologique digestive (!) et, avec l'appui des tomographies, elle montre :

— la masse, de densité faible, arrondie, mal limitée;

— des *calcifications* (3 fois sur 4), linéaires, qui cernent plus ou moins bien la masse et surtout soulignent la perte du parallélisme des bords;

— parfois des ectasies iliaques calcifiées;

— parfois une érosion des corps vertébraux en regard.

D'autres explorations radiologiques permettent de mieux cerner la masse par les refoulements des organes voisins appréciés par U.I.V., transit baryté, voire cavographie.

• **L'aortographie.** — Elle n'est pas sans danger et n'est pas absolument indispensable si le diagnostic est certain et si l'on peut affirmer que les artères rénales ne sont pas intéressées. On préfère l'angiographie *par voie veineuse,* moins contrastée, mais beaucoup moins risquée que la voie lombaire ou dorsale directe ou la voie rétrograde.

— Elle a surtout pour intérêt de préciser l'état des artères rénales, de dépister d'éventuels anévrismes méconnus, mais n'opacifie que peu ou pas l'anévrisme qui est en règle comblé de caillots.

IV. — RISQUES ÉVOLUTIFS

Ce peuvent être :

• **Des compressions avoisinantes** du tube digestif (dysphagie, vomissements, amaigrissement), des voies urinaires (dysurie, anurie), de la V.C.I. (œdèmes), du rachis (érosions, douleurs, paraplégie).

• **Des accidents thrombo-emboliques.** — Thrombose totale de la poche, progressive (syndrome de Leriche) ou brusque (ischémie aiguë des deux membres inférieurs).

— Embolies vers les membres à partir du caillot.

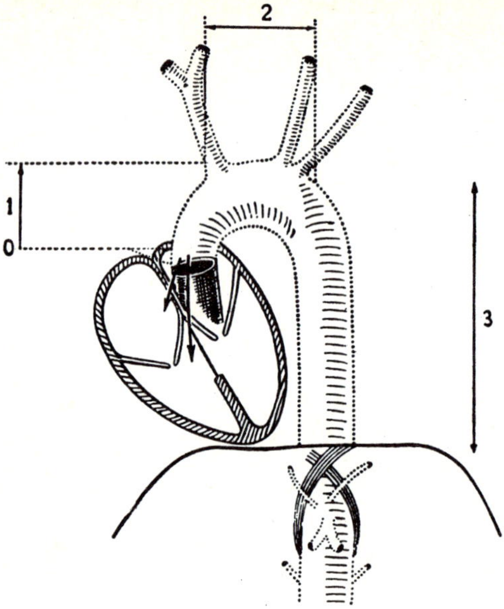

FIG. 80. — *Les différents segments de l'aorte thoracique* (d'après J.-P. BINET).

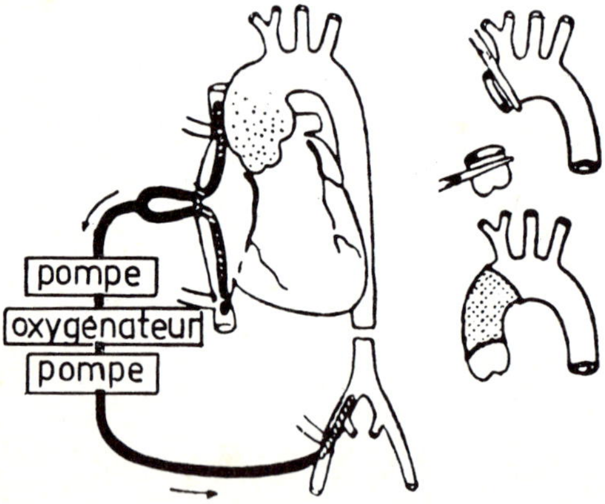

FIG. 81. — *Résection d'un anévrisme du segment 1 sous circulation extra-corporelle totale* (COOLEY et DE BAKEY).

• **Une rupture.** — Caractérisée par une douleur intense et prolongée, un collapsus, des signes d'hémorragie interne, une ecchymose abdominale, une défense ou un iléus, une augmentation de la masse devenue plus douloureuse, de la fièvre.

— Elle peut se faire d'emblée dans un organe creux, dans le péritoine. Elle se fait le plus souvent : d'abord dans l'espace rétro-péritonéal (douleur, fièvre, leucocytose) puis dans le péritoine après quelques heures ou jours de répit (collapsus secondaire).

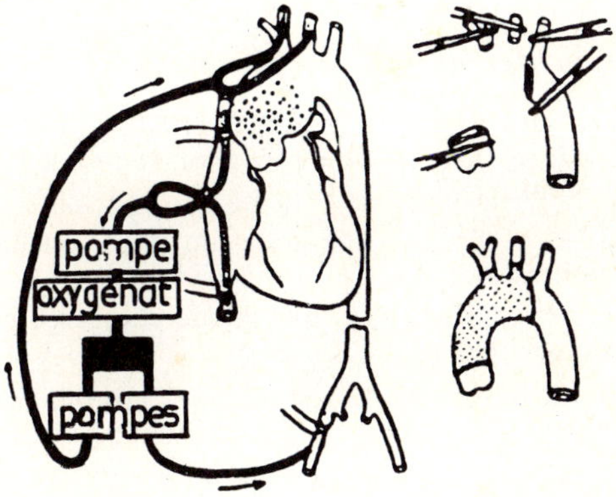

FIG. 82. — *Résection de la crosse aortique sous circulation extra-corporelle totale* (COOLEY).

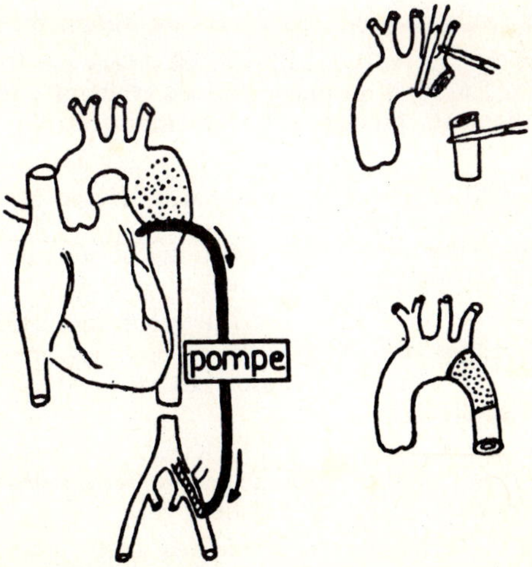

FIG. 83. — *Anévrisme du segment 3 : utilisation du shunt pulsé* (COOLEY).

D. — TRAITEMENT CHIRURGICAL DES ANÉVRISMES DE L'AORTE

A part le traitement anti-syphilitique et le traitement anti-infectieux qui ne s'appliquent qu'à une minorité de cas et qui ne sont que des adjuvants, la chirurgie seule peut prétendre à la réparation aortique. Mais c'est une chirurgie difficile, surtout à l'étage thoracique.

1° *Chirurgie des anévrismes thoraciques* (fig. 80 à 83)

• **Les méthodes palliatives.** — Wiring à froid ou à chaud, wrapping par de la cellophane, excision du sac avec suture sont des pis-aller abandonnés ou périlleux.

• **L'exérèse avec greffe.** — Elle nécessite des modalités techniques délicates (voir schémas).

— La greffe pouvant être une homogreffe conservée ou un segment synthétique (Dacron ++).

• **L'anévrisme du sinus de Valsalva.** — Chirurgie du segment O sous circulation extra-corporelle avec perfusion coronaire.

— Sous-entend la résection du sac, la suture du collet avec, si nécessaire, patch en Dacron.

• **L'anévrisme disséquant** peut être traité :

— soit par « fenestration palliative » (création d'un orifice de sortie);

— soit par résection-greffe curative avec Téflon ou Dacron tricoté.

Dans l'ensemble, la mortalité opératoire de ces opérations périlleuses est très élevée (25 à 50 % et plus). Elle est d'autant plus élevée qu'elle s'adresse aux segments proches des sigmoïdes aortiques.

2° *Chirurgie des anévrismes abdominaux*

Elle consiste en la résection du segment et son remplacement par un tube en Dacron tressé.

• *La mortalité* est inférieure à 10 % pour les anévrismes « sous-rénaux » non rompus, de 80 % à 30 % pour les anévrismes rompus selon qu'il y a ou non un collapsus, d'environ 30 % si les artères rénales sont intéressées.

• *Les risques post-opératoires* sont élevés : hémorragies, anévrismes et faux anévrismes, ruptures péritonéales ou rétropéritonéales, sténoses du grêle, fistule aorto-digestive, anurie.

• *Les indications* dépendent donc de cas particuliers : du siège, du volume et de la tolérance de l'anévrisme, du contexte athéromateux cérébral et coronaire.

III. — OBLITÉRATIONS ARTÉRIELLES DES MEMBRES INFÉRIEURS

Très schématiquement, il convient d'opposer :

— *Les oblitérations progressives* que domine l'artérite par surcharge.

— *Les oblitérations aiguës* que domine l'embolie artérielle.

A. — ARTÉRIOPATHIES OBLITÉRANTES PROGRESSIVES DES MEMBRES INFÉRIEURS

On oppose classiquement l'artérite par surcharge à la *thrombo-angéite oblitérante.* Il n'est pas certain qu'il s'agisse de deux affections fondamentalement différentes. Aussi prendra-t-on l'*artérite par surcharge pour type,* reléguant la thrombo-angéite en forme clinique.

I. — ANATOMIE PATHOLOGIQUE ET ÉTIOLOGIE

• **Anatomiquement,** l'artérite par surcharge comporte deux sortes de lésions :

— *d'une part l'athérome artériel,* frappant les gros troncs, et caractérisé par des lésions de l'intima (dépôts de cholestérol, calcifications secondaires) qui aboutissent à un rétrécissement de la lumière artérielle;

— *d'autre part des thromboses cruoriques* en regard des lésions athéromateuses et qui complètent la sténose luminale des artères.

• **C'est une affection :**

— prédominant largement chez l'homme;

— aux alentours de la cinquantaine, mais parfois plus précocement;

— plus fréquente chez les grands fumeurs;

— et qui partage les mêmes inconnues étiologiques que les autres localisations de la maladie athéromateuse auxquelles elle est volontiers associée (artères cérébrales et coronaires surtout).

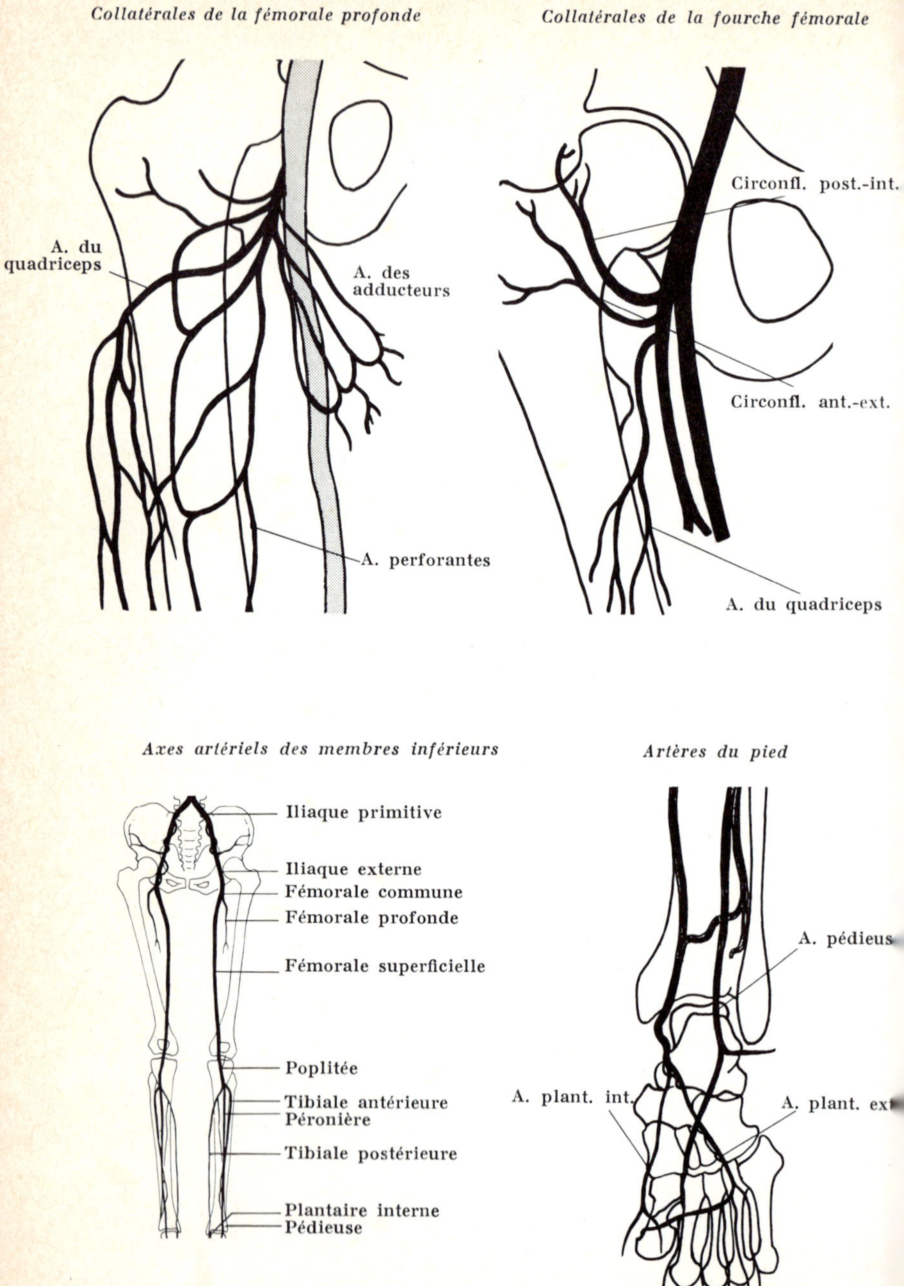

FIG. 84. — *Axes artériels des membres inférieurs.*

III. — CLINIQUE

1° *Conditions du diagnostic*

Ce peuvent être :

- **Une claudication intermittente douloureuse :** douleur à type de striction survenant à la marche, obligeant le malade à s'arrêter, cessant au repos, se reproduisant après la reprise de la marche, généralement après un nombre égal de mètres parcourus définissant le *périmètre de marche.* Le siège en est variable : très évocateur au mollet, moins typique au pied ou à la fesse. Parfois unilatérale, parfois bilatérale mais alors souvent à prédominance unilatérale.

- **Des signes circulatoires moins typiques** (pesanteurs, crampes, engourdissements, lassitudes) mais, fait essentiel, ne survenant qu'à la marche et après un certain nombre de mètres.

- **Des anomalies trophiques :** amyotrophie des jambes, ulcération des orteils, très évocatrices si associées à une sensation de froid aux extrémités.

- **Parfois une découverte d'examen systématique** chez un sujet qui vient de faire une autre complication de la maladie athéromateuse ou chez un diabétique.

2° *Examen clinique local*

Il doit être *comparatif :* d'un membre inférieur par rapport à l'autre, mais aussi par rapport aux membres supérieurs où l'artérite est exceptionnelle.

- **La circulation du tronc principal** est appréciée par :
  - — *Le palper artériel en quatre points :* fémorale à l'arcade crurale, poplitée au creux poplité, tibiale postérieure et pédieuse au pied. Une abolition affirme une oblitération complète, une diminution une sténose en amont.
  - — *L'oscillométrie,* à la cuisse, à plusieurs hauteurs de la jambe. La courbe est raccourcie et aplatie. Des oscillations nulles plaident en faveur d'une sténose complète sans circulation collatérale. Des oscillations à 1/2 ou 1 sous-entendent sténose du tronc mais circulation collatérale appréciable.

- **La circulation profonde** est sûrement faible s'il existe une amyotrophie et si les masses musculaires sont douloureuses à la pression.

- **La circulation cutanée** s'apprécie :
  - — sur la finesse, la couleur, la froideur de la peau et les troubles trophiques (ongles cassants, chute des poils);

— sur la recherche de l'angle de suffisance circulatoire entre l'ischémie d'élévation du membre (peau blanche) et l'érythrose de déclivité (peau rouge violacé);

— la limite supérieure de la froideur cutanée exprime assez bien la hauteur probable de l'occlusion artérielle (thermométrie non indispensable);

— la fluoroscopie, l'artériopléthysmographie sont peu employées en pratique.

3° *Examen clinique général*

Il réclame :

— L'appréciation des autres pouls artériels (carotidiens, membres supérieurs, fourche aortique).

— La recherche d'une autre localisation de la maladie athéromateuse :

— cœur : angor ?, radiographies, ECG (ischémie, nécrose);
— cerveau : examen neurologique, F.O., EEG;
— rein : urée, culot, clearances, U.I.V. si hypertension artérielle.

— Des examens biologiques de routine :

glycémie (diabète ?), cholestérolémie, lipémie et lipidogramme (élévation des lipoprotéines), crase sanguine (prothrombine, test à l'héparine, thromboélastogramme : habituellement normaux).

4° *Artériographie* (fig. 85 à 90)

• Elle doit être faite, sauf contre-indication formelle (intolérance à l'iode, grande insuffisance rénale), par *voie fémorale* si le pouls fémoral est perçu, par *voie aortique* si un des pouls fémoraux est aboli.

• Elle précise :

— l'état des parois aortiques (encoches, irrégularités, calcifications);
— le siège et l'extension de la thrombose;
— l'importance de la circulation collatérale;
— la valeur de la circulation capillaire définie par le retard à l'opacification des veines.

5° *Evolution*

Elle est capricieuse et se fait par poussées :

• **Dans un tiers des cas, elle se stabilise :** il n'existe qu'une recrudescence des douleurs en hiver, mais le périmètre de marche s'améliore un peu (par adaptation), la trophicité du membre ne se détériore pas.

• **Dans deux tiers des cas,** en revanche, **elle s'aggrave :**

— Parfois sur un mode aigu, brutal : une thrombose aiguë extensive donne une ischémie aiguë du membre (cf. *Embolie artérielle*).

— Parfois sur un mode moins dramatique. On voit survenir :
- — *des douleurs de décubitus :* le pied se glace, violet et douloureux, et oblige au lever;
- — *une gangrène* parcellaire distale : piqueté noirâtre à la pulpe du gros orteil puis phlyctène sur une plaque lilas, puis ulcération qui peut s'étendre aux autres orteils et à l'avant-pied.

• **A tous moments l'évolution peut être écourtée par un autre accident** de l'athérome : hémiplégie, infarctus du myocarde, entérorragie par thrombose mésentérique.

6° *Formes cliniques*

• **La thromboangéite oblitérante** serait une affection toute différente parce que :
- — histologiquement, c'est une panvascularite segmentaire avec thrombose;
- — son début est juvénile;
- — elle touche les artères distales;
- — elle s'accompagne de thromboses veineuses des petites veines superficielles;
- — elle est prodigieusement douloureuse avec causalgies excruciantes;
- — l'artériographie montre des gros troncs artériels grêles mais réguliers avec non remplissage des artères distales;
- — les examens biologiques ne montrent pas d'anomalie des lipoprotéines mais parfois une polyglobulie, une hypercoagulabilité;
- — la gangrène parcellaire est précoce, à localisation multiple, obligeant à des interventions itératives et mutilantes.

En fait, l'artérite décrite par Buerger (israélites d'Europe Centrale, rôle des gelures et du typhus) est rare. Ce qu'on rencontre, ce sont des artérites juvéniles évoluant comme une thromboangéite mais présentant aussi des lésions d'artérite par surcharge. L'évolution en est gravissime.

• **L'artérite diabétique** représente 20 % des artérites et complique un diabète dans 50 % des cas.

— C'est une artérite par surcharge avec artériolite, mais évoluant à bas bruit.

— La claudication intermittente est tardive ou peu douloureuse.

— Une gangrène localisée peut en être le signe révélateur habituel.

— Parfois l'artérite est banale et le diabète peu intense, d'où *hyperglycémie provoquée systématique* chez les artéritiques.

• **Une élastorrhexie, une Rickettsiose** peuvent exceptionnellement être causes d'une artériopathie oblitérante.

• **Les formes topographiques** réalisent :
- — des formes strictement unilatérales ou bilatérales à prédominance unilatérales;

— de formes étagées ou à lésion thrombosante unique et bien localisée,
— de thromboses des iliaques associées ou non à des thromboses plus distales;
— de thrombose de la fourche aortique avec impuissance et abolition des 2 pouls fémoraux (syndrome de Leriche).

L'artériographie bilatérale et/ou l'artographie sont seules capables de faire le bilan exact et complet des sténoses et oblitérations.

III. — TRAITEMENT

1° *Traitement médical*

Il s'impose toujours, précédant et complétant un éventuel traitement chirurgical.

Outre la suppression totale du *tabac* (++), l'équilibration d'un *diabète,* un régime et des drogues hypolipémiants, on a recours :

• **En poussée aiguë :**

— aux perfusions veineuses, de vaso-dilatateurs (novocaïne, Hydergine *, Vasculat *, Dédyl *, etc.);
— aux injections intra-artérielles d'héparine, de vaso-dilatateurs, d'oxygène;
— voire aux corticoïdes associés aux perfusions et injections intra-artérielles;
— éventuellement recours aux fibrinolytiques si thrombose aiguë.

• **En phase stabilisée :**

— aux vaso-dilatateurs *per os* ou injectables-retard (kalléone retard*);
— aux antiprothrombiques sous surveillance de la coagulation;
— aux cures thermales (bains et injections carbo-gazeuses de Royat; Bains-les-Bains).

2° *Traitement chirurgical*

Il se discute si l'artérite semble évolutive malgré le traitement médical, si le sujet est jeune, s'il y a un début de gangrène. Il ne faut pas opérer en période aiguë. L'indication dépend des données de l'artériographie.

• **L'idéal est la restauration du tronc principal.** — *Il suppose un bon tronc artériel en aval de la thrombose :*

— Soit par thrombo-endartériectomie désoblitérante (risque de thrombose secondaire), soit par greffe (résection-pontage ou pontage), en utilisant alors : soit une prothèse synthétique (risque de thrombose et de coudure), soit une artère conservée (risque de dégénérescence), soit la veine saphène interne du malade (la moins mauvaise solution).

— Les résultats sont d'autant plus défavorables que le segment traité intéresse une artère distale de petit calibre et que le pontage est plus long. Donc, jusqu'à la poplitée : résection-pontage si l'obstacle est court, pontage ou désobstruction si l'obstacle est étendu. Au-delà de la poplitée, les pontages ont des indications exceptionnelles car les artères distales sont rarement saines.

• **Le pis-aller est une sympathectomie lombaire** de L1 à L4 (artériectomie et sympathectomie péri-artérielle sont d'indication exceptionnelle) :

— qui n'agit pas sur la claudication, mais prévient les gangrènes;

— à réserver aux formes évolutives, avec ou sans gangrène parcellaire, et si la restauration du tronc principal est impossible (mauvais réseau d'aval; obstacles étagés).

• **Deux indications chirurgicales particulières :**

— *Surrénalectomie* uni ou bilatérale (en 1 ou 2 temps) avec traitement cortisonique substitutif, à réserver aux thrombo-angéites sévères,

— *Amputations* très basses (orteils) ou très hautes (1/3 moyen de la cuisse) pour les gangrènes irrécupérées par le traitement médical et la sympathectomie.

B. — EMBOLIES ARTÉRIELLES DES MEMBRES INFÉRIEURS

I. — ÉTIOLOGIE. ANATOMIE PATHOLOGIQUE

• **Le caillot naît :**

— *soit habituellement des cavités gauches :* de l'*oreillette gauche* en cas de R.M., de I.M., de maladie mitrale (le plus souvent en fibrillation auriculaire à grosse oreillette), de fibrillation auriculaire de toutes causes; du *ventricule gauche* en cas d'infarctus du myocarde (mural thrombus);

— *soit plus rarement de l'aorte :* embolie calcaire du R.A. orificiel calcifié, embolie cruorique née d'un sac anévrismal thoracique ou abdominal;

— *dans l'endocardite infectieuse,* l'embolie peut naître du cœur (cruorique ou végétation valvulaire) ou d'un anévrisme artériel.

• **Le caillot s'arrête puis se modifie :**

— il s'arrête en général à une bifurcation (aorte terminale, iliaque primitive, fémorale commune, poplitée basse);

— d'abord mou, friable, il devient vite adhérent et se complique, en quelques heures, d'une thrombose locale extensive en amont et en aval, favorisée par l'angéite aiguë pariétale et le spasme réflexe;

— si bien qu'il se crée des lésions anoxiques irréversibles dans un délai de 10 à 12 heures, expliquant l'urgence extrême.

II. — CLINIQUE

• **Le tableau est celui d'une ischémie aiguë d'un membre :**

— début brutal par une *douleur aiguë,* d'abord localisée mais atroce qui peu à peu diffuse à tout le membre;

— *le membre est froid, livide au début, insensible à la piqûre, avec abolition des pouls, des oscillations, des réflexes;*

— on ne discute pas la phlébite aiguë où la jambe est blanche ou cyanique mais chaude et les pouls conservés;

— on ne discute que la thrombose aiguë de l'artéritique, moins dramatique souvent à cause des sténoses préalables qui avaient déjà réduit la vascularisation;

— la cause de l'embolie est souvent évidente : arythmie complète, sémiologie de R.M. ou de R.A., syndrome infarctoïde préalable, endocardite bactérienne;

— une artériographie d'urgence situe précisément le siège de l'embol (fig. 91).

• **L'évolution est gravissime :**

— liée au facteur causal (infarctus du myocarde, valvulopathie, Osler), aux risques d'autres embolies (hémiplégies);

— liée à la répercussion générale : choc, collapsus, destructions tissulaires,

— liée à l'état local : dès la 24e heure, le membre d'abord livide puis violacé, cynanique par places avec piquetés ou hémorragies déclives, peut évoluer vers la gangrène massive du membre.

III. — TRAITEMENT

Le pronostic dépend de la précocité de l'acte thérapeutique.

• **Le traitement médical est parfois suffisant** mais il doit être mis en œuvre le plus tôt possible.

— Héparine par voie I.V. discontinue ou en perfusion (avec vasodilatateurs et spasmolytiques vasculaires).

— Fibrinolytiques surtout (Urokinase*, Streptokinase) qui semblent pouvoir éviter nombre d'embolectomies chirurgicales.

• **L'embolectomie est parfois nécessaire :**

— classiquement par artériotomies étagées;

— en fait, actuellement, par la sonde à ballonnet de Fogarty qui, par une simple artériotomie, permet de curer le tronc principal aussi bien en amont qu'en aval, grâce à son ballonnet gonflable (80 % de succès).

• **L'amputation est rendue nécessaire** si le malade est vu après plusieurs jours et si les troubles trophiques sont majeurs.

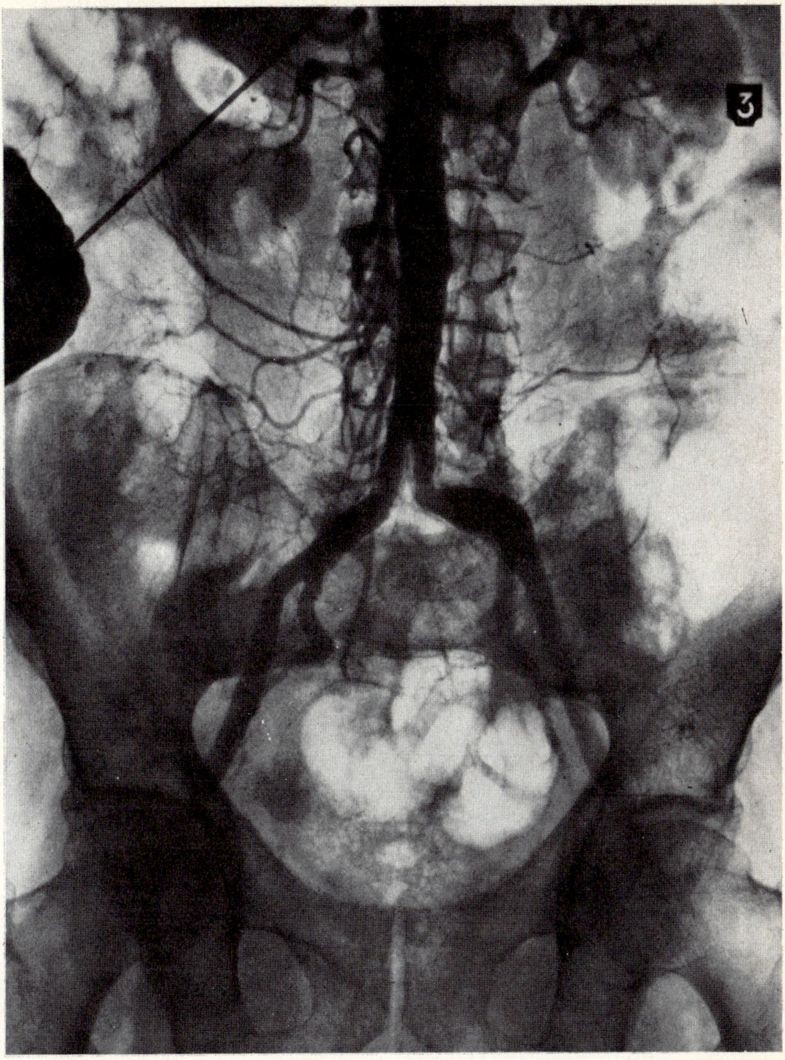

FIG. 85. — *Athérome aortique.* Sténose de l'artère iliaque primitive gauche avec dilatation post-sténotique. Oblitération de l'artère fémorale superficielle gauche (collection du Pr DEHOUVE).

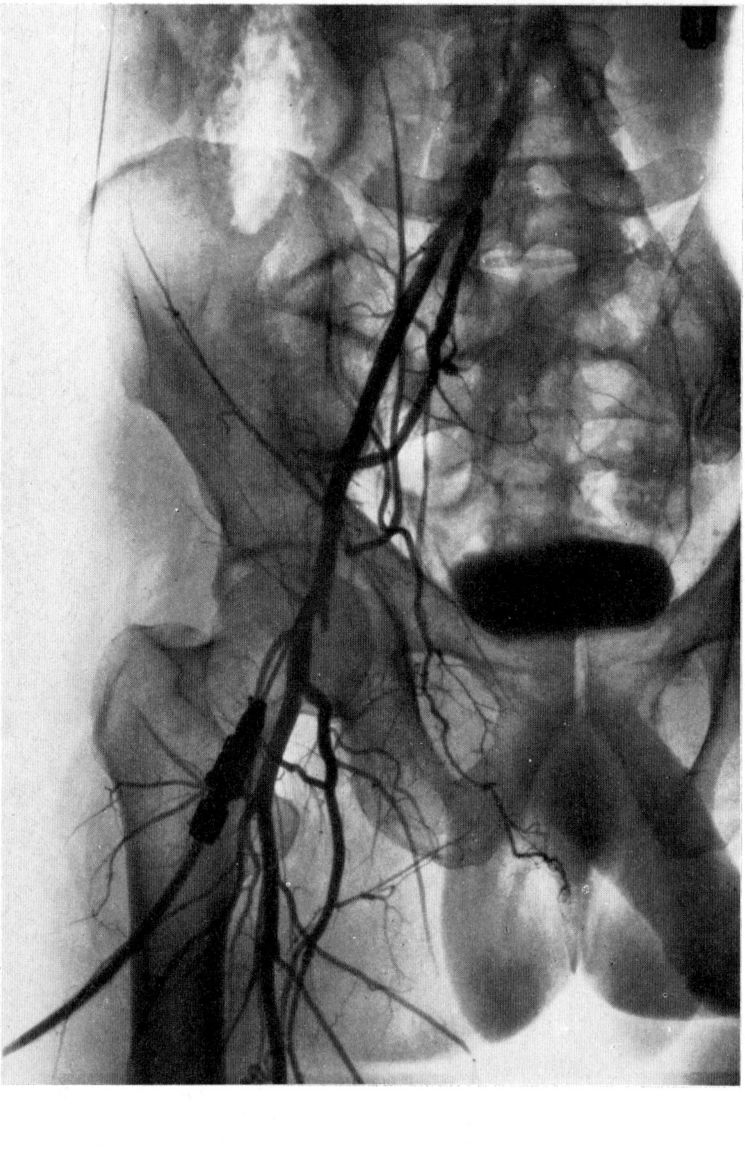

FIG. 86. — *Oblitération de l'artère fémorale superfcielle à son origine* (noter le « stop » peu après cette origine) (collection du Pr DEHOUVE).

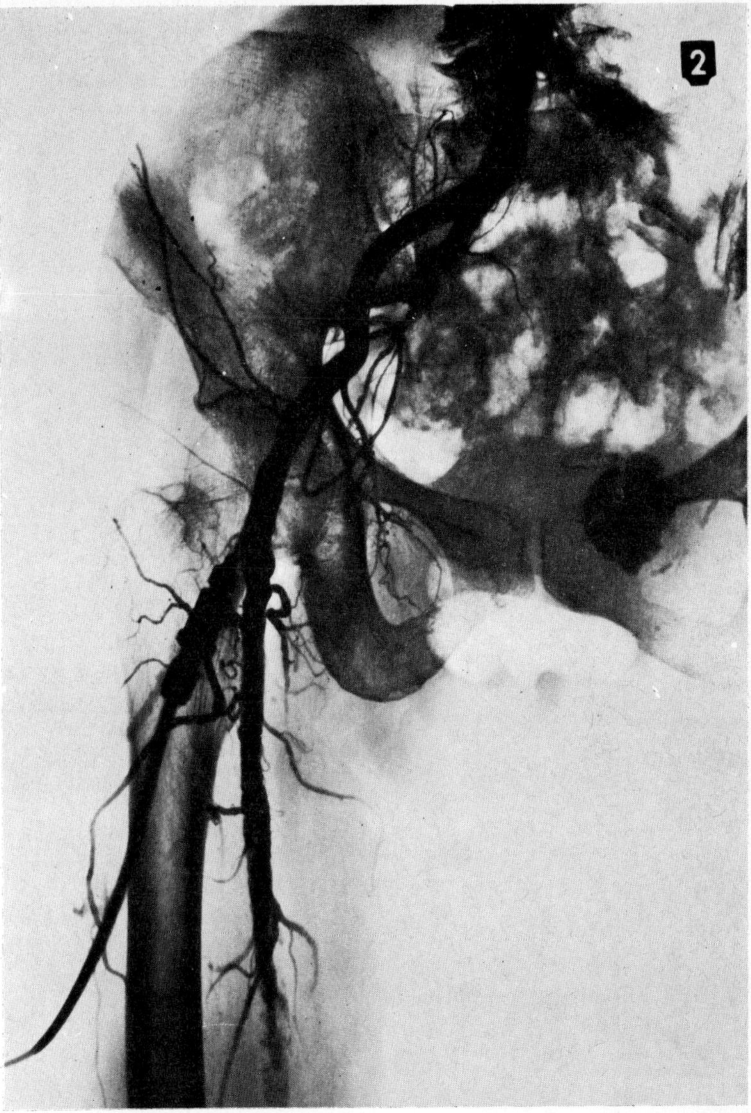

FIG. 87. — *Sténoses puis oblitération complète de l'artère fémorale superficielle* (collection du Pr DEHOUVE)

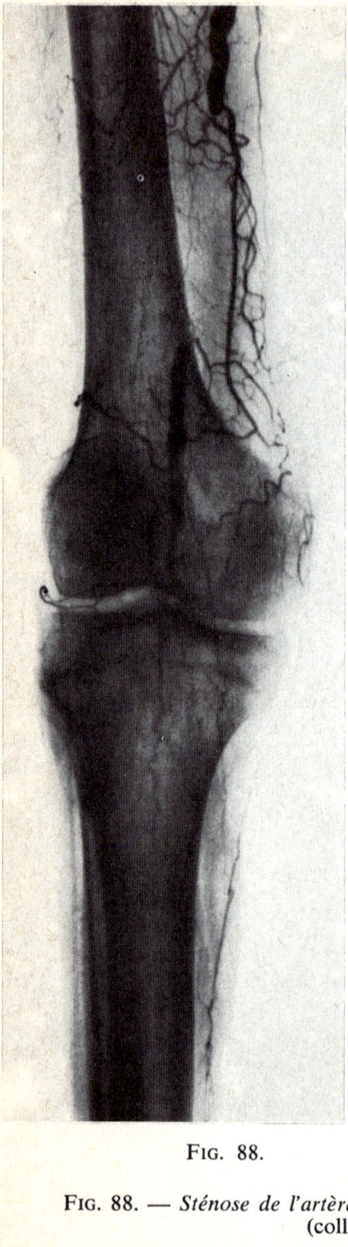

FIG. 88.

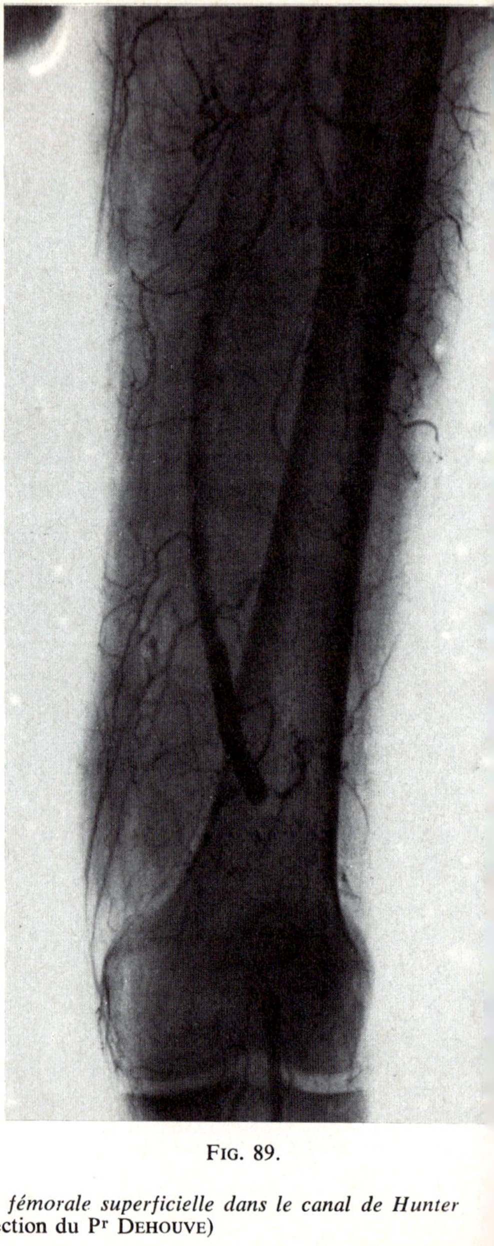

FIG. 89.

FIG. 88. — *Sténose de l'artère fémorale superficielle dans le canal de Hunter* (collection du Pr DEHOUVE)

FIG. 89. — *Oblitération de l'artère poplitée* (collection du Pr DEHOUVE).

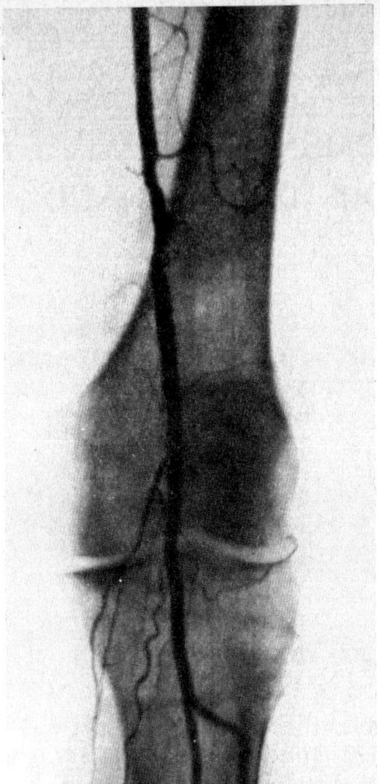

FIG. 90.

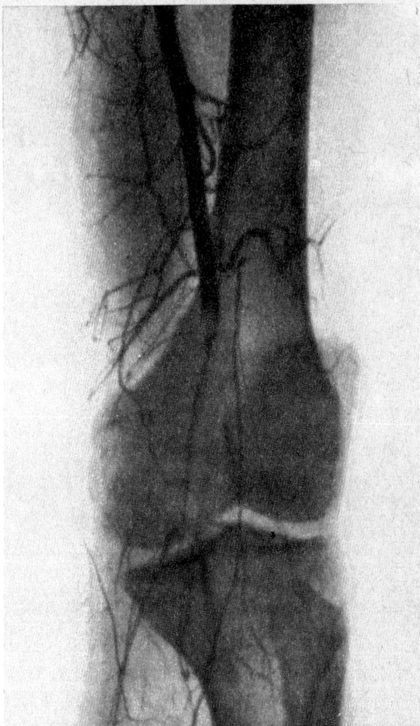

FIG. 91.

FIG. 90. — *Artères grêles avec lésions pariétales au niveau du canal de Hunter. Oblitération de l'artère tibiale postérieure à son origine* (collection du Pr DEHOUVE).

FIG. 91. — *Embolie de l'artère poplitée* (noter l'aspect en cupule du stop) (collection du Pr DEHOUVE).

IV. — PHÉNOMÈNE, SYNDROMES ET MALADIE DE RAYNAUD

Dans sa thèse (De l'asphyxie locale et de la gangrène symétrique des extrémités. Paris, 1862), Raynaud décrit un « phénomène » d'origine vaso-motrice artériolaire. On réserve le nom de « syndromes » aux formes où l'on peut découvrir une cause, et de « maladie » aux formes idiopathiques.

LE PHÉNOMÈNE DE RAYNAUD

I. — CIRCONSTANCES DE SURVENUE

• Le phénomène peut apparaître très tôt dans la vie, dès la puberté — ou très tardivement après 50 ans. Dans le premier cas, surtout s'il s'agit d'une femme, ceci plaide en faveur d'une « maladie » essentielle. Dans le second cas, surtout s'il s'agit d'un homme, il faut penser à un syndrome et s'acharner à en découvrir la cause.

• Deux causes déclenchantes sont habituelles :

— le froid, ressenti aux doigts ou même au visage (crises hivernales ++);

— les stress émotionnels de tous ordres.

II. — ASPECTS CLINIQUES

• **La forme classique est dite crise de syncope puis asphyxie.** — Brusquement, le doigt devient blanc-ivoire, gourd, froid, avec une abolition ou un émoussement du tact. Cette phase dure quelques minutes, puis, le doigt devient bleuâtre, violet, mais reste froid. Il est le siège alors de fourmillements et d'élancements. Après plusieurs minutes, il redevient rose tout en se réchauffant.

• **La topographie de l'atteinte est fondamentale.** — L'atteinte symétrique (aux deux dernières phalanges des 4 doigts des deux mains, les pouces étant épargnés) évoque une « maladie »;

— Toute atteinte asymétrique ou plus étendue (atteinte d'un doigt, de tous les doigts, de la main) évoque un « syndrome ».

— Les orteils, le nez, les oreilles, les seins peuvent aussi présenter des phénomènes syncopaux.

- **Le phénomène peut être atypique :**
  - — crise « blanche », syncopale pure, plutôt inaugurale de l'affection;
  - — crise « bleue », cyanique pure, plutôt tardive, après de nombreuses crises « blanches »;
  - — crise « pie » avec phénomènes « blanc » et « bleu » simultanés sur un même doigt;
  - — crise avec érythermalgie secondaire : doigt rouge et bouillant après la crise.

III. — ASPECTS ÉVOLUTIFS

- **Les formes bénignes** sont très fréquentes. C'est une simple infirmité, marquée par des crises très espacées, volontiers hivernales. Au bout de plusieurs décennies, la trophicité des doigts reste parfaite.

- **Les formes graves** sont heureusement plus rares, marquées par des crises plus fréquentes et qui se modifient (crises « bleues» pures) pour aboutir à :
  - — une acrosclérose progressive de la peau, des muscles, de l'os (doigts en fuseau);
  - — une escarre pulpaire qui laisse une cicatrice ombiliquée kératosique;
  - — puis une gangrène vraie mutilante de la 3e et de la 2e phalange.

IV. — EXAMENS COMPLÉMENTAIRES

- Au début, on ne constate que des anomalies en *capillaroscopie.*

— En phase blanche : gracilité des anses artérielles et vacuité du réseau capillaire.

— En phase bleue : dilatation des anses veineuses avec stase capillaire.

- Ultérieurement, surtout dans les formes graves, on peut observer :
  - — une diminution de l'indice oscillométrique à l'avant-bras;
  - — et à *l'artériographie* une gracilité, voire une amputation des artérioles aux doigts avec passages veineux précoces par « diversion ».

- La rhéographie, la biopsie pulpaire, les épreuves à l'acétylcholine et du bain chaud (qui améliorent) et à l'histamine et du bain froid (qui aggravent) peuvent compléter les investigations.

Arguments diagnostiques en faveur :	
de la maladie	d'un syndrome
Femme début entre 20 et 40 ans, atteinte symétrique, pouce respecté.	Homme (ou femme) tous âges, 2e partie de la vie, atteinte asymétrique, pouce atteint.

PHYSIOPATHOLOGIE

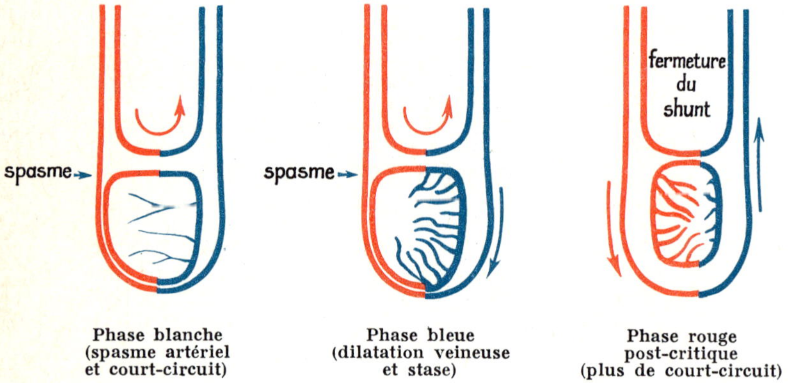

Phase blanche (spasme artériel et court-circuit)

Phase bleue (dilatation veineuse et stase)

Phase rouge post-critique (plus de court-circuit)

FIG. 92. — *Phénomène de Raynaud.*

LES SYNDROMES DE RAYNAUD

Tout phénomène de Raynaud doit en faire chercher la cause qu'on décèlera d'autant plus souvent qu'il s'agit d'un homme ou que le phénomène est survenu tard dans la vie. Ce peuvent être des causes locales, régionales ou générales.

- ***Causes locales.*** — Il peut s'agir de :
  - — fistules artério-veineuses;
  - — microtraumatismes vibratoires professionnels (main gauche surtout);
  - — glomus sous-unguéal;
  - — syndrome du canal carpien (?).

- ***Causes régionales :***
  - — traumatismes axillaires par béquilles;
  - — côte cervicale (++) : donc toujours faire une radiographie du rachis cervical bas et dorsal haut;
  - — arthrodiscopathies cervicales (cause très controversée);
  - — syndrome du défilé scalénique (Nafziger) : crises survenant en hyperabduction du bras ou à la manœuvre d'Adson (tête en hyperrotation et en hyperextension).

- ***Causes générales.*** — *Soit cardio-vasculaires :*
  - — hypertension artérielle systémique ou pulmonaire;
  - — R.M. (par le biais d'une hypertension artérielle pulmonaire ?);
  - — artérites par surcharge et thrombo-angéite.

  — *Soit neuropathiques :*
  - — toutes neuropathies centrales, voire périphériques (multinévrites);
  - — terrain migraineux;
  - — intoxications : CO, ergotisme.

  — *Soit dysglobulinémie :*
  - — cryoglobulinémies surtout (cause rare);
  - — maladies de Kahler et de Waldenström.

  — *Soit collagénoses :*
  - — le lupus érythémateux disséminé se complique de phénomène de Raynaud dans 10 à 18 % des cas;
  - — la sclérodermie s'associe à un phénomène de Raynaud dans 90 % des cas. Ce dernier précède la sclérodermie dans 50 % des cas et parfois de 15 à 20 ans avant que la sclérodermie ne soit manifeste. S'en méfier si les radiographies des mains montrent des calcifications sous-cutanées (syndrome de Thibierge-Weissenbach).

LA MALADIE DE RAYNAUD

Ce n'est qu'après élimination des causes précédentes, qu'en l'absence de cause définie, on parle de maladie de Raynaud. Il semble s'agir d'un dysfonctionnement des centres diencéphaliques ou ganglionnaires du sympathique.

- *Le terrain est particulier :*
  - — femme dans 77 % des cas pour Gilford (d'où une hypothèse pathogénique hormonale ?);
  - — crises volontiers rythmées par la vie génitale (puberté, périodes prémenstruelles, ménopause).
- *Les facteurs psychosomatiques :*
  - — sont dominants;
  - — terrain d'instabilité corticale où joue la charge émotionnelle.

DIAGNOSTIC

Il faut différencier le phénomène de Raynaud, en éliminant :

— l'acrocyanose qui est permanente (pas de crises);

— les acroparesthésies (+ +), plus fréquentes, purement subjectives (la couleur ne change pas);

— l'érythromélalgie de Weir-Mitchell : le doigt est d'emblée rouge et chaud;

— l'acrodynie des jeunes enfants, épidémique, avec troubles neurologiques;

— les gangrènes par gelures, artérites, acropathies ulcéro-mutilantes (syringomyélite, lèpre).

TRAITEMENT

Il demeure, par suite des incertitudes pathogéniques, assez incertain et souvent décevant. Il faut rester « médical » le plus longtemps possible et ne recourir à la chirurgie que dans des cas précis (cause locale curable, troubles trophiques préoccupants).

- **Traitement médical** — Psychothérapie, sédatifs, tranquillisants.

— « Petits moyens » : gants chauds, pas de lessives, éviter le froid.

— Physiothérapie : ondes courtes, diathermie (??).

— Drogues diverses (antispasmodiques, parasympathicomimétiques, sympatholytiques, ganglioplégiques, antisérotonine, I.M.A.O., vitamines du groupe B, etc.). On utilise surtout : Hydergine *, Hydrosarpan *, Duvadilan *, Largactil *, Bécilan *, Dycholium *, Kalléone-retard *, etc.

• **Traitement chirurgical.** — En pratique deux possibilités :
— chirurgie du scalène (avec ou sans côte cervicale);
— gangliectomies :
  — type Servelle : D2-D3;
  — type Mentha : D2-D3, radicotomie D2-D3, stellectomie.

Ces interventions améliorent dans 60 à 75 % des cas, mais des récidives surviennent assez souvent (régénérations sympathiques ?).

V. — SYNDROMES DE L'ARC AORTIQUE

Appelés aussi syndromes de la crosse aortique, ils concernent des sténoses serrées ou des oblitérations des trois troncs près de leur origine.

• **Les signes révélateurs sont d'origine ischémique.**
— Signes neurologiques (+ +) : céphalées, vertiges, crises convulsives, lipothymies, syncopes, éclipses hémiparétiques ou aphasiques voire déficit définitif.
— Signes oculaires : cécité passagère ou progressive, phosphènes, diplopie.
— Fatigabilité, crampes, paresthésies des membres supérieurs lors de mouvements répétés.
— Gêne à la mastication prolongée.

• **Les signes objectifs sont, dans la forme complète :**
— Abolition des pouls aux M.S. et au cou.
— Tension imprenable ou très pincée aux bras, oscillations nulles ou faibles.
— Silence auscultatoire ou souffle systolique sus-claviculaire ou dorsal, voire souffle continu de la circulation collatérale.
— Signes oculaires (+ +) : atrophie de l'iris, chute de la TAR; et au F.O. : papilles pâles, artères fines, micro-anévrismes parfois.

• **L'aortographie sus-sigmoïdienne rétrograde démontre** l'étendue des lésions :
— Atteinte des trois troncs : plus ou moins près de l'origine; oblitérations plus ou moins complètes.

— L'atteinte d'une sous-clavière à l'origine donne le « *syndrome de la sous-clavière voleuse* » avec abolition des pouls du M.S. correspondant et symptomatologie cérébrale, la sous-clavière post-sténotique se remplissant avec retard par l'intermédiaire de l'artère vertébrale fonctionnant à contre-courant.

• **Les étiologies en sont multiples.**

La maladie de Takayashu est :

— une panartérite scléro-inflammatoire, lymphoplasmocytaire avec cellules géantes, de l'adventice et de la média;

— de topographie très proximale, compliquée ou non de thromboses locales;

— des femmes jeunes neuf fois sur dix;

— avec syndrome inflammatoire (fièvre, leucocytose, VS ↗, hyper α_2 globulinémie);

— de nosologie proche de la panartérite noueuse et surtout de la *maladie de Horton,* de même histologie, avec le même syndrome inflammatoire, mais atteignant préférentiellement les artères temporales (« artérite temporale »), cérébrales et ophtalmiques (céphalées, risque de cécité et d'accidents neurologiques) des sujets de plus de 60 ans.

Les autres causes sont diverses :

— athérome (+++) mais les oblitérations sont plus distales;

— plus rarement : syphilis, dissection aortique, traumatisme.

• **Les traitements :**

— Médicaux sont assez aléatoires : corticothérapie si Takayashu, traitement anti-syphilitique si syphilis, anticoagulants surtout à cause des thromboses.

— Chirurgicaux sont les seuls valables : endartériectomies ou pontages.

11

MALADIE THROMBO-EMBOLIQUE

Les coagulations intravasculaires et intracardiaques sont d'une grande fréquence anatomo-clinique. Les migrations cruoriques sont des complications redoutables.

On réserve, par l'usage, le nom de maladie thrombo-embolique aux accidents de la circulation de retour (phlébites; embolies artérielles pulmonaires). Mais des accidents analogues peuvent se produire dans la grande circulation qui sont étudiés, en partie, au chapitre des oblitérations artérielles des membres inférieurs.

La coagulation intra-vasculaire suppose souvent une lésion pariétale préalable (athérome, inflammation), presque toujours une stase vasculaire (alitement, insuffisance cardiaque, etc.) et une hypercoagulabilité sanguine.

***

La coagulation est un phénomène chronométrique et structural. Bien des tests jugent de la coagulabilité chronométrique mais négligent l'aspect structural. Le thromboélastogramme sur sang total est le meilleur test pour apprécier ces deux aspects.

En pratique, en dehors du thromboélastogramme, on se sert pour surveiller un traitement :

— par l'**héparine**, du temps de Howell (zone efficace : 3 à 6′) ou du dosage de l'héparinémie (Ze : 2 à 3 γ/ml);

— par les **antiprothrombiques :** soit du thrombotest d'Owren (Ze : 10 à 15 %), soit du couple temps de Quick (Ze : 25 à 35 %) - test de tolérance à l'héparine (Ze : temps malade entre 1,5 et 2 temps témoin).

THROMBOÉLASTOGRAMME

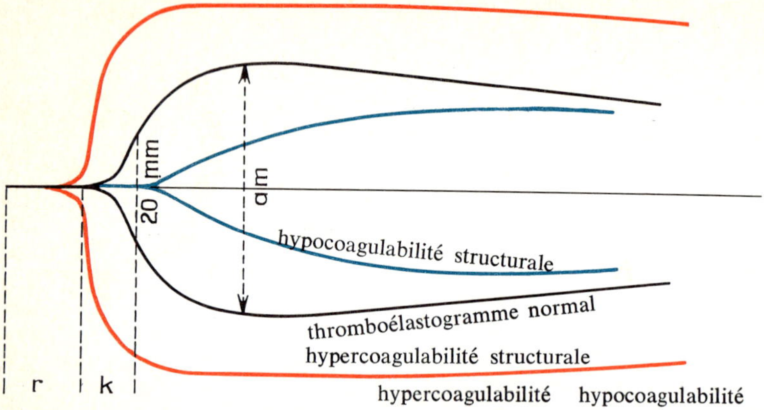

	hypercoagulabilité	hypocoagulabilité
r = 14 à 20 mm	↘	↗
k = 5 à 9 mm	↘	↗
r + k = 20 à 29 mm	↘	↗
am = 55 à 62 mm	↗	↘

TAUX DE PROTHROMBINE ET TEST A L'HÉPARINE
AU COURS D'UN TRAITEMENT PAR UN ANTIPROTHROMBIQUE

Taux de prothrombine	*Test à l'héparine (avec 1 unité)*		*Observations*
	Témoin	Malade	
35 %	10′	16′	Hypocoagulabilité vraie, efficace. Poursuivre la même dose.
48 %	10′	12′	Hypocoagulabilité discrète, inefficace. Augmenter la dose.
< 10 %	10′	> 20′	Hypocoagulabilité exagérée, dangereuse. Diminuer la dose.
25 %	10′	12′	Hypocoagulabilité légère. Hypercoagulabilité masquée. Recourir à l'héparine.

FIG. 93.

I. — PHLÉBITES

Première manifestation de la maladie thrombo-embolique, la phlébite est une affection de fréquence extrême qui peut à tout moment conduire à une embolie pulmonaire mortelle.

I. — ANATOMIE PATHOLOGIQUE

• **On oppose la phlébothrombose et la thrombophlébite** (fig. 94).

— *La phlébothrombose* avec :

— son caillot libre, fixé à la paroi veineuse en un seul point, progressant par sa pointe, capable de se morceler, de se libérer, alors que la paroi veineuse est sensiblement normale;

— exposant donc aux embolies, mais non aux séquelles.

— *La thrombophlébite* avec :

— son caillot organisé, adhérant à la veine, fixe, stable, oblitérant, avec épaississement des trois tuniques de la veine;

— exposant moins aux embolies, mais, par l'atteinte de la périveine, aux réactions sympathiques immédiates et ultérieures, donc aux séquelles.

— Schématisation un peu excessive, puisqu'une phlébothrombose peut conduire à une thrombophlébite et qu'une thrombophlébite s'associe souvent à une phlébothrombose de l'autre jambe.

• **D'autre part, le point de départ de la thrombose est variable :**

— Tantôt *suro-crural,* intéressant d'emblée tout le système profond des veines du membre inférieur.

— Plus souvent, peut-être :

— soit *pelvien,* surtout dans les suites opératoires ou obstétricales;

— soit *jambier,* intéressant les veines plantaires, tibiales postérieures ou péronières notamment chez les cardiaques.

— Enfin parfois *superficiel,* sur des veines saines ou variqueuses.

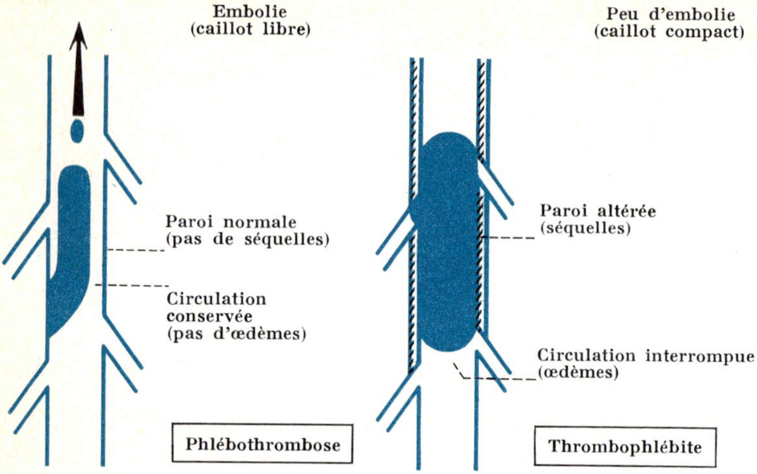

FIG. 94. — *Phlébothrombose et thrombophlébite.*

II. — ÉTIOLOGIE

Il reste classique de distinguer les phlébites obstétricales, chirurgicales et médicales.

1° Les phlébites obstétricales

— A point de départ distal ou pelvien.

— En cours de grossesse (difficulté d'emploi des anticoagulants).

— Du post-partum des accouchements laborieux (version, forceps, délivrance artificielle) ou compliqués (inertie utérine, placenta praevia, rétention placentaire); elles peuvent survenir après chaque accouchement normal chez certaines femmes prédisposées.

— Surtout du post-abortum, au point qu'une phlébite apparemment primitive chez une femme jeune impose toujours un examen gynécologique.

— C'est au sujet des phlébites du post-partum qu'on a opposé les *embolies précoces,* peu importantes, révélatrices et les *embolies tardives* du lever, souvent graves, syncopales ou asphyxiques.

2° *Les phlébites chirurgicales*

Grèvent particulièrement :

— Les *interventions pelviennes* (hystérectomie pour fibrome, prostatectomie), pariétales (cure de hernie), abdominales (gastrectomies, appendicectomies).

— *Les fractures :* et il faut insister sur les *phlébites sous plâtre,* de diagnostic souvent difficile.

— Enfin, les *plaies septiques.*

— On ne saurait trop insister sur leur gravité, liée à leur tendance emboligène, facteur de premier plan dans la mortalité post-opératoire chirurgicale.

3° *Les phlébites médicales*

- Reconnaissent des causes très variées :
  - — *Infections :* R.A.A., grippe, pneumonie, typhus exanthématique, septicémies diverses mais surtout streptococcémies.
    et *fièvre typhoïde* (complication de la convalescence, beaucoup plus rarement révélatrice : phlébo-typhus).
  - — *Maladies subaiguës ou chroniques :* tuberculose, syphilis, diabète, goutte, hémopathies (maladie de Vaquez et leucoces myéloïdes), tumeurs malignes (++) (phlébite révélatrice d'un cancer de l'estomac, du poumon, du pancréas), hernie diaphragmatique (y penser si anémie).
- Mais leur fréquence fait décrire à part les phlébites des cardiaques.

— Cardiaques *compensés* (mitraux surtout), cardiaques *décompensés* (toutes asystolies), *infarctus du myocarde.*

— *Sur le plan symptomatique,* il faut souligner :
- — leur latence habituelle : nécessité d'examen systématique des mollets des cardiaques;
- — leur localisation distale aux artères péronières ou tibiales;
- — leur tendance emboligène.

III. — CLINIQUE

On retrouve l'opposition maintenant classique de la phlébothrombose et de la thrombophlébite.

1° *Au stade de phlébite pré-oblitérante de Vaquez*

- **L'attention peut être attirée par :**
  - — Une *douleur :* crampe vive ou pesanteur douloureuse à la plante, au talon ou au mollet, souvent tenace, parfois fugace.

— Des *paresthésies superficielles* de même siège.

— Une simple *anxiété,* une malaise mal défini, qui, dans certaines conditions (opérés, cardiaques, accouchées), ne doit pas être négligé.

— Une fébricule souvent très discrète.

— Une *accélération progressive du pouls.*

• **C'est à l'examen comparatif des deux membres inférieurs** de rechercher les arguments de la phlébothrombose.

— A savoir :

— une légère cyanose du pied, jambe pendante;

— une légère dilatation des veines superficielles;

— un très léger œdème rétro-malléolaire;

— une sensation de rénitence des masses musculaires du mollet,

— et surtout une douleur provoquée sur le trajet veineux ou à la pression de la plante, du talon, à la mobilisation des orteils; surtout, douleur profonde du mollet à la dorsi-flexion du pied (signe d'Homans).

— Il est classique d'insister pour le diagnostic sur le *groupement unilatéral* de ces signes. De fait, ils sont souvent plus nets d'un côté, mais la douleur provoquée peut être retrouvée des deux côtés, évoquant ainsi une phlébothrombose bilatérale qui n'est pas rare.

— *L'examen* doit rechercher alors :

— l'extension de la thrombose : extension de la douleur en hauteur; T.R., T.V.;

— la possibilité d'une embolie fruste, traduite parfois par un point de côté léger.

En fait, souvent tout se borne à une douleur provoquée et le diagnostic peut hésiter si elle est isolée et peu intense.

• **Les examens complémentaires** sont d'inégale utilité :

— L'hyperfibrinémie, l'éventuelle hyperplaquettose, l'augmentation de la V.S., l'étude de la résorption de la boule d'œdème sont des moyens non spécifiques, non fidèles et désuets.

— Les tests biologiques de *coagulation* (test à l'héparine, thrombo-élastogramme) sont utiles mais une *hypercoagulabilité franche,* argument valable de forte probabilité, n'est :

— *ni spécifique* (elle n'affirme pas la thrombose);

— *ni constante* (même en dehors d'une embolie pulmonaire qui entraîne une hypocoagulabilité secondaire).

• **En pratique.** — Lorsque les conditions étiologiques appuient la suspicion, il faut commencer au plus vite un traitement anticoagulant. Si l'on temporise, on risque alors une évolution parfois très rapide vers :

2° Le tableau de phlegmatia alba dolens

• *Les douleurs spontanées* sont continues avec parfois redoublements paroxystiques, généralisées à tout le membre ou localisées au mollet, à l'aine, au creux poplité, parfois irradiant au périnée, aux lombes.

• *Les signes généraux* sont constants : tachycardie, fièvre à 38° avec hyperleucocytose.

• *L'aspect de la jambe,* dont l'impotence est complète, est évocateur.

— Tout le membre inférieur est infiltré d'un œdème blanc cireux, dur, ne prenant pas le godet, avec un lacis veineux superficiel, une lame d'hydarthrose du genou, une adénopathie inguinale, une augmentation de la chaleur locale.

— Prudemment, on recherche l'induration du cordon veineux douloureux, mais le simple effleurage réveille souvent une vive douleur.

• *Il convient :*

— de rechercher des signes de phlébothrombose à l'autre jambe; de demander des tests de coagulation;

— et sans attendre de mettre en œuvre le traitement.

IV. — FORMES CLINIQUES

▪ ***Formes à début pelvi-abdominal*** révélées par un léger météorisme, une rétention d'urine ou une dysurie, un léger œdème de la vulve ou du périnée. A redouter si, au T.V., existent une douleur à la mobilisation utérine ou un léger empâtement d'un cul-de-sac.

▪ ***Formes à début pulmonaire :*** de l'embolie syncopale mortelle à l'embolie fruste, révélée par une angoisse, un point de côté, une quinte de toux, une légère dyspnée paroxystique. Souvent, c'est le tableau d'un infarctus de Laennec avec accès dyspnéique douloureux et tussigène, avec expectoration hémoptoïque retardée.

Tout signe thoracique paroxystique conduit à la palpation systématique des mollets chez un opéré, une accouchée, un cardiaque, un alité.

▪ ***Phlébites avec symptômes artériels,*** où l'on distingue :

— Les phlébites compliquant une artérite par surcharge des membres inférieurs.

— Les atteintes simultanées artério-veineuses (Buerger, Osler).

— Les phlébites compliquées de signes artériels, dont le type est la phlegmatia coerulea :

à début brutal avec parfois choc;
avec localement cyanose, œdème, refroidissement, hypoesthésie, abolition des pouls et oscillations;

d'évolution grave dans les premières heures, mais voisine d'une phlébite banale, après quelques heures.

■ ***Phlébites superficielles simples ou variqueuses.*** — Caractérisées localement par une douleur vive, un œdème rouge recouvrant le cordon veineux dur et douloureux.

— Réputées peu embolisantes, en fait exposant d'une part à l'atteinte des veines profondes, et, partant, aux embolies, d'autre part aux surinfections locales, enfin aux récidives.

■ ***Formes évolutives.*** — On oppose :

Les formes évolutives favorables. — Au stade de phlébothrombose, le traitement anticoagulant fait disparaître en quelques heures tous les symptômes et on obtient une restitution *ad integrum.*

— Au stade de thrombophlébite, la conjugaison du traitement anticoagulant, de la mobilisation précoce peut amener une disparition des signes locaux et généraux en quelques jours, mais les séquelles sont plus fréquentes.

Les formes évolutives défavorables par :

— COMPLICATIONS LOCALES : très rares, surtout le fait des phlébites superficielles : lymphangite, érysipèle, phlegmon et adénophlegmon.

— COMPLICATIONS THROMBO-EMBOLIQUES surtout (++) :
  - — extension de la thrombose aux veines iliaques, à la V.C.I., parfois aux veines rénales (anurie), surtout bilatéralisation, grave par ses séquelles;
  - — rechutes et plurilocalisation réalisant le classique tableau de *septicémie veineuse subaiguë;*
  - — embolies pulmonaires, parfois multiples, récidivantes, persistant parfois sous traitement anticoagulant et menaçant ainsi le pronostic vital.

— Surtout SÉQUELLES constituant LA MALADIE POST-PHLÉBITIQUE, qui s'aggrave d'année en année et où s'intriquent :
  - — des douleurs : crampes, névralgies, à la marche ou nocturnes;
  - — des œdèmes malléolaires vespéraux, ou permanents, durs, douloureux;
  - — des troubles cutanés : peu sèche, froide, avec dermite ocre, tendances aux ulcérations torpides;
  - — des altérations musculo-tendineuses (amyotrophies, au maximum pied bot phlébitique) et osseuses (décalcifications);
  - — et enfin et surtout, des varices parfois très importantes.

On conçoit la lourde incapacité fonctionnelle qui peut en résulter et l'utilité — à ce stade — de la *phlébographie* qui juge de l'étendue des thromboses et permet de nuancer les indications thérapeutiques.

V. — DIAGNOSTIC

• **Au stade de phlébothrombose.** — C'est d'abord une discussion de symptômes, et les premiers signes sont parfois négligés, parfois étiquetés à tort : crampes, névralgies, myalgies.

Les problèmes différentiels sont différents :

— *chez l'accouchée,* une fébricule fait envisager, outre la phlébite, une lymphangite ou un abcès du sein, une infection urinaire ou utérine;

— *chez l'opéré,* la fièvre risque d'être mise sur le compte de l'état de la plaie opératoire, et une quinte de toux, témoin d'une petite embolie, sur celui d'une infection pulmonaire;

— *chez le cardiaque :* une fébricule inexpliquée, le moindre symptôme dans un membre inférieur doit faire soulever l'hypothèse d'une thrombose; d'autre part, une *douleur aiguë au mollet* ou dans la cuisse fait discuter une oblitération artérielle par thrombose locale ou embolie périphérique.

• **Au stade de thrombophlébite confirmée.** — Les œdèmes cardiaques, rénaux, hépatiques sont habituellement bilatéraux.

— Un seul diagnostic : *l'œdème unilatéral par compression endo-pelvienne lymphatique,* dont la preuve étiologique est faite par les T.V. et T.R. et la palpation du creux inguinal et de la région sus- et rétro-crurale.

• **Reste le problème étiologique** d'une phlébite : l'élimination des causes classiques (cardiopathies, grossesse, interventions) doit conduire à la recherche d'un cancer ou d'une hernie diaphragmatique.

VI. — TRAITEMENT

Traitement curatif

• *Héparine* intraveineuse, en perfusion intraveineuse (300 à 400 mg *pro die*), ou par injections de 50 à 75 mg toutes les 4 heures, dans la tubulure, voire calciparine I.M. Il faut prolonger l'héparinothérapie durant huit jours voire quinze jours et davantage et prendre le relais par les :

• *Antiprothrombiques :* les doses sont à adapter en fonction des tests de surveillance, de façon à ce que le test de tolérance à l'héparine montre, pour le malade, un T.C. supérieur d'un demi à celui du témoin pour un taux de prothrombine qui doit se maintenir entre 20 et 30 %. Ce traitement anticoagulant doit être prolongé plusieurs mois, voire plusieurs années.

• *Mobilisation précoce :* dès le troisième jour, mouvements au lit; lever dès l'obtention d'une hypocoagulabilité franche et stable.

• *Antibiotiques* chez les opérés, les accouchées.

• *Cas particuliers :*

— Phlébites superficielles : mieux que les anticoagulants : phénylbutazone.

— Phlébite récidivante : traitement anticoagulant au long cours.

— Embolies à répétition + échec anticoagulants : ligature des veines fémorales superficielles ou de la veine cave inférieure.

— Séquelles : résections veineuses ou traitement anticoagulant au long cours, cures thermales.

Traitement préventif

— Accouchées : antibiotiques, lever précoce.

— Opérés : lever précoce, anticoagulants systématiques (antécédents phlébitiques, risques élevés de thromboses de certaines interventions) sous surveillance de la coagulation dans les suites opératoires.

— Cardiaques : anticoagulants systématiques pour maintenir en hypocoagulabilité efficace toute cardiopathie réputée thrombo-emboligène (mitraux, infarctus myocardique, fibrillation auriculaire, etc.).

II. — EMBOLIES PULMONAIRES

Oblitération, par un corps étranger circulant, d'un élément du réseau artériel pulmonaire, l'embolie pulmonaire peut avoir une sémiologie riche ou pauvre selon que l'obstruction porte sur le tronc ou sur une branche pré-artériolaire de l'artère pulmonaire et selon que l'oblitération est partielle ou totale. Ce corps étranger étant dans l'immense majorité des cas un caillot sanguin, l'embolie reste *le risque essentiel de la maladie thrombo-embolique cruorique.*

I. — GÉNÉRALITÉS ET ÉTIOLOGIE

— Très répandue, elle atteint de 0,35 à 20 % des malades hospitalisés; à l'autopsie on la retrouve dans 7,5 % à 29 % des cas, et chez les cardiaques avec une plus grande fréquence (48 % pour White, 36,6 % pour Lenègre).

— Elle entre pour une part importante dans la mortalité générale (de l'ordre de 2 à 3 %). Les embolies post-opératoires sont mortelles dans 20 % des cas, mais la mortalité est plus faible pour les accouchées (3 à 5 % des embolies) et les cardiaques (6 % des embolies).

— Actuellement, les embolies médicales semblent avoir une incidence plus élevée que les chirurgicales (rapport de 8 médicales pour 1 chirurgicale pour Allen).

1° *Embolies des phlébites post-opératoires*

— Accidents post-opératoires dans 0,5 % des interventions, elles sont responsables d'environ 5 % des morts post-opératoires.

— Elles compliquent les interventions abdominales (gastrectomie surtout pour cancer, splénectomie, appendicectomie), la cure de hernie, les interventions sur le petit bassin (prostatectomies, hystérectomies), les interventions d'exérèse pulmonaire (cancer + +), enfin les traumatismes des parties molles et les fractures des membres inférieurs (phlébites sous plâtre).

2° *Embolies des phlébites obstétricales*

Ce sont des complications des avortements avant tout « criminels » et des accouchements laborieux avec manœuvres endo-utérines (hémorragies de la délivrance). Il est classique d'opposer les embolies précoces, minimes, peu graves mais récidivantes, aux embolies tardives souvent graves. En fait, la phlébite obstétricale paraît rare (moins de 1 % des accouchements) et l'embolie plus rare encore (15 à 35 % des thromboses veineuses).

3° *Embolies des phlébites médicales*

Elles peuvent survenir dans de nombreuses affections :

— Maladies infectieuses : pneumonie, grippe, rhumatisme articulaire aigu, fièvre typhoïde, septicémies, oto-mastoïdites et amygdalites (septicémies à funduliformis).

— Hémopathies : polyglobulies, anémies de toutes natures (y inclure l'anémie de la hernie diaphragmatique).

— Cancers de l'estomac, du pancréas, du poumon (syndromes paranéoplasiques parfois révélateurs).

— Goutte, et exceptionnellement tuberculose pulmonaire.

— Certaines thérapeutiques : A.C.T.H., cortisone, diurétiques, peut-être la digitaline (ces faits sont discutables).

— Maladie thrombo-embolique primitive d'étiologie indéterminée.

— Mais en fait une condition domine les autres : les cardiopathies. Une thrombose pulmonaire est présente chez « au moins un cardiaque sur trois » (Lenègre et Gerbaux). L'incidence est plus grande en cas d'insuffisance cardiaque, et, chez les mitraux, les aortiques et les mitro-aortiques — à un degré moindre chez les « artériels » et notamment les infarctus du myocarde — enfin rarement au cours des affections pulmonaires chroniques.

4° *Embolies non cruoriques*

Exceptionnelles, il peut s'agir :

— d'embolies gazeuses après insufflation de pneumothorax, intervention cervicale, décompression des caissons, avortement criminel;

— d'embolies graisseuses après injection intraveineuse de substances huileuses, et surtout traumatisme osseux;

— d'embolies septiques au cours d'endocardites;

— voire d'embolies microbiennes, cancéreuses, parasitaires, leucémiques.

II. — PHYSIOPATHOLOGIE

1° *Origine de l'embolie*

— *Chez les sujets à cœur sain,* ce sont des thromboses surales ou tibiales postérieures qui sont responsables dans plus des deux tiers des cas; celles des veines pelviennes, iliaques, utéro-ovariennes, périprostatiques, humérales, axillaires, jugulaires, linguales ou péri-amygdaliennes étant beaucoup plus rarement en cause.

— *Chez les cardiaques,* on souligne la fréquence des thromboses veineuses périphériques (85 % des cas pour Lenègre) et la relative rareté des thromboses cardiaques droites (27,1 % des cas et presque toujours associées à des thromboses périphériques).

2° *Conséquences hémodynamiques*

— *Une hypertension pulmonaire immédiate* et plus ou moins durable est le trouble essentiel, lié d'une part à l'oblitération artérielle proprement dite (mais il faut une exclusion de plus de 60 % du lit vasculaire pour obtenir une hypertension de cette origine) et d'autre part à une vaso-constriction artérielle pulmonaire par réflexe à partir de l'intima des artérioles et des petites artères distales.

— Il en résulte une *souffrance* (et éventuellement une *insuffisance*) *ventriculaire droite* avec élévation de la pression systolique puis télédiastolique dans le ventricule droit et une diminution de l'éjection systolique avec résidu diastolique et distension de la cavité.

— Les deux facteurs aboutissent à une *chute du débit cardiaque* (hypotension artérielle générale qui peut aller jusqu'au collapsus) et à une réduction du débit coronarien.

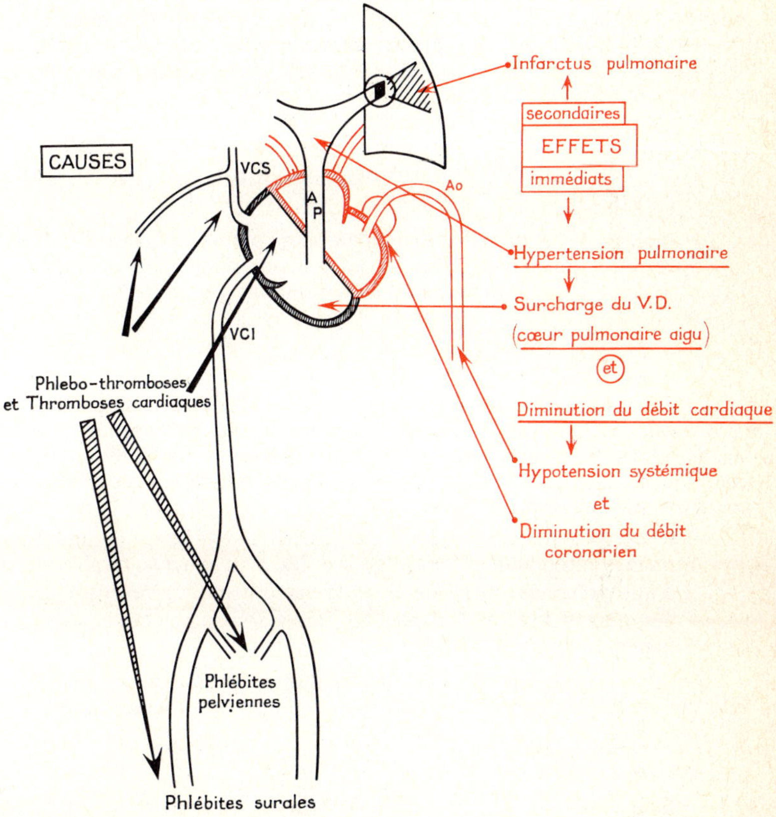

FIG. 95. — *Physiopathologie des embolies pulmonaires.*

— Enfin, *l'anoxie,* entraînée par l'exclusion circulatoire, la tachypnée et la broncho-constriction réflexe, semble capable d'accentuer l'hypertension pulmonaire en aggravant la vaso-constriction artérielle et d'augmenter l'insuffisance coronarienne.

3° *L'infarctus pulmonaire*

En revanche, l'infarctus pulmonaire est inconstant (30 à 45 % des cas). Pour expliquer sa survenue on a soulevé l'hypothèse d'une thrombose concomitante des artères bronchiques, celle d'une hypertension veineuse pulmonaire associée, celle enfin de phénomènes vaso-moteurs d'origine nerveuse liés peut-être à une sécrétion locale d'histamine.

III. — ÉTUDE CLINIQUE

Le tableau le plus typique de l'embolie pulmonaire est l'embolie post-opératoire s'accompagnant immédiatement d'un cœur pulmonaire aigu électrique et secondairement d'un infarctus pulmonaire.

1° *Stade purement embolique*

• **Le début est généralement brusque,** voire brutal et habituellement inattendu. Il est parfois des signes prémonitoires négligés ou méconnus : légère fébricule, tachycardie, angoisse, hypercoagulabilité sanguine (40 % des cas), et surtout phlébothrombose distale. *Brusquement* se constitue un syndrome angoissant fait :

— d'une douleur en coup de poignard, généralement à une base ou médiothoracique, exagérée par les mouvements respiratoires;
— d'une polypnée superficielle, avec parfois une légère cyanose;
— des quintes de toux douloureuses ramenant parfois dès ce moment quelques crachats mousseux.

Quelques heures après le début apparaît la fièvre, quasi constante. Elle peut exister d'emblée, témoin de la phlébothrombose.

• **A l'examen clinique.** — *Le retentissement cardiaque droit* est très précoce, avec :

— tachycardie à 110 ou 120, habituellement régulière, quasi constante;
— galop droit habituellement présystolique;
— accentuation du deuxième bruit pulmonaire;
— perception des battements cardiaques dans le creux épigastrique;
— accessoirement soulèvement pulsatile de la partie interne des 2ᵉ et 3ᵉ espaces intercostaux.

En revanche l'examen des champs pulmonaires est souvent décevant : normal ou trompeur (râles diffus ou localisés d'œdème pulmonaire).

Essentielle est la recherche d'une phlébothrombose périphérique.

Surale, avec élévation de la température locale, dilatation des veines superficielles, discret œdème rétro-malléolaire, tension du mollet, signe de Homans (douleur à la dorsiflexion du pied). Pelvienne, elle ne peut qu'être suspectée (pesanteur du bas-ventre, quelques signes urinaires, ténesme rectal).

• **La radiographie thoracique d'urgence est de peu de secours.** — Avant 2 ou 3 jours l'examen radiologique risque d'être négatif ou peu suggestif. Rarement, on observe :

— une image d'amputation d'une artère pulmonaire;
— une zone d'hypovascularisation hyperclaire en aval de l'oblitération;
— des ombre nodulaires assez disséminées et très transitoires, par œdème pulmonaire;
— une ascension de l'hémicoupole correspondante;
— éventuellement une saillie de l'infundibulum pulmonaire avec un arc moyen du bord gauche saillant, convexe, pulsatile, voire expansif.

Un cliché au lit est toujours d'interprétation délicate. On a plus récemment proposé de faire soit *une angiographie,* soit *une scintigraphie pulmonaire* à l'^{131}I qui peuvent objectiver l'amputation de vascularisation.

• **L'électrocardiogramme demeure l'examen essentiel du diagnostic.**

Les données électrocardiographiques chez les sujets à cœur sain sont suggestives le plus souvent, soit sur le premier tracé, soit sur les tracés successifs, globalement dans 9 cas sur 10.

— *En dérivations standards :*
 — un aspect S1 Q3 (McGinn et White), l'onde Q en D3 étant plus ou moins profonde, mais peu large, ne s'accompagnant pas d'onde Q en VF;
 — une onde T3 négative;
 — une déviation de AQRS, habituellement modérée (15 à 50°) et habituellement vers la droite.

— *En dérivations précordiales :*
 — la zone de transition est déplacée dans la moitié des cas vers la gauche.

 En précordiales droites :
 — un aspect de bloc de branche droit très précoce et transitoire;
 — une inversion de T, maxima en V1 ou VE, s'étendant dans plus des deux tiers des cas jusqu'en V3 et même V4 et V5; cette anomalie est parfois retardée;
 — un décalage supérieur de ST est plus rare, habituellement discret, à convexité supérieure, disparaissant en quelques jours, laissant apparaître l'onde T ischémique qui lui survit.

— *Les électrocardiogrammes devront être successifs.* — Dans les premières minutes ou heures apparaît le bloc de branche droit, généralement incomplet, très éphémère (48 heures en moyenne).

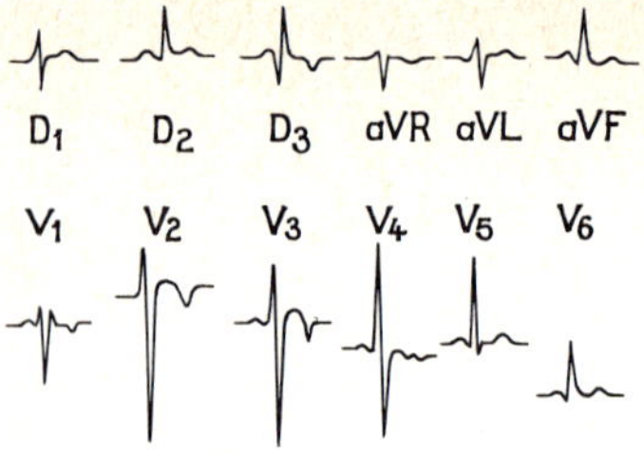

Cœur pulmonaire aigu au 4ᵉ jour, S1, Q3, T3 négatif. Ischémie épicardique et discrète lésion du précordium droit et B.I.D. droit.

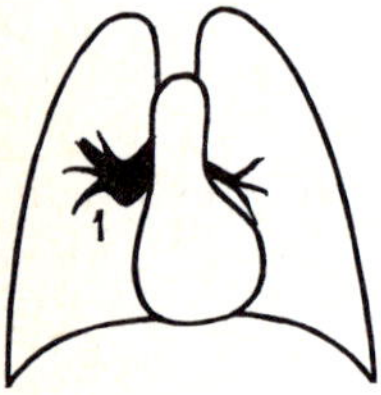

Stop (1)

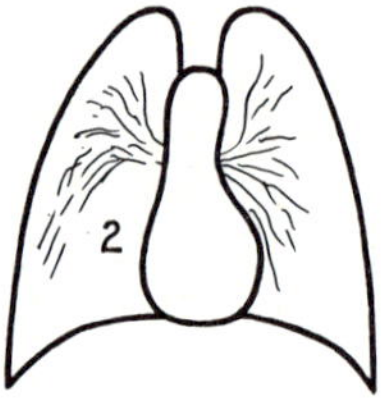

Zone claire (2)

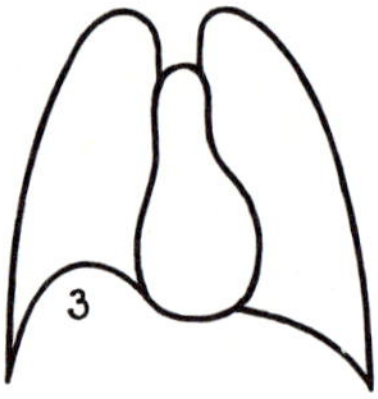

Ascension de la coupole (3)

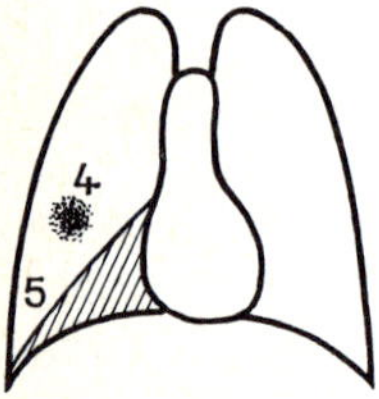

Image ronde (4)
ou triangulaire (5)

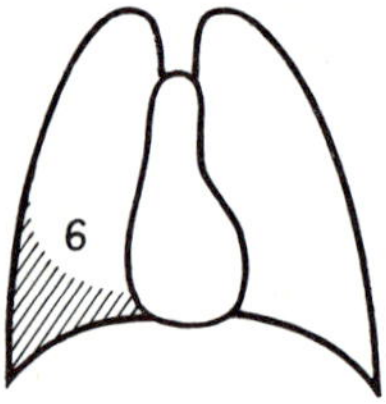

Pleurésie (6)

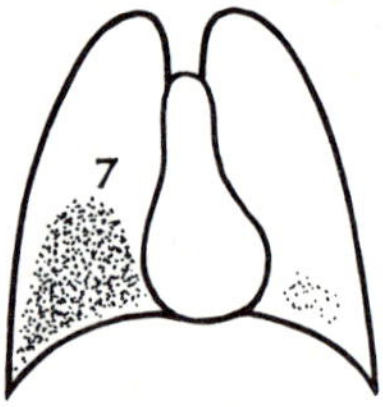

Œdème (7)

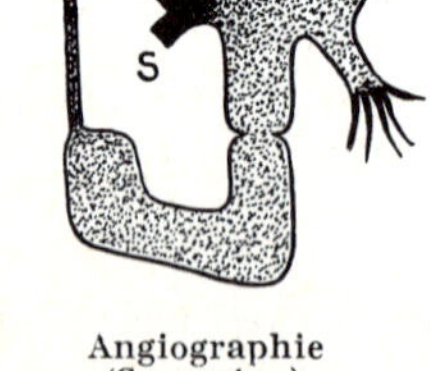

Angiographie
(S = stop)

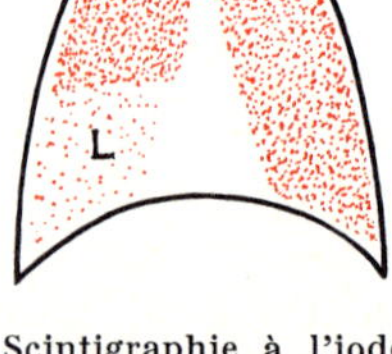

Scintigraphie à l'iode
(L = lacune)

FIG. 96. — *Examens complémentaires des embolies pulmonaires.*

Dès le premier jour, aspect S1 Q3 de dextrorotation et décalage supérieur de ST dans les précordiales droites.

Au bout de deux ou trois jours, inversion de T en dérivation D3, VF, V1 à V3 ou V4.

Ces signes sont éphémères : « de quelques heures pour S1 Q3 à plusieurs semaines pour la négativité de T en précordiales droites ».

• **Les signes biologiques sont beaucoup plus aléatoires.** — Au lendemain d'une embolie on observe habituellement : une accélération de la V.S., une élévation de la fibrinémie et une leucocytose.

L'étude de la coagulation semble montrer (Lenègre) dans 40 à 50 % des cas :

— une tendance inconstante à l'hypercoagulabilité dans les 5 jours précédant l'embolie;

— une hypocoagulabilité légère ou franche dans les 5 jours suivant l'embolie;

— puis un retour à une hypercoagulabilité secondaire.

Les transaminases sériques demeurent classiquement normales dans les deux ou trois premiers jours. On accorde en revanche une valeur diagnostique à l'élévation de la LDH et surtout des PDF (produits de dégradation de la fibrine).

2° Stade secondaire de l'infarctus

• **L'angoisse, la dyspnée, la douleur se calment** peu à peu, mais la toux persiste et ramène, 24 à 36 heures après le début, une **hémoptysie évocatrice.**

— Parfois typique : petits crachats peu nombreux, noirâtres, denses, non aérés, gluants, d'odeur alliacée, constitués d'hématies altérées, de leucocytes, de cellules macrophagiques, sans germes.

— Parfois atypique, de sang rouge et aéré, dont la survenue retardée, l'émission fractionnée et le contexte sont évocateurs.

• **Les signes cardiaques disparaissent alors que se constituent les signes pleuro-pulmonaires.** — Signes en foyer : soit condensation avec silence ou souffle tubaire, soit broncho-alvéolite avec râles sous-crépitants.

— Signes pleuraux surtout, quasi constants même en l'absence d'infarctus pulmonaire. Le liquide est citrin ou plus souvent séro-hématique, voire franchement sanglant; la réaction de Rivalta y est presque toujours positive, son taux d'albumine est en règle supérieur à 35 g par litre; polynucléaires, lymphocytes et cellules endothéliales y sont en proportions équivalentes.

• **L'examen radiologique du thorax est ici plus évocateur,** montrant :

— une opacité parenchymateuse, soit triangulaire à base périphérique, soit plus fréquemment arrondie ou ovalaire en plein poumon, nette ou floue ou pommelée, régulière ou irrégulière;

— des ombres nodulaires assez disséminées et très transitoires, par œdème pulmonaire;

— une image pleurale : épanchement scissural, épanchement de la grande cavité.

3° Evolution ultérieure

• **L'évolution générale de cette forme de moyenne gravité est au total favorable.** — Les signes cardiaques disparaissent.

— L'infarctus peut persister radiologiquement durant quelques semaines. L'ulcération et la suppuration de l'infarctus sont rares.

• **Les récidives** sont le danger majeur. Elles surviennent surtout lorsque la première migration est passée inaperçue et que la maladie thrombo-embolique poursuit son cours. Elles sont généralement de gravité croissante.

— Les séquelles sont mal connues et appréciables seulement par l'angiographie ou la scintigraphie à l'^{131}I qui montrent un « trou », image d'ailleurs non spécifique. Dans certains cas persistent des opacités cicatricielles linéaires.

IV. — FORMES CLINIQUES

On les considère sous trois rubriques : formes symptomatiques, formes évolutives et formes des cardiaques.

1° Formes symptomatiques

• **Les formes foudroyantes** se traduisent soit par une mort subite, soit par un collapsus majeur après syncope initiale où l'élément douleur peut manquer ainsi que la cyanose alors que la dyspnée reste peu intense. Un ECG s'impose toujours devant un collapsus même non douloureux.

• **Les formes incomplètes** sont très fréquentes :

— formes sans retentissement cardiaque droit où la tachycardie sinusale résume la sémiologie cardiaque;

— formes sans infarctus pulmonaire, ni atteinte pleurale, sans traduction radiologique (25 % des cas);

— formes cliniquement frustes, enfin, se résumant à de l'angoisse, une légère douleur à la toux, une poussée dyspnéique, quelques crachats sanglants, une fébricule discrète et transitoire.

• **Les formes trompeuses** sont :

— *pleurales :* épanchement séro-fibrineux ou séro-hémorragique;

— *pulmonaires :* crise dyspnéique évoquant un O.A.P. ou plus rarement une crise d'asthme — ou bien syndrome en imposant pour une pneumopathie aiguë trop facilement étiquetée « grippe » ou « congestion pulmonaire »;

— *cardiaques :* forme angineuse avec douleur rétro-sternale plus ou moins brève en imposant pour un infarctus du myocarde. Forme asystolique à type d'insuffisance ventriculaire droite avec turgescence des jugulaires, élévation de la pression veineuse, gros foie douloureux avec reflux et œdème des membres inférieurs (forme la plus accomplie du cœur pulmonaire aigu);

— *abdominales pseudo-chirurgicales* ou médicales, simulant par exemple une colique néphrétique;

— *neurologiques* avec hémiplégie, convulsions.

2° *Formes évolutives*

• **Les formes récidivantes** sont fréquentes (43,8 % des cas pour Allen) car le nombre de thromboses pulmonaires à l'autopsie dépasse les prévisions cliniques. Après un intervalle de plusieurs mois ou années, une mort subite est parfois témoin du dernier accident embolique.

• **Le cœur pulmonaire chronique embolique** se traduit par :

— une insuffisance ventriculaire droite primitive;

— des antécédents inconstants d'accidents emboliques cliniquement reconnus (hémoptysies, pleurésies);

— des séquelles ou des signes évolutifs de thrombose veineuse;

— un parenchyme hyperclair avec un tronc de l'A.P. volumineux;

— un tracé d'hypertrophie ventriculaire droite primitive avec aspect S1 Q3 ou S1, S2, S3, bloc incomplet ou complet droit;

— pas de syndrome obstructif aux épreuves ventilatoires;

— l'angiopneumographie serait le moyen le plus formel du diagnostic.

3° *Embolies des cardiaques*

• **Cliniquement.** — Souvent l'expression est pauci-symptomatique. La fièvre est quasi constante. L'hémoptysie n'est ni nécessaire, ni suffisante au diagnostic. La dyspnée n'est souvent qu'une légère recrudescence de l'essoufflement avec poussée d'œdème pulmonaire. La douleur thoracique manque dans plus de la moitié des cas.

Un ictère ou un subictère s'observe dans un cinquième des cas. Une recrudescence d'une insuffisance ventriculaire droite ou l'apparition brutale d'une décompensation droite avec gros foie, reflux hépato-jugulaire, œdèmes, élévation de la pression veineuse, est spécialement évocatrice.

De même une pleurésie post-embolique est un bon signe chez un cardiaque : il s'agit dans les deux tiers des cas d'une pleurésie droite séro-fibrineuse ou séro-hémorragique.

• **Radiologiquement.** — Il est difficile de reconnaître un infarctus quand il existe un poumon cardiaque préalable; cependant des images suspectes de condensation pulmonaire et des réactions pleurales apparaissent dans plus des deux tiers des cas.

• **Electriquement.** — Ce n'est que dans une minorité de cas (14,4 %, Lenègre) qu'un seul tracé suffit au diagnostic électrique : les anomalies les plus courantes étant l'inversion de T en précordiales droites chez les mitraux et cœurs pulmonaires chroniques, le schéma S1 Q3 chez les cardiaques compensés et dans les cardiopathies ventriculaires gauches.

• **Evolution.** — Dans un peu moins de la moitié des cas l'embolie n'a aucune incidence ou n'a qu'une action aggravante passagère sur la cardiopathie.

Dans un peu plus de la moitié des cas l'évolution est fâcheuse : soit que l'embolie entraîne une mort rapide (6,1 % des cas) par son caractère massif ou par des migrations répétées, soit plus souvent que l'embolie inaugure la phase de décompensation incontrôlable, rebelle (51,2 % des cas).

V. — DIAGNOSTIC DIFFÉRENTIEL

De parti pris chez tout opéré, toute accouchée, tout cardiaque, la moindre manifestation thoracique ou thoraco-abdominale, pourvu qu'elle soit d'apparition brusque, doit évoquer une maladie thrombo-embolique.

Cliniquement

• **La dyspnée aiguë soulève les diagnostics :**
— de pneumopathie aiguë;
— de pneumothorax spontané;
— d'œdème aigu du poumon, d'une crise d'asthme;
— de pleurésie tuberculeuse au début.

• **Les formes abdominales ou lombaires** peuvent évoquer :
— la pancréatite aiguë;
— l'occlusion, la péritonite,
— la colique néphrétique.

• En fait, **selon le terrain,** des problèmes particuliers se posent :
— chez les *opérés :* une atelectasie post-opératoire, mais elle est précoce (24 heures apres plus rarement un choc opératoire;
— chez une *accouchée :* un foyer pulmonaire, une tuberculose aiguë du post-partum;
— chez les *cardiaques :* une endocardite d'Osler, un rhumatisme cardiaque évolutif, une thrombose de l'oreillette gauche avec

poumon cardiaque aigu, une simple insuffisance cardiaque congestive. Ce sera parfois le problème étiologique d'une fièvre, d'une hémoptysie, d'un épanchement pleural.

Electrocardiographiquement

— Le grand problème est la différenciation avec certains infarctus du myocarde d'autant que l'embolie peut s'accompagner de douleurs angineuses et qu'en revanche l'infarctus du myocarde peut s'associer à l'embolie comme cause ou effet. On discute surtout, à partir de l'ECG :

— l'infarctus postéro-diaphragmatique (à cause de l'onde Q3);
— l'infarctus « rudimentaire » antéro-septal (à cause de la « lésion-ischémie » épicardique précordiale droite).

— Il faut noter, en revanche, que le « cœur pulmonaire aigu électrique » peut se voir en dehors des embolies pulmonaires et spécialement dans les premiers jours d'un pneumothorax spontané ou d'une pneumopathie aiguë massive.

VI. — TRAITEMENT

1° Traitement médical curatif

Il s'impose et suffit dans la majorité des cas.

• **Oxygénothérapie** par sonde naso-pharyngée.

• **Sédatifs :**

— chlorhydrate de morphine en injections S.C. ou I.V. lentes de 0,01 g;
— procaïne en perfusion I.V. lente (10 à 30 ml à 1 %);
— cocktail lytique (type Phénergan, Largactil, Dolosal) en surveillant la tension artérielle.

• **Analeptiques :**

— Surtout isoproterenol (Isuprel) en perfusion.

• **Traitement anticoagulant** surtout. Il s'impose sauf hémopathie, grave insuffisance hépatique ou rénale, hypertension sévère, accidents cérébraux récents, suites opératoires très récentes, lésions digestives hémorragiques, menace d'avortement ou grossesse après le 8e mois.

Naguère on mettait en route une perfusion de 300 à 400 mg d'héparine dans un sérum glucosé que l'on entretenait durant 3 jours, le relais étant pris par les antiprothrombiques dès le 3e jour et de façon à ce que le taux de prothrombine soit entre 25 et 35 % et que le test à l'héparine montre une hypocoagulabilité franche par rapport au témoin.

On préfère faire une injection I.V. d'héparine dans la tubulure de la perfusion toutes les 4 heures. On peut encore remplacer la perfusion par de l'héparine calcique injectée par voie sous-cutanée abdominale. L'héparinothérapie doit être poursuivie dix jours et même davantage. Les antiprothrombiques devront cependant être prescrits en fin de compte pour l'établissement d'un traitement anticoagulant au long cours (un an ? toujours ?) qui s'impose au lendemain d'un accident cruorique migrateur.

Un seul incident hémorragique : le caractère anormalement hémorragique du liquide pleural qu'il faut donc surveiller.

• **Traitement fibrinolytique.** — Raisonnable, ce traitement est en train de passer dans le domaine courant après de nombreux succès presque expérimentaux.

2° *Traitement chirurgical curatif*

— *La ligature des veines fémorales superficielles* est théoriquement indiquée si le traitement anticoagulant est impossible ou inefficace (embolies itératives). En fait, de nouvelles embolies surviennent parfois après ces ligatures, ce qui peut parfois faire envisager *une ligature ou une plicature de la V.C.I.*

— *L'embolectomie,* sous hémodilution, par sternotomie verticale, est à réserver aux embolies massives, alarmantes, avec collapsus, chaque fois que l'héparinisation est impossible (embolie immédiatement post-opératoire) ou semble inefficace (tableaux qui s'aggravent dans les premières heures de la perfusion).

3° *Traitement préventif*

— La prévention d'une embolie, en présence d'une thrombose veineuse avérée, partage en quelque sorte les indications curatives de la thrombose : c'est-à-dire le traitement anticoagulant.

— La prévention des complications thrombo-emboliques chez les opérés et les accouchées comporte un lever précoce. Certains ont voulu systématiser le traitement anticoagulant préventif. Les risques en sont minimes chez les opérés à condition de ne l'entreprendre qu'après la 48e heure.

— Chez les cardiaques, le traitement anticoagulant s'impose, notamment au début du traitement d'une poussée d'insuffisance cardiaque, au cours d'un infarctus du myocarde (réduction de 11,6 à 4,8 % de la fréquence des embolies pulmonaires) et en présence d'une fibrillation auriculaire.

12

TROUBLES DU RYTHME CARDIAQUE

• Très schématiquement, on distingue, parmi les troubles du rythme cardiaque :

— les troubles de l'excitation (dysrythmies sinusales et nodales, extrasystoles, fibrillation et flutter auriculaires, tachycardies paroxystiques supra-ventriculaire et ventriculaire),

— et les troubles de la conduction (bloc sino-auriculaire, blocs auriculo-ventriculaires).

• En réalité, le problème nosologique est plus complexe, puisque, à titre d'exemples, un flutter auriculaire s'accompagne habituellement d'un bloc auriculo-ventriculaire fonctionnel, une fibrillation auriculaire peut coexister avec un bloc auriculo-ventriculaire organique, etc.

• Le diagnostic pratique d'un trouble du rythme cardiaque est souvent ardu. Au minimum, il suppose un ECG « standard ». Dans certains cas litigieux, il faut parfois faire appel à des dérivations inhabituelles (dérivations œsophagiennes, dérivations endocavitaires). Le mécanisme de ces troubles est souvent obscur ou controversé, affaire de spécialistes d'électrophysiologie cardiaque.

• Il ne sera question, ici, que des troubles du rythme « courants », envisagés des seuls points de vue électrique, clinique et thérapeutique.

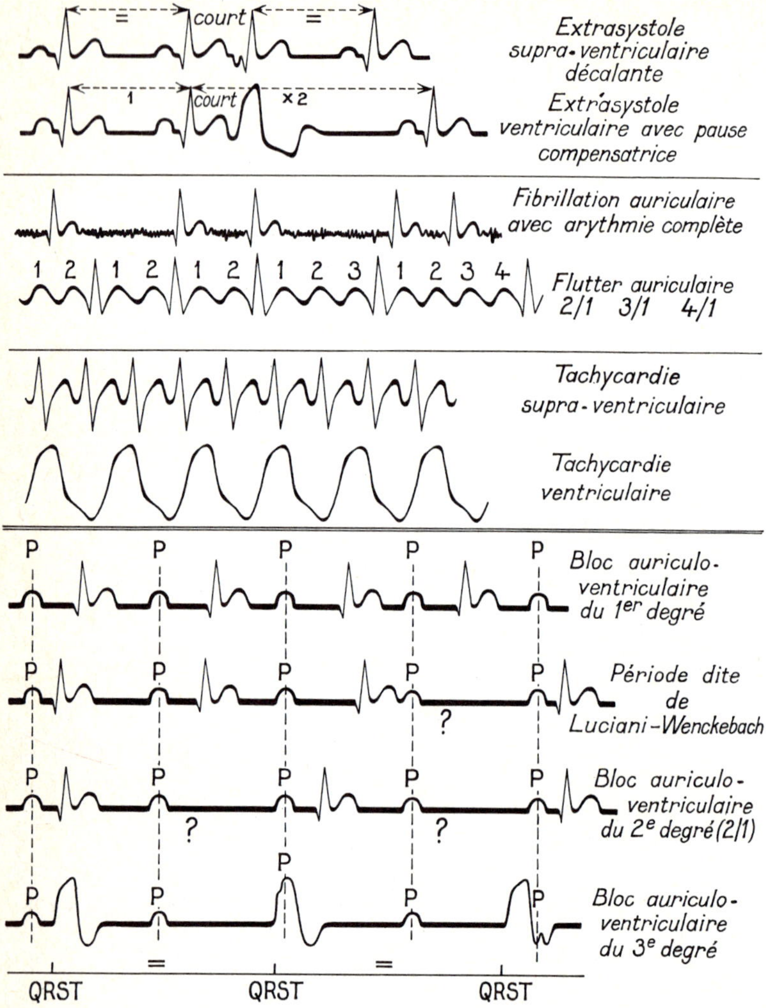

FIG. 97. — *Principaux troubles du rythme* (R. RULLIÈRE, *Electrocardiographie pratique,* Masson et Cie, édit.).

A. — DYSRYTHMIES SINUSALES

1° L'arythmie respiratoire. — Elle est à peine un « trouble du rythme », puisqu'elle est physiologique.

— Elle se caractérise par une accélération au cours de l'inspiration et un ralentissement au cours de l'expiration.

— Elle est souvent marquée chez les enfants et les sujets jeunes.

2° La tachycardie sinusale. — A l'ECG : le rythme auriculaire et ventriculaire dépasse 90/100/min; il peut même atteindre 130/min et plus. Mais les séquences P-QRS sont normales. Les complexes auriculaires et ventriculaires peuvent être anormaux si coexiste une cardiopathie. Ils sont habituellement normaux si le cœur est « normal » : toutefois, la tachycardie peut entraîner, dans ces cas, de discrètes altérations de ST-T qui peuvent laisser perplexe sur l'état normal du myocarde sous-jacent.

— Cliniquement, ces tachycardies sont instables, entraînant des palpitations transitoires ou par crises dont, fait fondamental, le début et la fin sont progressifs.

— Les causes sont multiples : « névrose cardiaque », hyperthyroïdie, abus de café ou d'amphétamines, parfois premier signe d'une I.V.G., ailleurs symptomatique d'une fièvre, d'une hémorragie, d'un état de choc.

— Le traitement dépend de la cause : sédatifs, barbituriques, tranquillisants en cas de névrose cardiaque, ^{131}I et anticatécholamines en cas d'hyperthyroïdie, etc.

3° La bradycardie sinusale. — A l'ECG : les séquences P-QRS sont normales mais très espacées. L'espace P-R peut s'allonger discrètement. Le rythme peut descendre au-dessous de 60/min. Parfois, lorsque la pause sinusale se prolonge, le relais est pris par un pacemaker sous-jacent, habituellement nodal, c'est-à-dire sans onde P préalable (échappement nodal).

— Cliniquement, la bradycardie est instable, s'accélérant à l'effort. Elle peut s'accompagner de faux-vertiges, de lipothymies. Souvent la compression oculaire ou la compression sino-carotidienne accentue la pause sinusale et peut déterminer une perte de connaissance (syndrome du col serré, d'hyperréflectivité sino-carotidienne).

— Les causes sont multiples : vagotonie, cœur du sportif, cœur du vieillard, ailleurs myxœdème, hypertension intra-crânienne, etc.

— Le traitement dépend de la cause : respecter la bradycardie chez le sportif — la traiter par l'atropine, l'éphédrine et ses dérivés en cas de « malaises » — discuter de l'opportunité d'un pacemaker en cas de syncopes fréquentes.

4° Le bloc sino-auriculaire. — Ce n'est pas à proprement parler une dysrythmie sinusale. Il s'agirait non pas d'une « pause sinusale » (paralysie du sinus, auricular standstill), mais d'un trouble de conduction de la fonction sino-auriculaire.

— A l'ECG : il existe des « diastoles longues » (sans présence d'une onde P isolée) où l'intervalle P-P est un multiple des diastoles P-P « ordinaires ». On admet donc que dans la « diastole longue », le nœud sinusal continue son activité rythmique mais que celle-ci ne se transmet pas aux oreillettes (fig. 98).

— Cliniquement, il existe une arythmie avec, tantôt des pauses, tantôt un rythme régulier. Ce bloc peut être latent, ou s'accompagner de faux vertiges, de lipothymies, de syncopes.

— Les causes en sont multiples : R.A.A., diphtérie, athérosclérose, intoxication par la digitaline, la quinidine, l'amide procaïnique, etc. Le trouble peut être « idiopathique ».

— Le traitement se confond, en grande partie, avec celui des bradycardies sinusales.

B. — DYSRYTHMIES « NODALES » PASSIVES OU DYSRYTHMIES JONCTIONNELLES LENTES

On entend, sous ce terme, les anomalies rythmiques d'origine jonctionnelle par défaillance du nœud sinusal (fig. 99). Le nœud de Tawara lui-même serait inactif, le pace-maker étant para-nodal d'où l'impropriété de l'adjectif « nodal ».

▪ ***A l'électrocardiogramme,*** on individualise :

— un rythme jonctionnel où l'onde P est invisible, « perdue » dans le complexe QRS lequel n'est ni élargi, ni inchangé (si on possède un ECG antérieur en rythme sinusal);

— un rythme jonctionnel où QRS est « normal » mais précédé — avec un PR court, égal ou inférieur à 0,10 sec — d'une onde P, généralement négative en D2, D3, aVF, et dans les précordiales gauches (onde P rétrograde);

— un rythme jonctionnel où QRS « normal » est immédiatement suivi d'une onde P rétrograde;

— dans tous ces cas, le rythme ventriculaire est régulier et compris entre 40 et 80/min.

▪ ***Cliniquement.*** — Ces rythmes sont habituellement asymptomatiques. Les manifestations qui peuvent éventuellement les accompagner sont indépendantes du trouble rythmique, et plus souvent évocatrices de leur cause.

▪ ***Du point de vue étiologique.*** — Nombre de ces rythmes surviennent transitoirement sur un cœur normal.

Certains sont secondaires à une digitalisation excessive, à un excès quinidinique, à une hyperkaliémie.

C. — EXTRASYSTOLES

Les extrasystoles sont des contractions *prématurées* du myocarde par décharge électrique d'un foyer ectopique ou par rentrée du courant dans une fibre.

■ ***A l'électrocardiogramme,*** on distingue (fig. 101, 102, 103) :

Selon l'origine. — *Les extrasystoles supraventriculaires* où le complexe QRST est identique au QRST « de base ». L'absence d'onde P ou une onde P « rétrograde » soudée à QRST fait parler d'extrasystoles jonctionnelles. Une onde P précédant un QRST « normal » avec PR supérieur à 0,10 sec fait parler d'extrasystole auriculaire (fig. 100).

— *Les extrasystoles ventriculaires,* où le complexe QRS est différent du QRS « de base » : élargi (> 0,11 sec), souvent plus ample, avec une onde T opposée à la déflexion principale du QRS extrasystolique. Une onde P est parfois visible, appendue au segment ST de l'extrasystole et habituellement de type rétrograde. Selon l'aspect en V1 et V6, on distingue des extrasystoles ventriculaires droites (aspect de retard gauche en V6) et gauches (aspect de retard droit en V1). Pour une dérivation donnée, les extrasystoles sont soit *monomorphes* (de même aspect, unifocales), soit *polymorphes* (d'aspect différent, plurifocales).

Selon la chronologie. — D'une part, les extrasystoles *interpolées* (l'espace R-R entre la systole qui précède et la systole qui suit est égal à l'espace R-R « de base »), *décalantes* (l'espace R-R entre R de l'extrasystole et R de la systole suivante est égal à l'espace RR « de base »), ou *avec repos compensateur* (l'espace R-R entre la systole précédente et la systole suivante est égal à deux fois l'espace RR « de base »).

— D'autre part, selon leur survenue : les extrasystoles *sporadiques,* les extrasystoles *en salves,* enfin les extrasystoles avec *allorythmie* (bigéminisme, trigéminisme, etc.).

■ ***En clinique.*** — Du point de vue fonctionnel, les extrasystoles peuvent ne pas être ressenties. Ailleurs, elles occasionnent des palpitations, des impressions « d'arrêt du cœur », voire même des sensations douloureuses sous-mammaires.

— Du point de vue objectif, elles se signalent par une (ou plusieurs) précession des bruits du cœur par rapport au rythme de base. Souvent la contraction post-extrasystolique, après un repos compensateur, est marquée par une exagération des deux bruits. Il faut noter que l'extrasystole n'est pas toujours perceptible au pouls radial, ce qui peut faire croire, s'il y a repos compensateur, à une fausse pause du cœur; en revanche, le pouls post-extrasystolique est souvent plus violent.

■ ***Du point de vue étiologique,*** on oppose :

Les extrasystoles sur cœur sain. — Elles sont sporadiques. Elles surviennent souvent au repos, s'effaçant à l'effort. Le tracé de base de l'ECG est normal. Elles s'observent chez les neurotoniques, chez certains malades « digestifs » (hernie hiatiale, lithiase biliaire), les hyperthyroïdiens, en cas d'hypokaliémie.

Les extrasystoles sur cœur pathologique. — Toutes les cardiopathies peuvent être en cause. Elles surviennent volontiers à l'effort, parfois même à l'épreuve d'effort du coronarien. Elles peuvent avoir une valeur pronostique : auriculaires, elles peuvent annoncer une prochaine fibrillation auriculaire chez un mitral; ventriculaires, en salves, elles peuvent faire craindre une prochaine tachycardie ventriculaire; ventriculaires polymorphes, elles coïncident souvent avec une déchéance myocardique avancée. Les digitaliques sont générateurs d'extrasystoles : un bigéminisme et à plus forte raison des extrasystoles groupées doivent faire interrompre la digitalisation.

▪ ***Traitement.*** — Il faut négliger les extrasystoles sporadiques, sur cœur sain, surtout si elles ne sont pas ressenties par le malade.

— Il faut traiter les extrasystoles fréquentes, car, nombreuses, elles peuvent faire baisser le débit cardiaque et coronarien :

- — suppression du café, du thé, de l'alcool, des « excitants »;
- — barbituriques et quinidine à petites doses (souvent associés : Natisédine *, Véricardine *, etc.);
- — tranquillisants;
- — disopyramide (Rythmodan *) ou amide procaïnique (Pronestyl *);
- — sels de potassium (associés aux drogues précédentes).

— En cas d'extrasystolie durant une digitalisation :

- — ou bien supprimer temporairement les digitaliques, en cas de bigéminisme ou de salves;
- — ou bien réduire les doses et associer amide procaïnique et sels de potassium, en cas d'extrasystoles sporadiques.

D. — FIBRILLATION AURICULAIRE (F.A.)
(fig. 104 à 107)

Il s'agit d'un trouble du rythme caractérisé par une activité désordonnée des oreillettes qui subissent des trémulations multiples et anarchiques à raison de 400 à 600/min, ce qui leur fait perdre toute efficacité hémodynamique, gêne le fonctionnement des valves auriculo-ventriculaires, et diminue peu ou prou le débit cardiaque.

▪ ***A l'électrocardiogramme.*** — *L'activité auriculaire* est désordonnée : les ondes P sont remplacées par des ondulations fines (F.A. à « petits grains ») ou plus amples (F.A. à « gros grains ») mais irrégulières en durée et en amplitude et dont la fréquence est de 400 à 600/min. Ces ondes sont souvent mieux visibles en D2, D3, aVF, V1, V2. Elles peuvent n'être pas visibles dans les dérivations précordiales gauches,

— *L'activité ventriculaire* est habituellement irrégulière et imprévisible, réalisant une *arythmie complète :* dans ce cas, le complexe QRST peut être normal (F.A. idiopathiques) ou altéré (F.A. sur cardiopathie lésionnelle). Dans certains cas, s'associe un bloc auriculo-ventriculaire : les complexes QRST sont alors régulièrement espacés, subnormaux (rythme nodal) ou très élargis (rythme idio-ventriculaire).

▪ ***En clinique.*** — La fibrillation auriculaire avec arythmie complète peut entraîner des palpitations, une dyspnée d'effort, voire une insuffisance cardiaque, mais elle peut dans certains cas, rester latente.

— A l'auscultation, les silences et l'intensité des bruits varient à tout moment. Tantôt le cœur est lent (bradyarythmie complète), tantôt il est rapide, dépassant 120/min (tachyarythmie complète).

— Le pouls est irrégulier, mais les pulsations étant inégales et certaines imperceptibles, le rythme risque d'être sous-estimé : la fréquence cardiaque doit être comptée par l'auscultation du cœur en cas d'arythmie complète.

— Deux aspects cliniques méritent mention :

— *la fibrillation auriculaire paroxystique,* parfois fugitive, annoncée par des palpitations survenant par crises plus ou moins longues. Elle doit évoquer chez une femme jeune la possibilité d'une hyperthyroïdie;

— *la fibrillation auriculaire permanente,* installée parfois d'emblée, parfois après plusieurs crises de F.A. paroxystique.

▪ ***Du point de vue étiologique.*** — Cinq étiologies sont *a priori* évoquées : cardiopathie mitrale, cardiopathie artérielle ou coronarienne, cardiothyréose, péricardite constrictive, cardiopathie congénitale.

— *Cardiopathies mitrales :* plus souvent ou plus précocement le R.M. que l'I.M.

— *Cardiopathies coronariennes :* la F.A. est tardive. Elle peut éventuellement exprimer un infarctus auriculaire.

— *Cardiothyréoses :* F.A. paroxystique au début, puis permanente, mais spéciale par son contexte (femme jeune, amaigrissement, soif, goitre, etc.).

— *Péricardite constrictive :* la F.A. est relativement tardive et la péricardite est souvent calcifiée.

— *Cardiopathies congénitales :* assez spécialement, mais souvent assez tardivement, les C.I.A. et la maladie d'Ebstein.

— *Autres cardiopathies :* surtout les cardiomyopathies dégénératives ou de surcharge (hémochromatose, amylose, etc.) et toutes les insuffisances cardiaques évoluées. Mais la F.A. est rare dans le C.P.C. sauf en période d'insuffisance respiratoire aiguë. Elle est transitoire au début de certaines embolies pulmonaires.

— *La F.A. « idiopathique »* (de 10 à 20 % des cas environ) est un trouble du rythme survenant chez des sujets jeunes ou relativement jeunes, au cœur apparemment « normal » en dehors du trouble rythmique.

Après 50 ans, il est probable que la F.A., malgré les apparences, soit d'origine artérielle.

■ ***Pronostic***

Il est évidemment variable en fonction de la cardiopathie sous-jacente que la F.A. aggrave toujours.

Deux risques majeurs sont inhérents à la F.A. par elle-même :

— d'une part, le *retentissement hémodynamique :* la F.A. idiopathique peut, elle aussi, conduire à l'insuffisance cardiaque globale;

— d'autre part, les *thromboses intracavitaires,* auriculaires surtout, avec leurs risques emboliques de la petite et surtout de la grande circulation (E. cérébrales, des membres, etc.). Ces risques sont spécialement accrus en cas d'affection mitrale.

■ ***Traitement.*** — L'idéal est évidemment de rétablir le rythme sinusal, c'est-à-dire de réduire la fibrillation auriculaire. Mais cette réduction expose à certains risques (embolies de régularisation, mort subite) et à des échecs immédiats ou surtout à long terme. Il est dangereux ou illusoire de vouloir réduire les F.A. avec gros cœur, avec blocs de branche complets ou signes de nécrose étendue à l'ECG, les F.A. très anciennes ou avec cardiopathie valvulaire complexe, les F.A. par cardiothyréoses avant d'avoir traité l'hyperthyroïdie. Dans les autres cas, une tentative de réduction peut être justifiée.

La réduction de la F.A. — Naguère, elle se faisait par chimiothérapie : on établissait une hypocoagulabilité efficace par les antiprothrombiques, on réduisait l'insuffisance cardiaque, on ralentissait le cœur vers 80/min par les digitaliques, puis on réduisait la F.A. par les sels de quinidine (par exemple 2 comprimés d'hydroquinidine toutes les trois ou deux heures) sous surveillance électrocardiographique. Les retours en rythme sinusal n'excédaient pas, globalement, 5 à 7 cas sur 10. Les risques de mort subite étaient faibles mais certains.

— *Aujourd'hui, on utilise le choc électrique* sous anesthésie générale légère. Il nécessite un traitement anticoagulant préalable, la réduction préalable de la moindre surcharge hydrique par les diurétiques, et une prémédication (digitaline pour les uns, quinidine pour les autres). Le succès est obtenu dans 8 à 9 cas sur 10. Malgré un traitement quotidien préventif des rechutes (4 Hydroquinidine *, 4 Rythmodan * chaque jour), le maintien du rythme sinusal n'excède guère 80 % à la fin du 1er mois, 60 % au 6e mois, 50 % à la fin de la 1re année.

Quand on ne réduit pas, ou après rechute de la F.A., il convient d'employer :

— les *anticoagulants* pour obtenir une hypocoagulabilité efficace dans le but de prévenir les accidents thrombo-emboliques;

— les *diurétiques* pour éviter toute surcharge hydrique et empêcher la survenue ou le retour d'une insuffisance cardiaque congestive;

— les *digitaliques* surtout pour maintenir le rythme ventriculaire vers 70/80 bat./min. Les doses en sont éminemment variables d'un sujet à l'autre. Les digitaliques ne sont pas nécessaires et même nuisibles en cas de bradyarythmies spontanées.

E. — FLUTTER AURICULAIRE
(fig. 108 et 109)

Il s'agit d'un trouble du rythme caractérisé par une tachycardie auriculaire régulière et rapide, aux environs de 300 battements par minute, et presque toujours associée à un bloc auriculo-ventriculaire fonctionnel.

▪ ***A l'électrocardiogramme.*** — *L'activité auriculaire* est régulière : les ondes P sont remplacées par des ondes F de fréquence habituelle à 300/min (de 220 à 380), toutes semblables entre elles, et de morphologie en dent de scie, avec une pente ascendante raide et une pente descendante douce (« en toit d'usine »), sans intervalle iso-électrique de l'une à l'autre. Ces ondes F sont surtout visibles en D2, D3, aVF et V1. Ailleurs elles peuvent davantage ressembler à des ondes P. Il est d'ailleurs un trouble du rythme voisin, la *tachysystolie auriculaire,* où l'activité auriculaire reste régulière mais moins rapide (180 à 220) et où les complexes auriculaires d'aspect « ectopique » sont séparés par des intervalles iso-électriques.

— *L'activité ventriculaire* est tantôt régulière. tantôt irrégulière :

— souvent régulière (flutter dit « régulier ») avec 1 complexe QRST (identique habituellement à ce qu'il était avant le flutter), toutes les ondes F (flutter 1/1, rare, d'où un rythme ventriculaire régulier identique au rythme auriculaire), toutes les 2 ondes F (flutter 2/1, très fréquent, d'où un rythme ventriculaire régulier à 150/min), toutes les 3 ondes F (flutter 3/1, assez rare, d'où un rythme ventriculaire régulier à 100/min), toutes les 4 ondes F (flutter 4/1, d'où un rythme ventriculaire régulier à 75/min), etc.;

— parfois irrégulière, si le bloc fonctionnel auriculo-ventriculaire est instable (flutter dit « irrégulier ») aboutissant alors à une arythmie ventriculaire.

▪ ***En clinique.*** — Le flutter auriculaire peut entraîner des palpitations, une dyspnée d'effort, voire une insuffisance cardiaque, mais il peut parfois rester latent.

— *A l'auscultation :*

— tantôt le rythme est régulier, habituellement à 150/min. L'effort n'augmente pas le rythme. La compression oculaire ou du sinus carotidien peut parfois « dégrader » le flutter brusquement, par exemple de 2/1 à 4/1, faisant ainsi brusquement baisser le rythme ventriculaire de 150 à 75/min; souvent cette action est transitoire et brusquement le rythme se rétablit à 150/min;

— tantôt le rythme est régulier mais à 75/min (flutter 4/1). Il n'est pas influencé par l'effort. Le flutter dans cette forme risque de passer inaperçu en l'absence d'ECG;

— tantôt le rythme est irrégulier et simule cliniquement une arythmie complète par F.A.

— *Les battements jugulaires* à 300/min, transmis de l'O.D., sont rarement constatés en pratique, de même qu'un dédoublement des bruits du cœur n'a guère de valeur d'orientation.

■ ***Du point de vue étiologique.*** — Les étiologies se confondent en pratique avec celles de la fibrillation auriculaire. Cependant :

— le flutter est beaucoup plus rare que la fibrillation auriculaire au cours des mitralites, de l'hyperthyroïdie, des affections coronariennes, des péricardites constrictives, des cardiopathies congénitales;

— le flutter est assez fréquent et les tachysystolies paroxystiques encore plus, au cours des insuffisances respiratoires aiguës sur insuffisance respiratoire chronique;

— le flutter peut compliquer un syndrome de Wolff-Parkinson-White, un rhabdomyosarcome hisien;

— le flutter peut compliquer un cathétérisme cardiaque, la chirurgie cardiaque, un traitement quinidinique;

— le flutter « primitif » (ou apparemment tel) n'est pas rare (1/4 des cas).

■ ***Pronostic.*** — *Il est évidemment variable* en fonction de la cardiopathie sous-jacente que le flutter peut décompenser.

— *Le flutter peut n'être que paroxystique*. transitoire, et par suite, sans conséquence majeure.

— *Le flutter peut être permanent,* exposant alors :

— à un retentissement hémodynamique sérieux : le flutter même idiopathique peut conduire à l'insuffisance cardiaque;

— à un risque thrombo-embolique, en fait, beaucoup moins fréquent qu'en cas de F.A.;

— à un passage secondaire en fibrillation auriculaire permanente avec ses risques aggravés d'embolies systémiques.

■ ***Traitement.*** — Il faut pratiquement toujours essayer de réduire un flutter auriculaire, d'une part à cause du risque hémodynamique, d'autre part à cause des chances de succès.

La réduction du flutter auriculaire. — *Naguère, elle se faisait par chimiothérapie :* on administrait les digitaliques à haute dose (XXX à L gouttes de Digitaline par jour) « jusqu'à la nausée ». Parfois, le retour en rythme sinusal se faisait d'emblée; parfois, le flutter se transformait en fibrillation auriculaire qu'on réduisait alors avec les sels de quinidine.

— *Aujourd'hui, on utilise le choc électrique* dont c'est une indication majeure puisque le retour en rythme sinusal est obtenu dans 95 à 100 % des cas. Grâce à un traitement préventif des rechutes (soit par digitalisation à petite dose, soit par les sels de quinidine donnés chaque jour), un rythme sinusal se maintient dans 87 % des cas à la fin du 3e mois et 82 % à la fin de la 1re année.

— *Dans tous les cas,* il convient toujours de lutter contre une éventuelle ou évidente surcharge hydrique par les diurétiques, et d'instituer un traitement anticoagulant efficace avant la réduction.

Si la réduction échoue, ou si le flutter récidive. — On est en droit de tenter d'abord, de nouveau, une réduction par choc électrique.

— En cas de flutter décidément rebelle, on essaie de dégrader le flutter au rythme 4/1 par digitalisation. On y associe anticoagulants et diurétiques à titre préventif.

F. — TACHYCARDIES PAROXYSTIQUES SUPRA-VENTRICULAIRES (fig. 110, 111, 112)

On entend, sous ce terme, toutes les accélérations paroxystiques du cœur liées classiquement à l'activité anormale d'un centre d'automatisme aberrant au sein du tissu auriculaire ou nodal. Elles sont réputées, de nos jours, comme secondaires à un trouble de conduction nodo-hisienne (tachycardies jonctionnelles) par un phénomène de rentrée. Décrites, avant l'ère électrocardiographique, par Bouveret (1889), elles sont particulières par leur début et leur fin brusques.

▪ ***A l'électrocardiogramme.*** — *L'activité ventriculaire est rapide et régulière* (de 160 à 220 battements par minute). *Typiquement, la morphologie de QRS n'est pas modifiée* par rapport à celle d'un tracé antérieur. Parfois, cependant, la repolarisation ventriculaire peut s'altérer du seul fait de l'importante tachycardie. Parfois aussi, le complexe ventriculaire s'élargit, se crochète, par suite d'un bloc de branche fonctionnel, rendant le diagnostic électrocardiographique difficile avec celui d'une tachycardie ventriculaire.

— *L'activité auriculaire est souvent mal discernable :* les ondes P « se perdent » dans le complexe QRS.

▪ ***En clinique.*** — Le début est brutal, en déclic.

— La tachycardie est régulière à un rythme immuable (160 à 220).

— Elle s'accompagne de palpitations, d'angoisse extrême, de lipothymies, de syncopes, de précordialgies.

— La durée de la crise est variable, allant de quelques minutes à plusieurs heures ou même parfois plusieurs jours.

— La fin en est aussi brusque que le début, souvent accompagnée d'éructations, de baillements, d'une polyurie avec mictions impérieuses et suivie d'une grande lassitude.

— Fait essentiel, la compression sino-carotidienne, la compression oculaire, la manœuvre de Valsalva, parfois même la déglutition d'un verre d'eau peuvent éventuellement stopper la crise.

■ ***Du point de vue étiologique et pronostique.*** — *Certaines crises surviennent sur un cœur pathologique :*

- cœur pulmonaire chronique en poussée d'insuffisance respiratoire aiguë;
- cardiopathies valvulaires;
- cardiothyréose;
- syndrome de Wolff-Parkinson-White de préexcitation ventriculaire, caractérisé, en dehors des crises, par un PR court avec élargissement de QRS (par adjonction d'une onde Δ), l'espace PS restant normal.

— *La plupart surviennent sur un cœur « sain » : c'est la maladie de Bouveret.*

- souvent bénigne, du moins quand les crises sont espacées et courtes;
- parfois très gênante quand les crises se répètent plusieurs fois par semaine. Elles peuvent alors aboutir à une cardiomégalie secondaire et à une invalidité professionnelle. Avec l'âge, l'athérosclérose coronarienne associée aidant, elles peuvent s'accompagner d'angor et se compliquer même d'une insuffisance cardiaque.

■ ***Traitement.*** — Presque par définition, les tachycardies paroxystiques supra-ventriculaires sont des arythmies à rechutes. Il faut donc distinguer le traitement de la crise et le traitement préventif.

La réduction de la crise. — *Aujourd'hui, elle reste du domaine chimiothérapique dans bien des cas,* d'abord parce que bien des crises sont courtes, et aussi parce qu'elles se répètent.

- Des « petits moyens » connus du malade peuvent stopper leur crise : épreuve de Valsalva, compression oculaire ou carotidienne, déglutition, etc.
- Parfois, les malades savent abréger leur crise par la prise orale de 2 à 3 comprimés de digitaline, de quinidine, d'un tranquillisant.
- Ailleurs, ils savent qu'il faut recourir à des injections :
  - Atarax 100 * par voie I.M.;

— Digitaline, Néosynéphrine, Cardiorythmine (Ajmaline) ou surtout acétylcholine (2 à 10 cg) par voie I.V.

— *Le choc électrique* n'est indiqué qu'en cas d'échec des thérapeutiques précédentes, si la crise se prolonge et si la cardiopathie sous-jacente est préoccupante. Il va de soi que le recours au choc électrique itératif n'est pas de mise dans une simple maladie de Bouveret sur cœur sain. D'autre part, la réanimation respiratoire avec restauration d'une oxymétrie artérielle satisfaisante peut parfois dispenser d'un choc électrique quand il s'agit d'une tachycardie auriculaire ou nodale contemporaine d'une détresse respiratoire aiguë sur cœur pulmonaire chronique.

La prévention des crises. — Elle est paradoxalement plus facile quand la tachycardie complique une cardiopathie définie (digitaliques avant tout) que lorsqu'il s'agit d'une maladie de Bouveret idiopathique. Par tâtonnements, on recherche, pour chaque malade, la drogue ou l'association de drogues qui raréfient les crises (hydroquinidine, barbituriques, Véricardine *, Pronestyl *, Atarax 25 *, Rythmodan *, voire digitaline).

G. — TACHYCARDIES VENTRICULAIRES (T.V.)
(fig. 113, 114)

Il s'agit d'un trouble rythmique grave où les contractions ventriculaires sont déclenchées classiquement par un foyer ectopique d'excitation ventriculaire. On invoque, de nos jours, un phénomène de rentrée.

■ ***A l'électrocardiogramme.*** — *L'activité ventriculaire est rapide* (150/min à 250/min) *et régulière* (*ou presque*) faite d'une succession de complexes QRS, élargis au-delà de 0,12 sec avec onde T inversée par rapport à la déflexion principale de QRS. En fait, la régularité n'est pas absolue, et il peut exister deux types morphologiques de QRST (tachycardies ventriculaires bidirectionnelles liées à deux foyers ectopiques d'excitation).

— *L'activité auriculaire est variable :* parfois elle est invisible (soit que l'amplitude des ondes P soit faible, soit qu'il existe une fibrillation auriculaire). Parfois, les ondes P sont visibles et demeurent à un rythme normal (60 à 80/min) : elles se greffent alors, de loin en loin, sur les complexes QRST (il existe alors une dissociation ventriculo-auriculaire rétrograde). Parfois, les ondes P sont visibles, de type rétrograde, sur le segment ST de chaque complexe ventriculaire (activation auriculaire rétrograde).

— *Le diagnostic électrocardiographique de tachycardie ventriculaire* est difficile, chaque fois que l'activité auriculaire est imprécise, avec toutes les autres tachycardies supra-ventriculaires qui surviennent chez un sujet antérieurement porteur d'un bloc de branche complet ou qui s'accompagnent d'un bloc de branche fonctionnel. D'où l'importance de posséder un ECG pré-critique ou de constater, au début ou en fin de crise, des extrasystoles isolées ou en salves rappelant la morphologie des QRST de la crise, ce qui plaide en faveur de l'origine ventriculaire de la tachycardie.

■ ***En clinique.*** — Le début est brusque, parfois précédé d'extrasystoles ventriculaires isolées puis en salves.

— Le rythme est régulier, entre 150 et 250/min; nullement influencé ni par la compression oculaire, ni par la compression sino-carotidienne.

— Parfois, on perçoit une dissociation radio-jugulaire, les jugulaires ne battant qu'au rythme auriculaire dissocié (60 à 80/min).

— La tolérance est souvent mauvaise, surtout en cas de cardiopathie sous-jacente :

- collapsus avec prostration, syncopes, oligo-anurie;
- I.V.G. avec encombrement broncho-pulmonaire pouvant aller jusqu'à l'O.A.P.;
- douleurs angineuses infarctoïdes surtout s'il s'agit d'un coronarien;
- mort subite, en général par *fibrillation ventriculaire* (série d'ondes rapides, anarchiques, de voltage progressivement décroissant).

■ ***Du point de vue étiologique.*** — Exceptionnellement, la T.V. survient sur un cœur sain, réalisant alors une tachycardie paroxystique ventriculaire bénigne.

— Parfois, elle complique un syndrome de Wolff-Parkinson-White (mais d'autres aspects de tachycardie paroxystique peuvent survenir sur ce terrain).

— Souvent, elle survient sur une cardiopathie, en général grave :

- cardiopathies valvulaires à gros cœur;
- infarctus du myocarde en phase aiguë ou insuffisance coronarienne sévère;
- toutes insuffisances cardiaques et toutes cardiomyopathies évoluées.

— Elle peut être l'expression d'une intoxication digitalique sévère.

■ ***Traitement.*** — *Le choc électrique* est une indication formelle et urgente. Certains auteurs mettent en route une perfusion de Pronestyl * ou de Cardiorythmine *, et pratiquent tout aussitôt le choc. Il faut parfois faire des chocs itératifs pour obtenir la réduction d'une T.V. Le succès est obtenu dans environ 100 % des cas.

— *La chimiothérapie* d'attaque est abandonnée, les perfusions de Pronestyl ou de Cardiorythmine n'étant qu'un appoint au choc, sorte de traitement d'entretien immédiat. Ultérieurement, le malade sera soumis à ces mêmes drogues, *per os*, quotidiennement. Les digitaliques, après un accès de tachycardie ventriculaire, sont formellement proscrits.

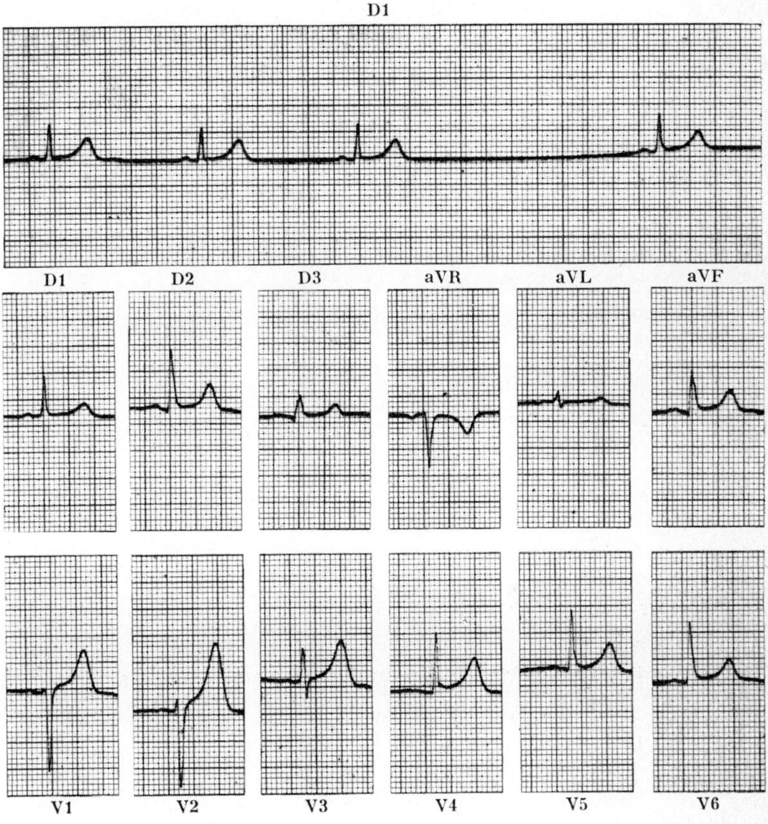

FIG. 98. — *Cœur apparemment « normal »*. Bradycardie sinusale de base. Bloc sino-auriculaire intermittent (R. RULLIÈRE, *Electrocardiographie pratique,* Masson et Cie, édit.).

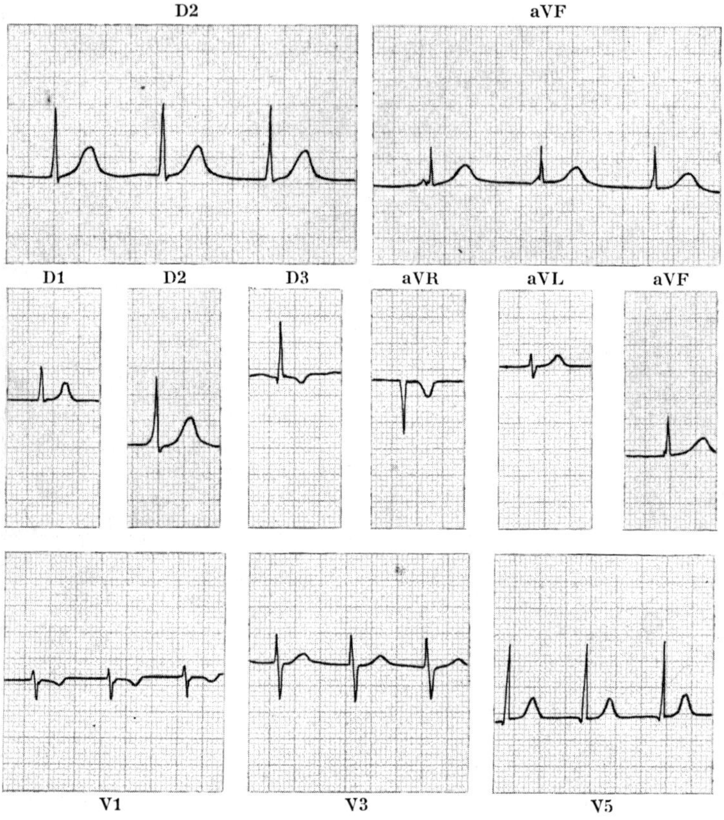

FIG. 99. — *Rhumatisme articulaire aigu.* Rythme nodal (D2) et dissociation iso-rythmique (aVF) (R. RULLIÈRE, *Electrocardiographie pratique,* Masson et Cie, édit.).

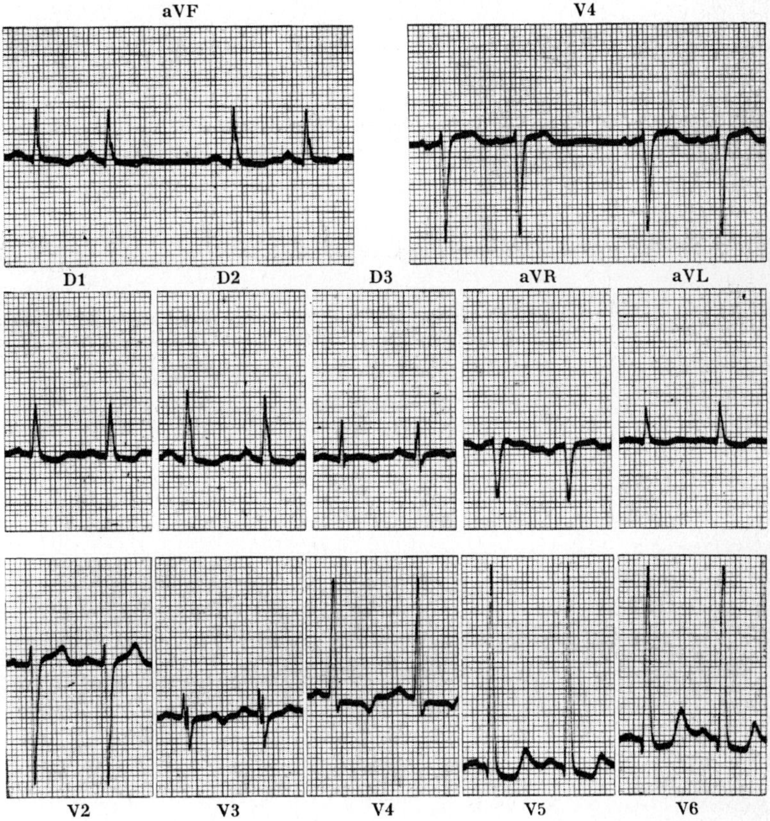

FIG. 100. — *Insuffisance aortique syphilitique avec insuffisance ventriculaire gauche.* Extrasystoles auriculaires bigéminées. Hypertrophie ventriculaire gauche (diastolique ?). Ischémie primaire diffuse probable (R. RULLIÈRE, *Electrocardiographie pratique,* Masson et Cie, édit.).

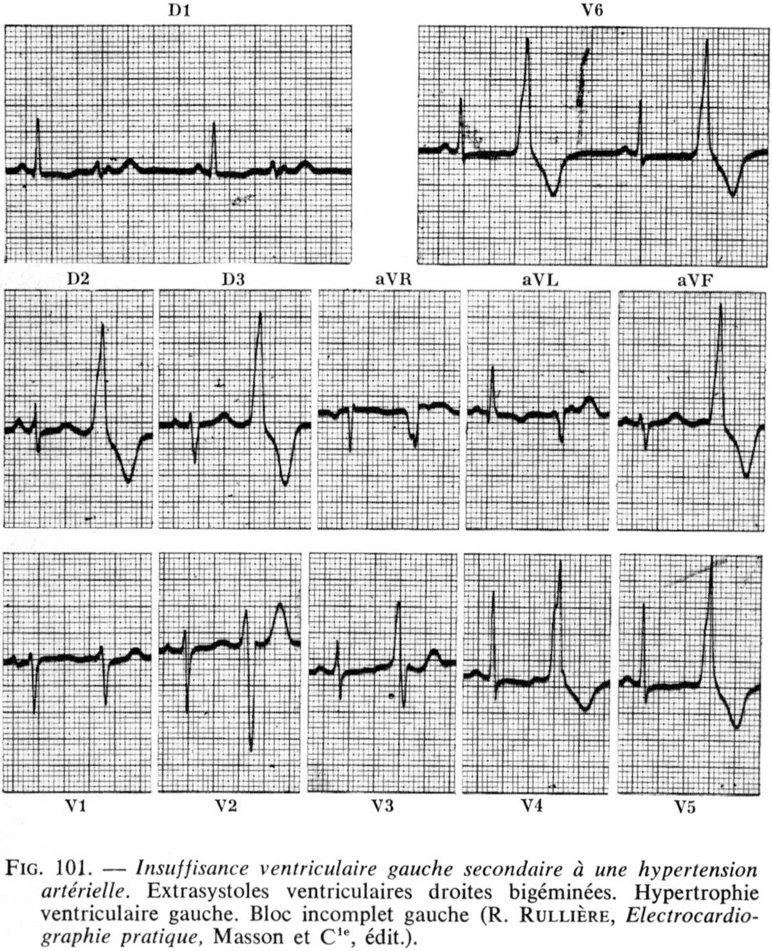

FIG. 101. — *Insuffisance ventriculaire gauche secondaire à une hypertension artérielle.* Extrasystoles ventriculaires droites bigéminées. Hypertrophie ventriculaire gauche. Bloc incomplet gauche (R. RULLIÈRE, *Electrocardiographie pratique,* Masson et Cie, édit.).

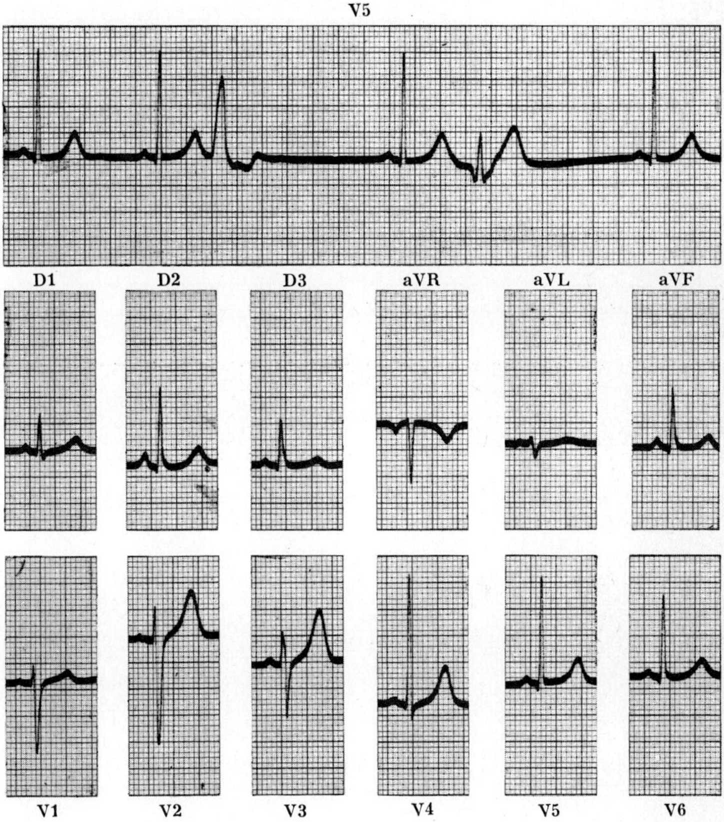

FIG. 102. — *Extrasystolie « isolée » chez un diabétique.* Extrasystoles ventriculalires polymorphes (R. RULLIÈRE, *Electrocardiographie pratique,* Masson et Cie, édit.).

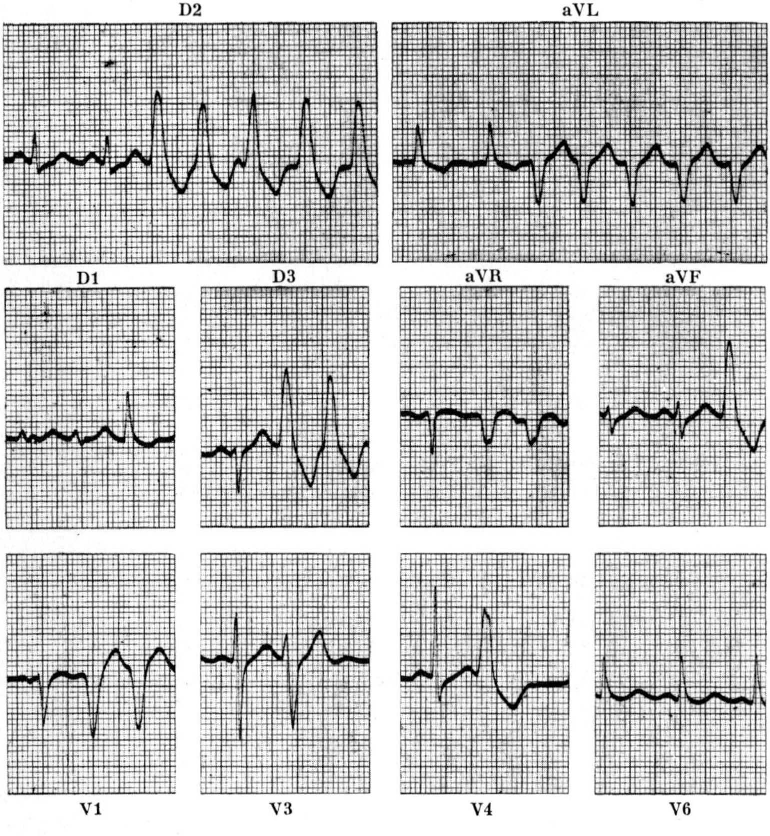

FIG. 103. — *Insuffisance mitrale majeure rhumatismale.*

Extrasystoles ventriculaires en salves. Hypertrophie auriculaire gauche. Hypertrophie ventriculaire gauche discrète. Bloc incomplet de la branche gauche (R. RULLIÈRE, *Electrocardiographie pratique,* Masson et Cie, édit.).

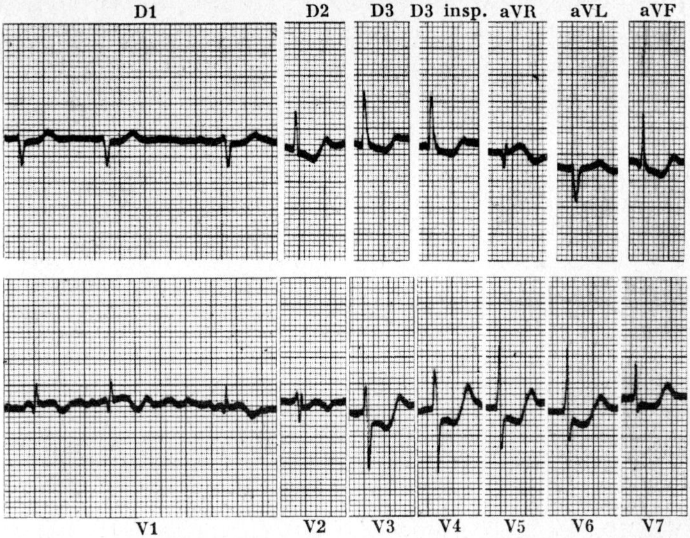

FIG. 104. — *Rétrécissement mitral serré.*

Fibrillation auriculaire avec arythmie complète ventriculaire. Bloc incomplet de la branche droite. Hypertrophie ventriculaire droite. Bloc incomplet de la branche gauche. Signes digitaliques (R. RULLIÈRE, *Electrocardiographie pratique,* Masson et Cie, édit.).

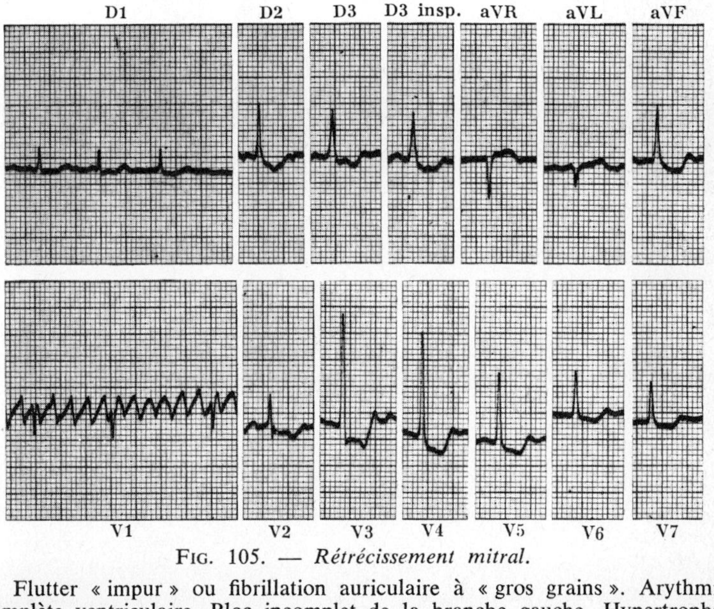

FIG. 105. — *Rétrécissement mitral.*

Flutter « impur » ou fibrillation auriculaire à « gros grains ». Arythmie complète ventriculaire. Bloc incomplet de la branche gauche. Hypertrophie bi-ventriculaire. Signes digitaliques (R. RULLIÈRE, *Electrocardiographie pratique,* Masson et Cie, édit.).

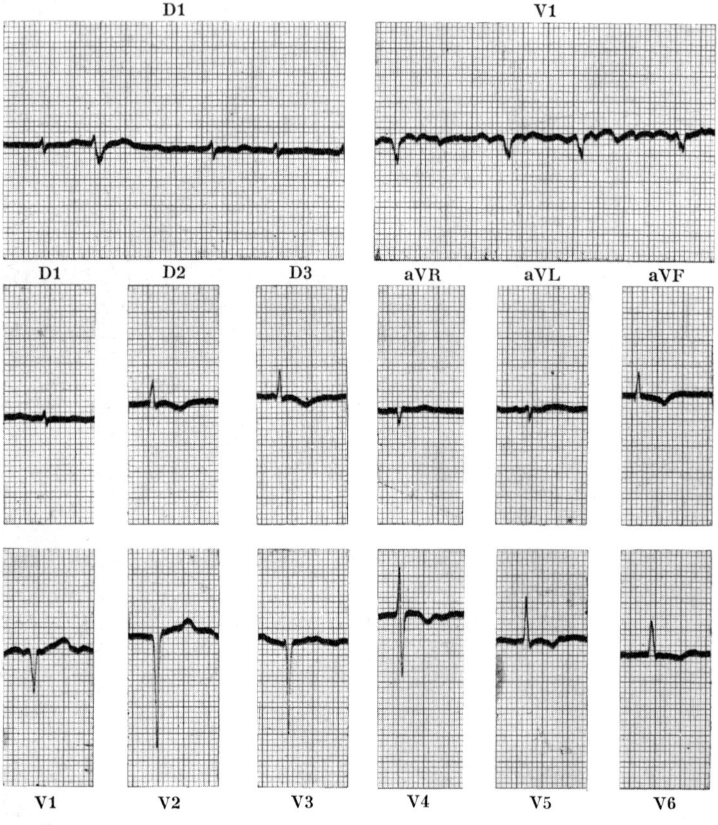

FIG. 106. — *Péricardite constrictive.*

Fibrillation auriculaire avec arythmie complète ventriculaire. Extrasystoles ventriculaires. Micro-voltage de QRS avec ÂQRS vertical et dextro-rotation. Ischémie sous-épicardique diffuse (R. RULLIÈRE, *Electrocardiographie pratique,* Masson et Cie, édit.).

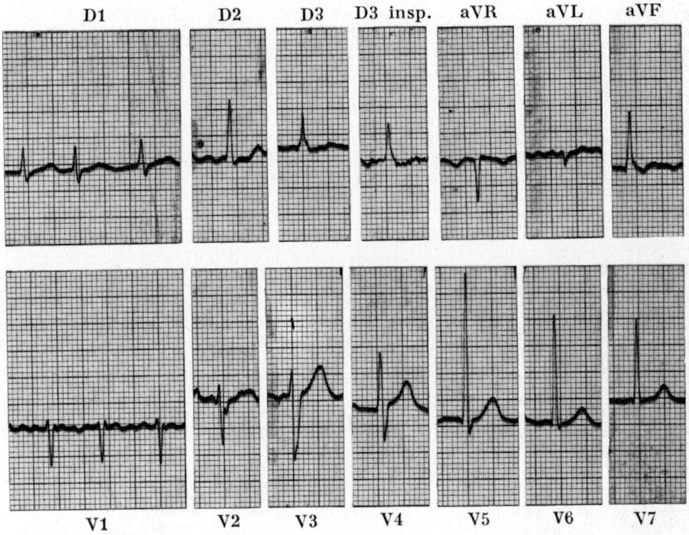

FIG. 107. — *Fibrillation auriculaire idiopathique.*

Fibrillation auriculaire. Tachyarythmie ventriculaire. Bloc incomplet de la branche droite. *Electrocardiographie pratique* (R. RULLIÈRE, *Electrocardiographie pratique,* Masson et Cie, édit.).

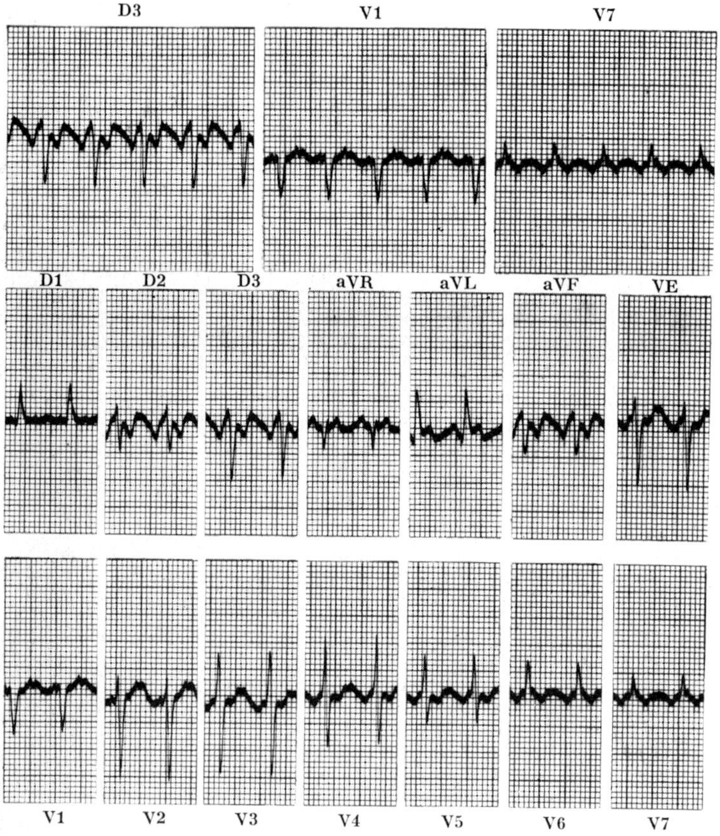

FIG. 108. — *Flutter idiopathique*

Flutter auriculaire 2/1. Ventriculogrammes normaux (R. RULLIÈRE, *Electrocardiographie pratique,* Masson et Cie, édit.).

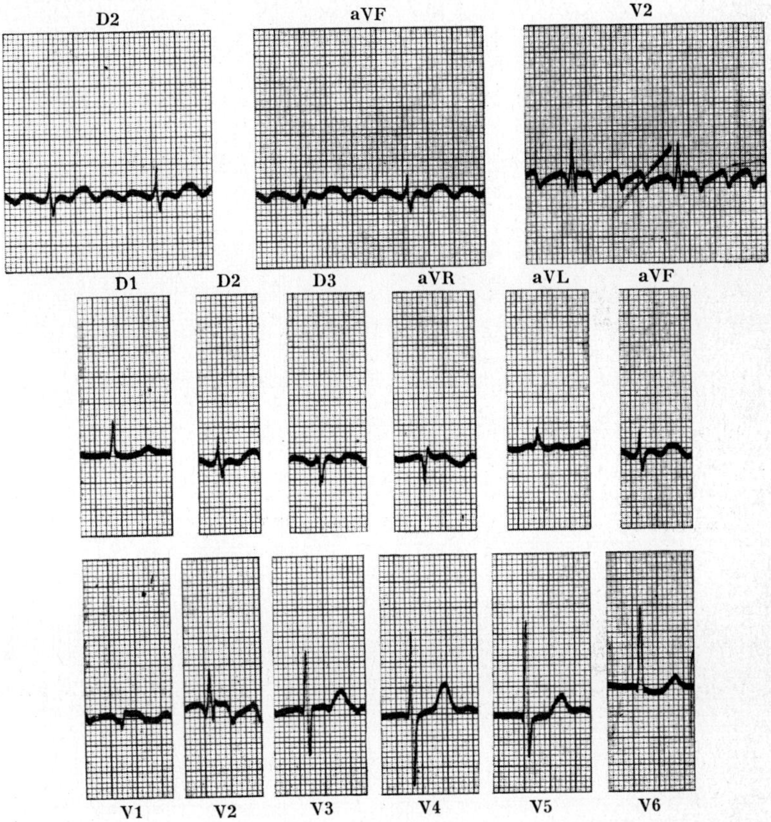

FIG. 109. — *Flutter idiopathique.*

Flutter 4/1. Ventriculogrammes subnormaux (sous digitalisation) (R. RULLIÈRE, *Electrocardiographie pratique,* Masson et Cie, édit.).

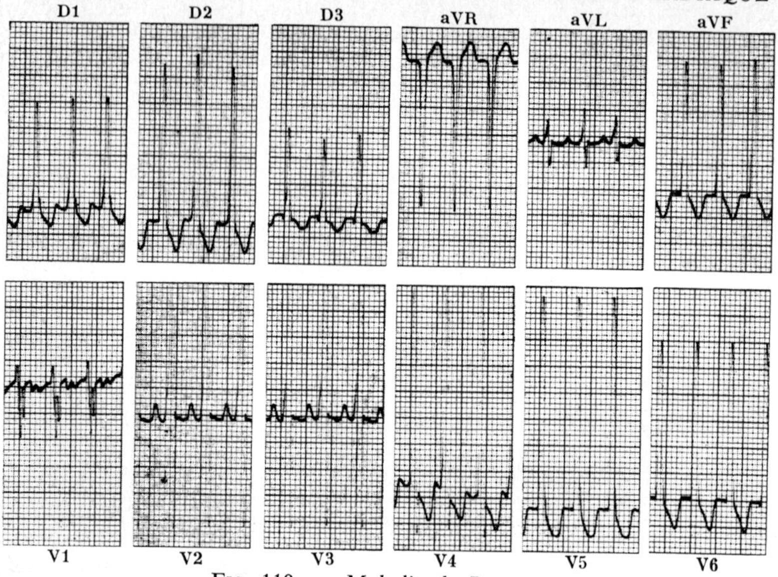

FIG. 110. — *Maladie de Bouveret.*

Tachycardie supra-ventriculaire. Hypertrophie ventriculaire gauche. Atypies de repolarisation d'origine tachycardique (?) (R. RULLIÈRE, *Electrocardiographie pratique,* Masson et Cie, édit.).

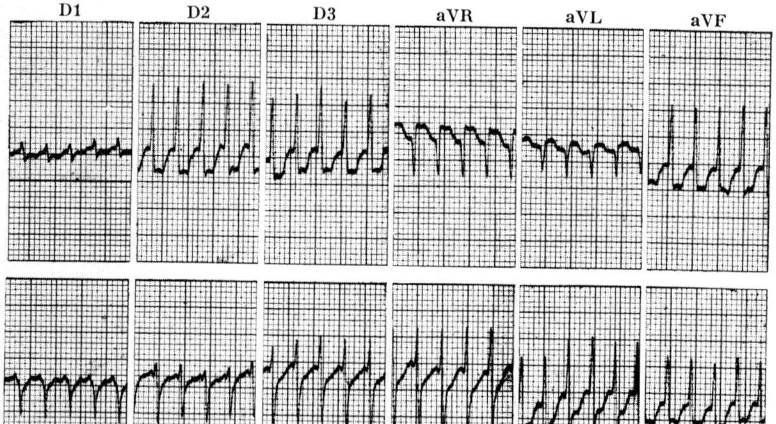

FIG. 111. — *Insuffisance respiratoire aiguë.*

Tachycardie supra-ventriculaire (supra-nodale ou flutter 1/1). Très probable hypertrophie ventriculaire droite (R. RULLIÈRE, *Electrocardiographie pratique,* Masson et Cie, édit.).

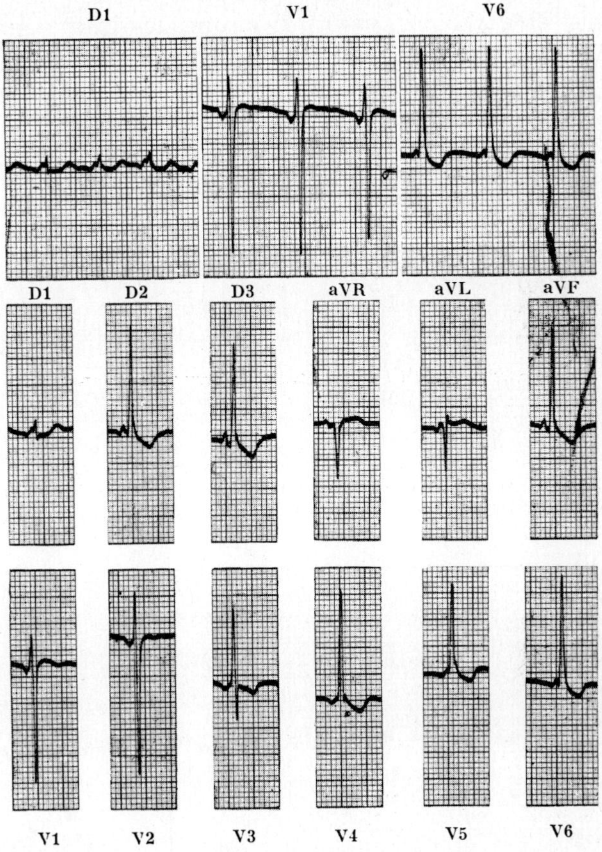

FIG. 112. — *Insuffisance respiratoire aiguë.*

Tachycardie supra-ventriculaire nodale supérieure. Hypertrophie ventriculaire droite. Hypertrophie ventriculaire gauche discutable. Signes digitaliques (R. RULLIÈRE, *Electrocardiographie pratique*, Masson et Cie, édit.).

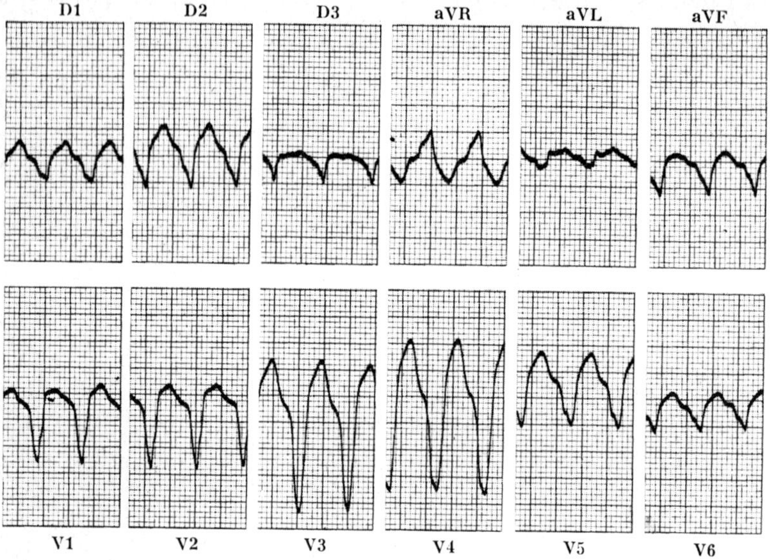

FIG. 113. — *Insuffisance coronarienne majeure. Tachycardie ventriculaire* (R. RULLIÈRE, *Electrocardiographie pratique,* Masson et Cie, édit.).

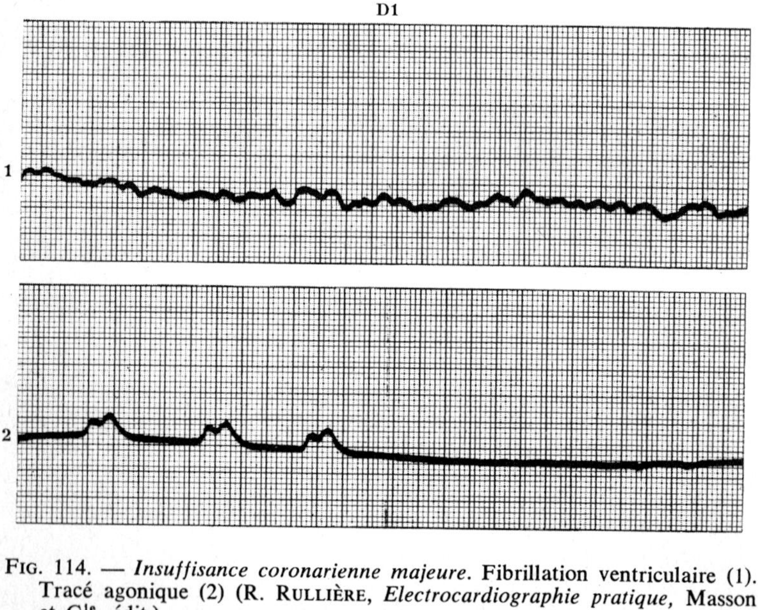

FIG. 114. — *Insuffisance coronarienne majeure.* Fibrillation ventriculaire (1). Tracé agonique (2) (R. RULLIÈRE, *Electrocardiographie pratique,* Masson et Cie, édit.).

H. — BLOCS AURICULO-VENTRICULAIRES (B.A.V.) (fig. 115 à 121)

On entend sous ce terme l'ensemble des freinations ou interruptions de la conduction auriculo-ventriculaire liées, le plus souvent, à des lésions organiques qui peuvent siéger au niveau du nœud de Tawara et du tronc du faisceau de His, ou au niveau des deux branches du faisceau de His à la fois.

■ ***A l'électrocardiogramme.*** — On distingue 3 degrés de bloc auriculo-ventriculaire (B.A.V.).

Le B.A.V. du premier degré n'est pas, à proprement parler, un trouble du rythme puisqu'il ne se traduit que par un allongement de l'espace PR supérieur à 0,20 sec chez l'adulte, à 0,18 sec chez l'enfant.

Le B.A.V. du deuxième degré peut revêtir deux aspects :

— soit celui des périodes de Wenckebach-Luciani avec allongement progressif et périodique de l'espace PR jusqu'à une onde P isolée, sans réponse ventriculaire (d'où une pause périodique);

— soit celui d'un bloc de type 2/1, 3/1, 4/1 (et plus) caractérisé par une activité auriculaire normale avec réponse ventriculaire respectivement toutes les 2, 3, 4 (et plus) ondes P. La fréquence ventriculaire, habituellement régulière, est un sous-multiple de la fréquence auriculaire.

Le B.A.V. du troisième degré, ou bloc A.V. complet, se caractérise par la parfaite indépendance des ondes P battant à leur rythme propre et des ondes QRST battant à un rythme lent et régulier (au-dessous de 40/min habituellement). La morphologie de QRST est variable. Tantôt, QRS n'est pas élargi et la repolarisation ST-T n'est pas modifiée par rapport à un tracé antérieur en rythme sinusal, si le pacemaker siège au-dessus de la bifurcation du faisceau de His. Tantôt, QRS est élargi et l'onde T inversée par rapport à la déflexion principale de QRS, lorsque le pacemaker siège dans la paroi du V.G. (aspect dit de « retard droit », simulant un bloc complet de branche droite) ou dans la paroi du V.D. (aspect dit de « retard gauche », simulant un bloc complet de la branche gauche). On ne doit pourtant pas prononcer ici le terme de bloc de branche puisque la commande n'est plus supra-ventriculaire.

■ ***Les accidents cliniques. Le syndrome de Stokes-Adams.*** — Un bloc A.V. peut rester parfaitement latent. C'est aux changements de rythme, lors des décélérations brusques, au moment des pauses, voire lors de l'installation d'une fibrillation ventriculaire, que surviennent les accidents. Ce peut être :

— Des faux-vertiges, des éblouissements, des impressions de « vague », de « passage à vide », qui durent quelques secondes, avec pâleur du visage.

— Des syncopes « à l'emporte-pièce », en « éclair » avec perte de conscience très brève, de l'ordre de quelques secondes à trois minutes, de début brusque et sans prodromes, et de fin non moins brusque, avec pâleur durant la syncope et parfois « flush » à la reprise de conscience. Le malade peut se blesser durant sa chute.

— Des convulsions généralisées si la syncope se prolonge, mais sans morsure de la langue, sans obnubilation post-critique.

— La mort peut évidemment survenir surtout par ischémie cérébrale, si la pause se prolonge ou si s'installe une fibrillation ventriculaire.

■ ***En pratique clinique,*** on peut décrire trois types :

Le bloc A.V. complet, permanent. — Il est parfois asymptomatique, les accidents de Stokes-Adams ayant pu illustrer son installation.

— La bradycardie est régulière, stable, à 30-40 battements/minute, non influencée par l'effort, les émotions, les réflexes vagotonisants.

— Au cœur, on peut parfois entendre des systoles en écho (bruits sourds d'origine auriculaire dans les longues diastoles); un bruit de canon (renforcement intermittent de B1); parfois un souffle systolique apexo-sus-apexien, probablement d'éjection.

— La T.A. a souvent une différentielle augmentée par élévation de la maxima et abaissement de la minima.

— Aux jugulaires, on constate parfois des battements plus fréquents que le pouls radial (dissociation radio-jugulaire).

— En radioscopie, on peut parfois constater que les oreillettes ont un rythme plus rapide que celui des ventricules.

Le bloc A.V. paroxystique. — Le malade vient consulter pour des syncopes à l'emporte-pièce de durée particulièrement brève.

— Il est rare d'avoir eu le loisir de constater, durant la syncope, la bradycardie du pouls, la pause ventriculaire.

— Quand le malade consulte, il est souvent en rythme sinusal mais il est rare que l'ECG soit tout à fait normal. Il montre :

- soit un allongement de PR ($>$ 0,20 sec);
- soit un bloc de branche complet (surtout droit);
- soit un bloc de branche bilatéral dont l'aspect le plus fréquent est un bloc complet droit avec hémibloc G.

Le bloc A.V. instable. — Il est intermédiaire entre les deux précédents.

— Le malade a parfois un état de mal syncopal.

— L'enregistrement par monitoring montre la labilité du bloc, tantôt complet, tantôt incomplet, évoluant parfois vers le retour en rythme sinusal (souvent avec PR long ou bloc de branche bilatéral), parfois vers le B.A.V. complet, permanent, parfois vers des épisodes de « torsades de pointe ».

■ ***L'étude du potentiel hisien (H)*** par sonde endocavitaire permet de résoudre certains cas litigieux par l'étude des espaces PH (N = 80 à 140 ms) et HR (N = 35 à 55 ms). Toute augmentation de PH évoque un bloc supra hisien, toute augmentation de HR un bloc infra-hisien.

■ ***Du point de vue étiologique.*** — *La dégénérescence « primitive », scléreuse du tissu hisien* est, de loin, la cause la plus fréquente. Lenègre a démontré que les lésions des deux branches sont plus habituelles (2/3 des cas) que les lésions isolées ou prédominantes du tronc du faisceau de His, ce qui rend compte de la fréquente précession d'un bloc de branche (simple, alterné ou bilatéral).

— *Le bloc A.V. congénital* est parfois associé à une cardiopathie congénitale dont il partage le pronostic. Il est, en revanche, souvent bien supporté, sans accidents de Stokes-Adams quand il est isolé. Le complexe QRS n'est pas élargi (la lésion siégeant, en règle, au-dessus de la bifurcation).

— *Le bloc A.V. de l'infarctus myocardique récent* survient précocement, dans les premiers jours d'un infarctus, volontiers postérieur (les QRS ne sont pas élargis), parfois septal (les QRS sont élargis). Il est habituellement transitoire et régresse en quelques jours, mais la mort peut survenir du fait de l'infarctus (surtout s'il est septal ou antérieur étendu) ou du fait du bloc s'il se prolonge (infarctus septal massif où le B.A.V. fait ultérieurement place à un bloc complet droit).

— *Les blocs « infectieux »* peuvent compliquer transitoirement un R.A.A., une diphtérie maligne, certaines myocardites virales ou indéterminées. Exceptionnellement, il s'agit d'une gomme syphilitique ou d'une tuberculose du septum. Plus souvent, un bloc complique une endocardite bactérienne propagée au septum.

— *Les blocs « par infiltration septale »* peuvent être liés à une infiltration leucémique, hodgkinienne, sarcoïdosique, hémochromatosique, sclérodermique ou dermatomyosique. Il peut s'agir d'une « infiltration calcaire » d'un R.A. calcifié. De façon rarissime, il s'agit d'un sarcome Tawarien, d'un kyste hydatique, d'une maladie de Chagas.

— *Les blocs « chirurgicaux »* compliquent les cures chirurgicales des C.I.V., de l'ostium primum, du canal atrio-ventriculaire, de la tétralogie de Fallot, parfois la pose de prothèses valvulaires (pour R.A. avant tout).

— *Les blocs « toxiques »* sont liés, soit à une intoxication quinidinique, soit à une intoxication digitalique, soit à une hyperkaliémie. Ils sont alors généralement transitoires.

■ ***Traitement.*** — Il faut distinguer deux ambiances :

— *la réanimation d'urgence;*
— *la prévention des accidents de Stokes-Adams.*

La réanimation d'urgence. — Elles est mise en œuvre en cas d'arrêt cardiaque et de bradycardie extrême.

— *La pause ventriculaire peut céder :*

— au simple choc thoracique précordial;
— au massage cardiaque externe (risques de fractures costales) avec « bouche à bouche ».

— *Dès que possible, on installe une perfusion d'isopropylnoradrénaline* (*Isuprel* *) à raison de 2 ampoules de 0,2 mg dans 250 cm^3 de sérum glucosé, la perfusion débitant L gouttes/min.

En milieu spécialisé, sous moniteur, on décide d'une stimulation cardiaque :

— soit par stimulation transthoracique si le sujet est inconscient (car douloureuse);
— soit par sonde intracavitaire par voie jugulaire externe (stimulation non douloureuse).

La prévention des accidents de Stokes-Adams. — Elle peut se faire par pose d'un pacemaker ou par chimiothérapie.

1° Les pacemakers. — *Les appareils* sont de trois types :

— asynchrones, à rythme régulier préfixé;
— synchrones à l'activité auriculaire, rétablissant un rythme qui s'adapte à l'effort;
— sentinelles qui ne délivrent des impulsions qu'en cas de pause.

— *Les modalités techniques* sont essentiellement de deux types :

— électrodes épicardiques (voie épigastrique) avec pacemaker dans la gaine du grand droit;
— électrode intracavitaire, dans le V.D., avec pacemaker sous-claviculaire.

— *La source énergétique* est faite soit de piles au mercure ou au lithium, soit d'une pile atomique.

— *Les aléas sont nombreux :* rupture de fils, inefficacité seconde des électrodes, épuisement rapide des piles. Une surveillance stricte s'impose donc (un rythme de ± 5 batt/min exige le changement des piles).

— *Les indications* s'élargissent de mois en mois. Il faut donc appareiller les blocs ayant eu des accidents de Stokes-Adams, les blocs à rythme lent. Le grand âge n'est pas une contre-indication. On ne récuse guère que les blocs congénitaux parfaitement tolérés, les blocs « transitoires » d'origine infectieuse ou toxique, les blocs de l'infarctus aigu du myocarde habituellement régressifs, les blocs avec grande déchéance cérébrale ou avec grave hémiplégie.

— *Le choix du type du pacemaker* dépend du type de bloc;

— pacemaker sentinelle dans les blocs paroxystiques ou instables;
— pacemaker asynchrone dans les autres cas.

2° La chimiothérapie est à réserver aux B.A.V. réputés régressifs :

— *Drogues sympathomimétiques :*

— Ephédrine : 2 à 3 cg toutes les 3 ou 4 heures (voie orale);
— Aleudrine : 2 cg toutes les 3 heures (voie perlinguale);
— Isuprel : 10 mg toutes les 3 heures (voie perlinguale).

— *Drogues à action indirecte,* dont, notamment :

— Prednisone : 40 mg dans les cas aigus, 5 à 10 mg en période dite d'entretien; l'action en est discutée;
— Salidiurétiques : 1 comprimé chaque jour, sans administration de sels de potassium; le risque hypokaliémique est certain.

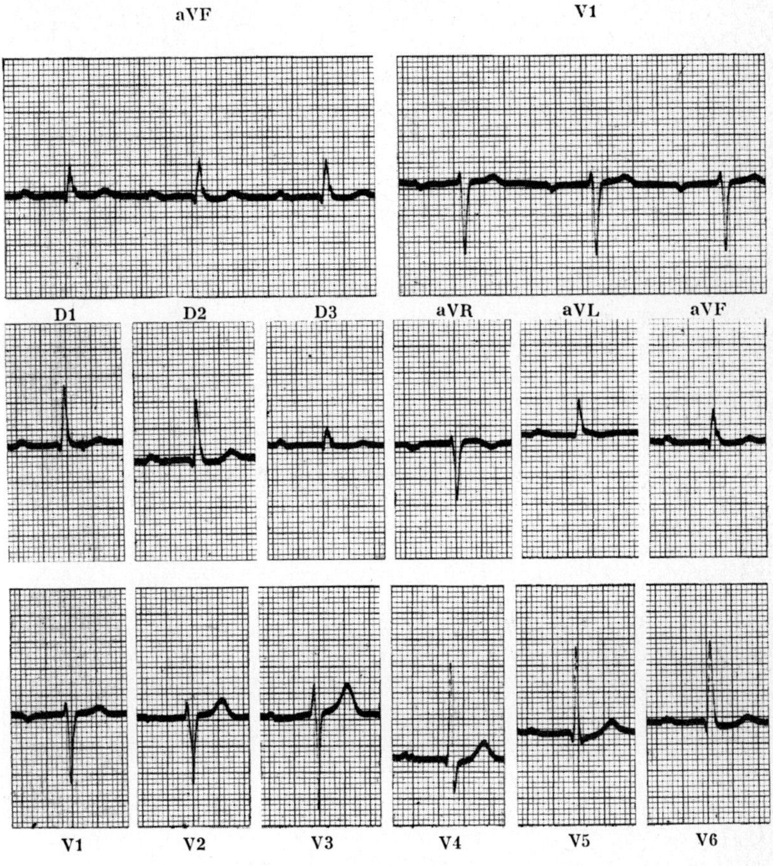

FIG. 115. — *Maladie de Stokes-Adams.*

Bloc auriculo-ventriculaire du premier degré. Probable hypertrophie auriculaire gauche. Atypies de repolarisation (R. RULLIÈRE, *Electrocardiographie pratique,* Masson et Cie, édit.).

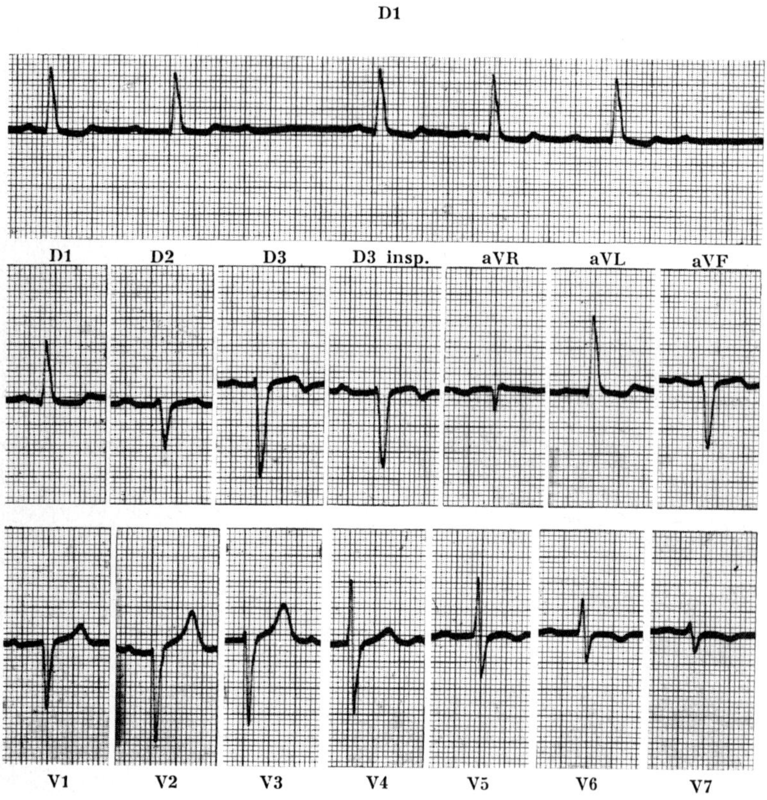

FIG. 116. — *Maladie de Stokes-Adams.*

Périodes de Wenckebach. Hypertrophie auriculaire gauche. Hypertrophie ventriculaire gauche. Hémibloc gauche antérieur probable (R. RULLIÈRE, *Electrocardiographie pratique,* Masson et Cie, édit.).

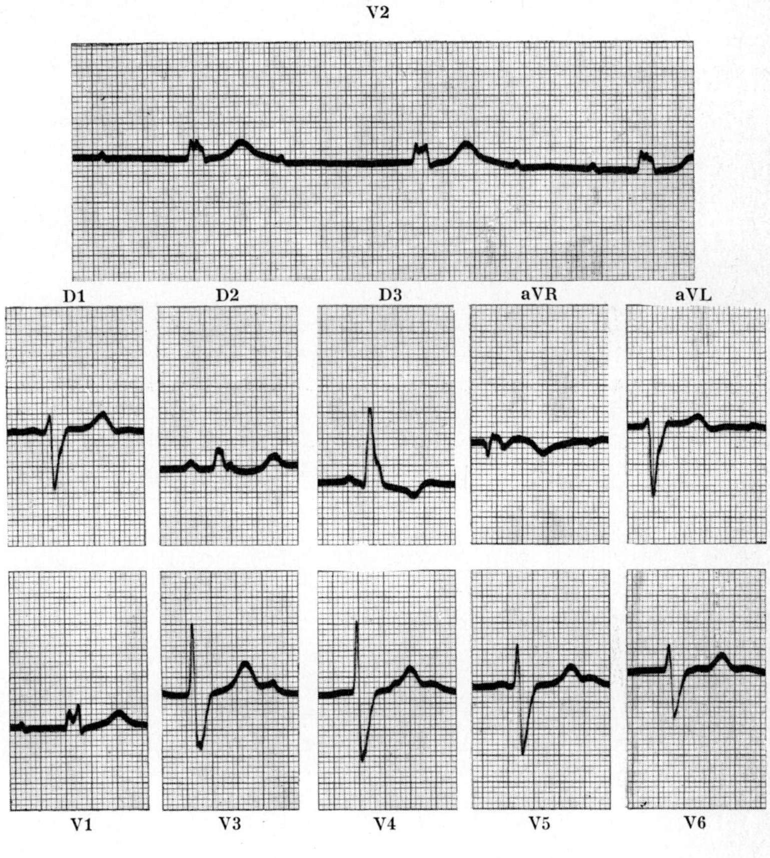

FIG. 117. — *Maladie de Stokes-Adams.*

Bloc sino-auriculaire. Bloc auriculo-ventriculaire du troisième degré (R. RULLIÈRE, *Electrocardiographie pratique,* Masson et Cie, édit.).

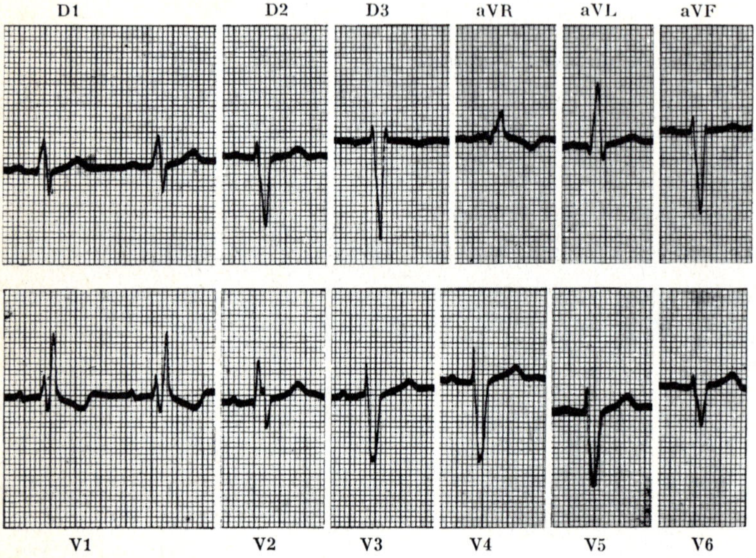

FIG. 118. — *Maladie de Stokes-Adams.*

Bloc de branche bilatéral (bloc complet droit, hémibloc gauche antérieur) (R. RULLIÈRE, *Electrocardiographie pratique,* Masson et Cie, édit.).

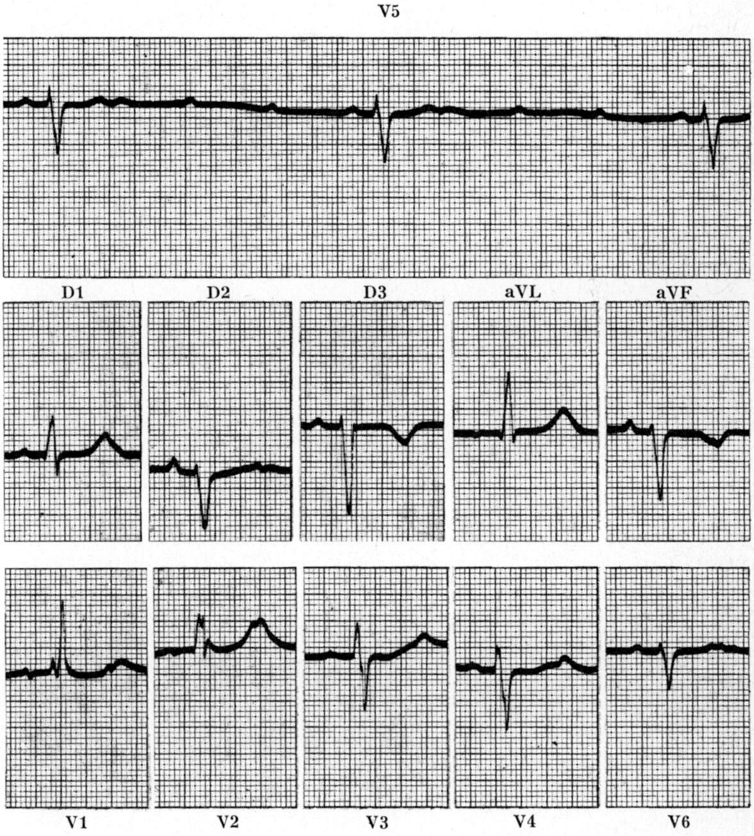

FIG. 119. — *Maladie de Stokes-Adams.*

Bloc auriculo-ventriculaire du deuxième degré (type 4/1). Bloc de branche bilatéral (R. RULLIÈRE, *Electrocardiographie pratique,* Masson et Cie, édit.).

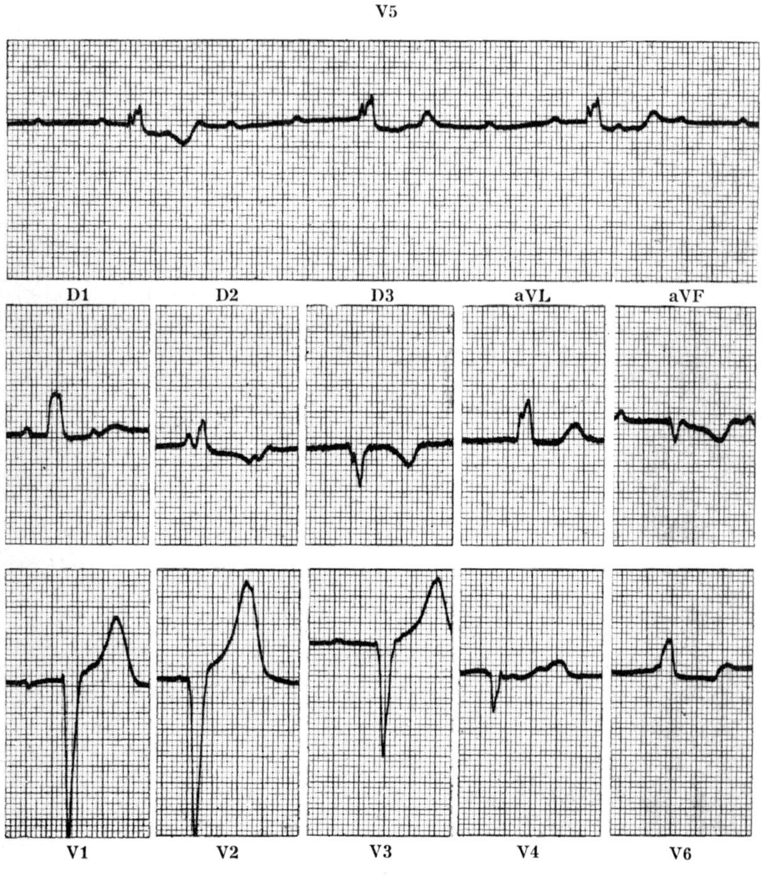

FIG. 120. — *Maladie de Stokes-Adams.*

Bloc auriculo-ventriculaire du troisième degré
(R. RULLIÈRE, *Electrocardiographie pratique,* Masson et Cie, édit.).

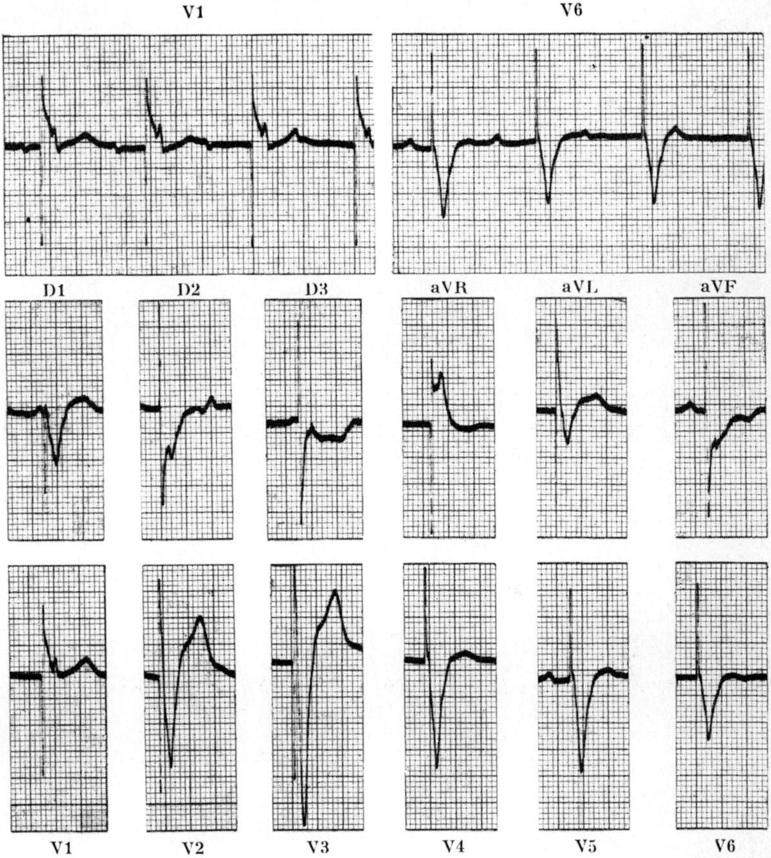

FIG. 121. — *Maladie de Stokes-Adams.*

Rythme idio-ventriculaire provoqué par pace-maker artificiel asynchrone implanté (R. RULLIÈRE, *Electrocardiographie pratique,* Masson et Cie, édit.).

13

INSUFFISANCE CARDIAQUE

• Elle se définit par deux insuffisances, d'une part à vider suffisamment, après la systole, le ventricule concerné (d'où élévation de la pression diastolique de remplissage), d'autre part à conserver un débit circulatoire normal à l'effort puis au repos (chute du débit cardiaque).

• Cliniquement, il est trois types classiques :
— l'insuffisance ventriculaire gauche (I.V.G.);
— l'insuffisance ventriculaire droite (I.V.D.);
— enfin l'insuffisance cardiaque globale (I.C.G.).

• Toutefois, comme par définition l'I.C.G. comporte une I.V.D., elle sera étudiée ici en même temps que l'I.V.D., laquelle peut être « pure » ou associée à un « poumon de stase » (insuffisances cardiaques des mitraux, ou I.V.D. secondaires ou contemporaines d'une I.V.G.).

I. — INSUFFISANCE VENTRICULAIRE GAUCHE (I.V.G.)

C'est la plus fréquente des insuffisances cardiaques. L'augmentation de la pression de remplissage diastolique du V.G. définit l'I.V.G. : elle entraîne une hyperpression dans l'O.G., dans les V.P. et finalement dans le capillaire pulmonaire : la sémiologie se trouve ainsi dominée par les manifestations du poumon cardiaque. Le débit cardiaque est d'autant plus bas que l'I.V.G. est plus accentuée.

I. — FORMES SYMPTOMATIQUES

1° L'I.V.G. incipiens

• **Le malade consulte pour une sémiologie d'effort.** — Dyspnée surtout, palpitations, parfois quintes de toux à l'effort avec, plus rarement, petite expectoration muqueuse, voire assez exceptionnellement petite hémoptysie d'effort.

• **L'examen clinique à ce stade trouve :**

— *Surtout des signes cardiaques :*

la pointe est abaissée et parfois déviée;
la tachycardie est constante, régulière ou entrecoupée d'extrasystoles;
le premier bruit est parfois assourdi;
surtout, il existe un *bruit de galop,* rythme à trois temps par adjonction d'un bruit-choc diastolique, soit présystolique, soit protodiastolique, d'audibilité maxima sus-endoapexien, parfois d'ailleurs beaucoup plus net après effort.
un léger souffle systolique apexien peu irradiant est possible, mais non constant.

— *Les signes pulmonaires de stase sont discrets,* voire absents : parfois pourtant quelques râles fins aux deux bases ou à la base gauche.

— *Mais, fait essentiel, il n'y a aucun signe périphérique :* pas de turgescence veineuse, pas d'oligurie, pas d'œdèmes; la P.V. est normale, et, s'il existe un gros foie, il n'a aucun des caractères du foie cardiaque : pas de R.H.J., pas de douleur diffuse à la pression.

• **A la radio :** cardiomégalie modérée, portant sur le V.G.

— De face : A.I.G. allongé, convexe, battant mal, avec pointe arrondie.

— En O.A.G. : bombement de l'arc inférieur gauche.

— Enfin, souvent, les hiles pulmonaires sont un peu épaissis et flous.

• **A l'électrocardiogramme :** surcharge ventriculaire gauche.

— Le rythme est sinusal avec parfois quelques extrasystoles.

— AQRS est dévié à gauche au-delà de 0°.

— AT est dévié à droite, d'où T1 négatif.

— Dans le précordium :

— grandes ondes S dans le précordium D;
— grandes ondes R dans le précordium G, d'où un indice de Sokolow > 40 mm;
— les ondes T sont négatives asymétriques dans le précordium G;
— la déflexion intrinsécoïde est parfois retardée à gauche (> 0,04 sec).

• **L'évolution à ce stade.** — Parfois, va s'aggraver progressivement vers le tableau d'I.V.G. confirmée.

— Souvent, sous traitement, la dyspnée d'effort s'atténue, tandis que la tachycardie se réduit et que le galop disparaît; il s'agit souvent d'une amélioration transitoire et le risque demeure d'un grand accident paroxystique.

2° *Les grands accidents paroxystiques*

Ils peuvent inaugurer l'I.V.G.

• **L'O.A.P. est l'accident le plus typique.** — Début brutal.

— Crise de polypnée superficielle avec cyanose, angoisse, chape de plomb et toux ramenant une expectoration mousseuse, blanche ou rosée, mais abondante et riche en albumine.

— Avec chute tensionnelle, pincement de la différentielle, galop parfois audible.

— Aux deux poumons, marée montante des râles, d'abord fins, puis plus humides, plus gros.

— A la radio : macronodules disséminés prédominant aux bases; épanchements pleuraux.

— Mais il est des formes plus atténuées, plus atypiques (hémoptoïques ou pleurales) ou effroyablement graves (asphyxiques, syncopales, sans expectoration mais avec encombrement bronchique.

• **La crise d'asthme cardiaque.** — Typiquement, c'est une dyspnée paroxystique bradypnéique, sans expectoration.

— Plus souvent, c'est une polypnée avec angoisse et cyanose, mais sans expectoration.

— La fréquence d'une pluie de râles fins dans les deux champs évoque la parenté physiopathologique de l'asthme cardiaque avec l'O.A.P.

• **L'accident coronarien aigu** n'est pas proprement lié à l'I.V.G.; mais, s'il survient sur une I.V.G. incipiens, il va se compliquer d'un poumon cardiaque et réaliser alors le tableau classique intriquant :

— une scène infarctoïde : douleur angineuse intense, panradiante, durable, avec vomissements;

— avec signes d'I.V.G. : dyspnée, cyanose, toux, expectoration; tachycardie, galop, souffle d'I.M.F. et râles disséminés pulmonaires;

— l'ECG précisera s'il s'agit d'une nécrose en évolution ou d'une insuffisance coronarienne aiguë sans infarctus myocardique ou avec infarctus rudimentaire.

• **Le pronostic de ces grands accidents se confond du moins en partie,** sachant que le plus grave est l'accident infarctoïde, le moins alarmant l'asthme cardiaque.

— Le risque immédiat est le collapsus, effroyablement grave.

— Parfois pourtant, l'accident tourne court : il est rare que l'I.V.G. n'en soit pas aggravée et, de toute façon, le risque demeure d'un nouvel accident du même type.

— Plus souvent, le malade verse d'emblée ou de façon retardée dans l'I.V.G. confirmée.

3° L'I.V.G. confirmée

• **La sémiologie fonctionnelle n'est plus seulement d'effort.** — La dyspnée est aussi de décubitus.

— La toux est constante et ramène une expectoration mousseuse, riche en albumine

— Les hémoptysies par stase ne sont pas rares.

• **A l'examen.** — *Au cœur :*

- — la tachycardie est accentuée, parfois régulière, parfois avec extrasystoles, parfois irrégulière avec arythmie complète;
- — le bruit de galop présystolique (si le rythme est sinusal), protodiastolique (en cas d'arythmie complète) est constant;
- — un souffle systolique de pointe d'I.M.F. s'atténue sous traitement.

— *Aux poumons :*

- — des râles fins sont présents aux deux bases, parfois dans les deux champs;
- — les épanchements pleuraux sont habituels : liquide de type transsudatif, pauvre en cellules et en albumine ($<$ 30 g/l).

— Mais il n'y a toujours aucun signe d'I.V.D.

• **A la radio.** — La silhouette cardiaque est volumineuse, aux dépens des cavités gauches (l'oreillette est souvent distendue).

— Surtout, c'est l'aspect du poumon cardiaque : hiles flous, opacités parenchymateuses, allant des micro-nodules aux plages infiltrées, nuageuses, floconneuses, prédominant aux hiles, aux bases, avec souvent épanchement pleural uni ou bilatéral.

• **L'électrocardiogramme.** — A ce stade, $\widehat{AQRS}$ est souvent très gauche et $\widehat{AT}$ très droit.

— Il peut y avoir, au surplus, des troubles de conduction (B.B.G., voire B.C.D.) et des aspects de nécrose éventuelle.

• **Evolution.** — Elle peut être jugulée pendant quelque temps.

— Mais, à l'occasion d'écarts de régime, d'excès physiques ou d'un trouble du rythme, ce sera le passage à l'insuffisance cardiaque globale (I.C.G.).

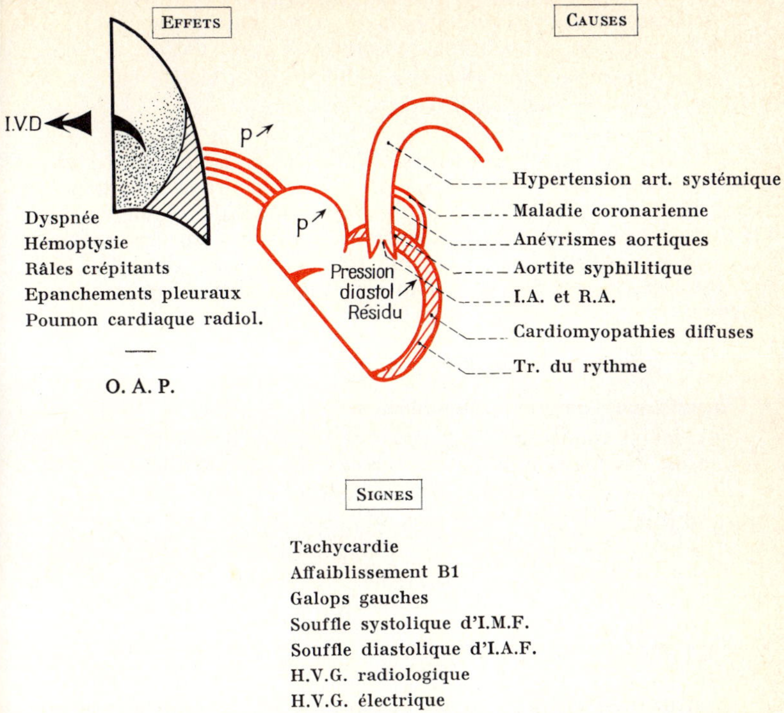

FIG. 122. — *Insuffisance ventriculaire gauche.*

II. — FORMES ETIOLOGIQUES

Les causes de l'I.V.G. sont multiples et impriment souvent un cachet particulier à la sémiologie et à l'évolution de l'I.V.G.

*1° **L'hypertension systémique d'abord.*** — Permanente, et l'on peut opposer les I.V.G. :

— relativement tardive de l'H.T.A., dite bénigne, essentielle ou secondaire à une insuffisance rénale, et intriquée à un athérome aortique et artériel diffus. Elle se révèle souvent par le plus typique des O.A.P.;

— et relativement précoce de l'H.T.A. dite maligne, où l'I.V.G. brûle les étapes, au milieu des accidents neurologiques rénaux et hémorragiques.

— L'H.T.A. paroxystique mène beaucoup plus tardivement à l'I.V.G.; mais un O.A.P. peut survenir à l'occasion d'un accès paroxystique, notamment dans la crise d'éclampsie.

2° ***L'insuffisance coronarienne.*** — Chronique, mène à l'I.V.G. progressive, qui ne fait souvent qu'aggraver l'angor d'effort.

— La thrombose coronarienne aiguë, l'infarctus qui lui fait parfois suite, précipitent souvent l'I.V.G.

— Ce terrain coronarien aggrave lourdement le pronostic d'une I.V.G. : l'ECG — même en l'absence d'une sémiologie clinique d'insuffisance coronarienne — le dépistera; il n'est pourtant pas toujours simple de reconnaître l'ischémie « primaire » coronarienne sur un tracé d'H.V.G. qui s'accompagne d'ischémie « secondaire » par repolarisation anormale; d'où la valeur de la forme des segments ST et de l'onde T qui, tant soit peu pointue et surtout symétrique, signe l'ischémie coronarienne.

3° ***Les valvulites aortiques.***

• **L'insuffisance aortique rhumatismale :**

— mène classiquement tardivement à l'I.V.G., du moins si la fuite n'est pas massive;

— mais l'I.V.G. installée est alors rebelle et le pronostic est très sérieux;

— le tracé électrique est parfois rendu particulier, chez le jeune, par un AQRS volontiers normal, voire semi-vertical, tandis que le précordium est typique d'une H.V.G., souvent accentuée.

• **L'insuffisance aortique syphilitique** et, en général, les aortites syphilitiques :

— mènent tôt à l'I.V.G. particulièrement rebelle, avec manifestations coronariennes souvent dominantes;

— et, dès lors, la prudence thérapeutique est de règle, ces sujets supportant souvent mal les traitements antisyphilitiques majeurs qui peuvent accentuer les manifestations de l'I.V.G.

• **Le rétrécissement aortique :**

— conduit tardivement à l'I.V.G.

— mais son apparition est souvent brusque et assez souvent rapidement dépassée, l'insuffisance cardiaque irréductible lui faisant suite rapidement.

• **La greffe oslérienne aortique** précipite souvent l'installation d'une I.V.G. surtout s'il s'agit d'une forme mutilante à hémoculture positive ou négative.

— Au cours même de l'endocardite évolutive, elle paraît actuellement moins rare; elle est souvent irréductible (indication chirurgicale précoce).

— C'est la manière habituelle de mourir des oslériens dits guéris (chirurgie préventive).

4° ***Les anévrismes aortiques.*** — L'anévrisme syphilitique ne donne pas souvent une I.V.G. : la mort survient avant par embolie ou rupture

— L'anévrisme disséquant, au contraire, surtout s'il s'accompagne d'I.A., conduit vite à l'I.V.G., d'effroyable pronostic.

5° ***Certaines cardiopathies congénitales*** peuvent aussi conduire à l'I.V.G. Ce sont :

— La fibro-élastose du nourrisson, d'un diagnostic pratiquement d'autopsie.

— La coarctation de l'aorte, au contraire, facilement reconnue par l'H.T.A. aux M.S., la perte des battements fémoraux, les incisures costales et la circulation collatérale intercostale et périscapulaire, et l'angiographie.

— Le canal artériel, enfin, conduit, mais tardivement, à l'I.V.G.; c'est le risque de greffe bactérienne qui justifie l'intervention préventive.

6° ***D'autres cardiopathies, enfin, peuvent conduire à l'I.V.G.*** — Elle n'est souvent pas pure, mais intriquée à un facteur droit :

— Insuffisance mitrale.

— Cardiothyréoses.

— Myocardites aiguës, infectieuses par exemple.

— Myocardiopathies primitives (CMNO, CMO) ou secondaires (métaboliques, endocriniennes, par exemple l'hémochromatose).

— Enfin, certains troubles du rythme : flutter, tachyarythmie, tachycardie ventriculaire.

III. — DIAGNOSTIC

- ***Devant une I.V.G. incipiens : problème sémiologique.*** — *Etiologie d'une dyspnée d'effort,* qui peut être due surtout à une insuffisance respiratoire par broncho-pneumopathie chronique.

— *Problème d'un rythme à trois temps :*

— par dédoublement de B1 ou B2;

— par claquement péricardique.

Le difficile problème est celui d'un rythme mitral d'autant que S.F. et signes pulmonaires sont semblables :

— ainsi, un roulement bref simule un galop présystolique,

— un CO simule un galop protodiastolique.

Mais alors, valeur de la radio (grosse O.G., petit V.G. dans le R.M.; gros V.G. dans l'I.V.G.).

Problème compliqué quand il coexiste un souffle systolique apexien (I.M.F. ou I.M.O.).

- ***Devant un accident aigu : problème étiologique.*** — O.A.P. d'origine cardiaque (mitralites) ou « toxique », infectieux, neurologique.

— Asthme cardiaque, à différencier de l'asthme commun.

Le problème est, dans les deux cas, clinique (sémiologie gauche). radiologique (gros V.G.).

■ ***Devant une I.V.G. confirmée.*** — Problème clinique : le souffle systolique de pointe est-il organique ou fonctionnel ? valeur de l'évolution sous tonicardiaques.

— Problème radiologique : le poumon cardiaque est parfois confondu avec une tuberculose, une silicose, une réticulose. Problème annexe de l'étiologie d'une pleurésie.

II. — INSUFFISANCE VENTRICULAIRE DROITE (I.V.D.)

L'augmentation de la pression de remplissage diastolique ventriculaire droite avec une diminution du débit cardiaque définit hémodynamiquement l'I.V.D. L'élévation de la pression veineuse périphérique, reflet de l'élévation des pressions diastoliques des cavités droites, explique la sémiologie d'amont : hépatomégalie, oligurie, œdèmes des membres inférieurs.

L'I.V.D. peut être isolée et pure (3 à 10 % des insuffisances cardiaques). Bien plus souvent, elle n'est qu'un élément du diptyque de l'insuffisance cardiaque globale, que celle-ci s'installe d'emblée ou qu'elle succède à une I.V.G. de durée variable.

I. — SÉMIOLOGIE CLINIQUE DE L'I.V.D.

1° Signes fonctionnels de l'I.V.D.

Dans l'ensemble, la sémiologie fonctionnelle de l'I.V.D. est pauvre.

• **L'hépatalgie d'effort.** — Douleur épigastrique ou de l'hypochondre droit, localisée ou irradiant à l'abdomen, dans le dos ou vers l'épaule droite.

— Sourde, à type de distension, voire constrictive.

— Se différencie de l'angor par la précession ou l'exagération de l'essoufflement, des palpitations, des nausées.

• **Les crises douloureuses hépatiques.** — Comme l'hépatalgie d'effort, elles sont liées à la distension de la capsule de Glisson.

— S'accompagnent de nausées, de vomissements, mais non de fièvre.

— Surviennent volontiers après un trop bon repas ou une crise de tachycardie.

— Simulent des coliques hépatiques.

• **L'angor hypercyanotique.** — Franchement typique par son siège rétro-sternal haut, son caractère constrictif.

— Ne se voit que chez des cyaniques francs.

— Et s'accompagne d'une recrudescence de la cyanose.

• **La dyspnée** n'est pas un signe d'I.V.D., mais plutôt un signe du facteur causal.

— Mais l'I.V.D. peut l'accentuer en favorisant l'anoxie.

— De même qu'en période terminale peut survenir un œdème pulmonaire par hyperperméabilité capillaire, liée à l'anoxie et à l'hypercapnie.

2° *Signes périphériques et viscéraux de l'I.V.D.*

• **L'hépatomégalie douloureuse** est le signe le plus classique et le plus démonstratif de l'I.V.D. :

— foie volumineux (parfois énorme, parfois à peine gros);
— foie douloureux en masse spontanément et à la pression;
— foie ferme, élastique, lisse;
— sa compression engendre un reflux hépato-jugulaire persistant durant la pression;
— une expansion systolique est possible : elle signe l'insuffisance tricuspidienne;
— ce foie cardiaque précède habituellement les œdèmes et peut persister après leur disparition sous diurétiques, si le traitement est insuffisant;
— biologiquement, les signes de souffrance hépatique sont discrets : hypoprothrombinémie, discrète hyperbilirubinémie totale, tests de floculation normaux ou à peine perturbés;
— un subictère ou un ictère doivent faire discuter une hépatite virale ou un infarctus pulmonaire plutôt qu'un ictère directement lié au foie cardiaque.

• **L'oligurie** est un signe très précoce mais souvent méconnu du malade :
— oligurie franche de 500, 200 ml et même moins en 24 heures;
— urines concentrées (1.025 à 1.030);
— contenant de l'albumine (jusqu'à 1 g/l), quelques hématies, parfois des cylindres;
— s'associant ou non à une poussée azotémique (0,50 g à 0,80 g/l) qui ne contre-indique pas les diurétiques.

• **Les œdèmes périphériques** ne sont pas constants :

souvent précédés d'une *prise de poids insolite* de 1 à 5 kg, ce sont :

— des œdèmes déclives pouvant se cantonner aux chevilles, aux avant-pieds ou, au contraire, envahir les cuisses, les lombes, la face, l'abdomen (ascite);

— blancs, mous, gardant le godet et les plis des draps, ils peuvent, à la longue, devenir rouges, durs et douloureux, surtout en cas de surinfection.

• **Les signes veineux** sont décisifs :

— *la pression veineuse* est entre 15 à 30 cm d'eau et s'élève lors de la compression hépatique (elle peut exceptionnellement être inférieure à 15 cm d'eau mais s'abaisse alors sous diurétiques);

— *les jugulaires sont toujours turgescentes* en position couchée mais, en position demi-assise, elles ne sont turgescentes qu'en cas d'I.V.D. majeure. La compression hépatique aggrave cette turgescence des veines du cou;

— une expansion systolique des veines du cou signe l'insuffisance tricuspidienne mais le jugulogramme (ou l'hépatogramme) l'exprime mieux que la clinique (disparition du creux « x » au profit d'une grande onde systolique précoce englobant « v »)

— la cyanose précède souvent l'I.V.D. mais l'I.V.D. l'accentue en favorisant une désaturation périphérique par stase.

3° Signes cardio-vasculaires de l'I.V.D.

• **Cliniquement**, ils sont souvent pauvres :

— la tachycardie régulière ou non, selon la cause, est habituelle;

— le signe de Harzer est précoce en cas de C.P.C. mais peut manquer ou être difficile à percevoir en raison du foie cardiaque;

— des signes au foyer pulmonaire (B2 ↗, clic d'éjection, rarement souffle diastolique d'I.P.F.) témoignent éventuellement d'une grande hypertension pulmonaire;

— un galop xiphoïdien présystolique ou protodiastolique peut être perçu, parfois seulement après effort;

— un souffle holosystolique xiphoïdien à renforcement inspiratoire (s. de Carvalho) signe l'I.T. fonctionnelle (ou organique).

• **Radiologiquement**, on observe :

— Des signes d'hypertrophie-dilatation du V.D. et de l'O.D., appréciés de face (débord droit) et en oblique antérieure gauche (débord antéro-droit).

— Mais l'état du parenchyme pulmonaire et des artères pulmonaires aux hiles dépend de la cause. Il est trois aspects principaux :

  — hypervascularisation globale des poumons avec ou sans pleurésie, plaidant en faveur d'une I.V.G. causale ou d'une affection mitrale;

  — parenchymes clairs en périphérie mais grosses pulmonaires aux hiles plaidant en faveur d'un C.P.C.;

  — parenchymes clairs hypovascularisés avec petites pulmonaires aux hiles plaidant en faveur d'un obstacle orificiel pulmonaire.

• **Electrocardiographiquement**, le tracé dépend essentiellement de la cause.

— Si l'I.V.G. a précédé, les signes « gauches » persistent et masquent les signes droits. Tout au plus, peut-on noter, par rapport aux tracés précédents : une déviation vers la droite de AQRS, une déviation vers la gauche de la zone de transition, des troubles de la repolarisation du précordium droit.

— S'il s'agit d'une mitralite, une exagération des signes d'hypertrophie ventriculaire droite (AQRS plus droit), apparition d'une hypertrophie bi-auriculaire.

— S'il s'agit d'un C.P.C., signes francs et directs d'H.V.D. avec souvent bloc de branche droite, anomalies récentes de repolarisation du précordium droit.

En fait, l'insuffisance cardiaque n'a pas d'expression électrique, elle ne fait souvent que majorer des signes électrocardiographiques préexistants.

*4° **Evolution de l'I.V.D.***

- *Elle est parfois immédiatement défavorable* quand sa cause même met la vie du malade en danger.
  - — I.V.D. compliquant une embolie pulmonaire massive;
  - — I.C. globale d'un infarctus myocardique massif ou réitéré;
  - — I.V.D. terminale et vraiment ultime d'un C.P.C. gravissime (cyphoscolioses par exemple).
- *Le plus souvent, elle est immédiatement favorable sous traitement :*
  - — les œdèmes disparaissent;
  - — le gros foie cardiaque s'efface;
  - — la pression veineuse revient à la normale.
- *Des poussées successives ne sont pas rares,* entraînées par :
  - — des erreurs de régime ou de traitement;
  - — une complication thrombo-embolique;
  - — une surinfection, une crise d'asthme, un pneumothorax en cas de bronchopneumopathie chronique.
- *L'évolution peut se faire vers la « cirrhose cardiaque » :*
  - — l'I.V.D. devient irréductible aux diurétiques habituels;
  - — aux œdèmes s'associe une ascite;
  - — le fois devient dur quoique congestif;
  - — les anomalies biologiques hépatiques sont plus franches : hypoprothrombinémie, hypoalbuminémie, tests de floculation positifs.

II. — FORMES ÉTIOLOGIQUES

On peut schématiquement distinguer les I.V.D. pures et les I.V.D. avec poumons de stase.

*1° **Les I.V.D. pures***

Elles sont secondaires aux cœurs pulmonaires chroniques non emboliques, à la maladie thrombo-embolique aiguë ou « chronique », aux

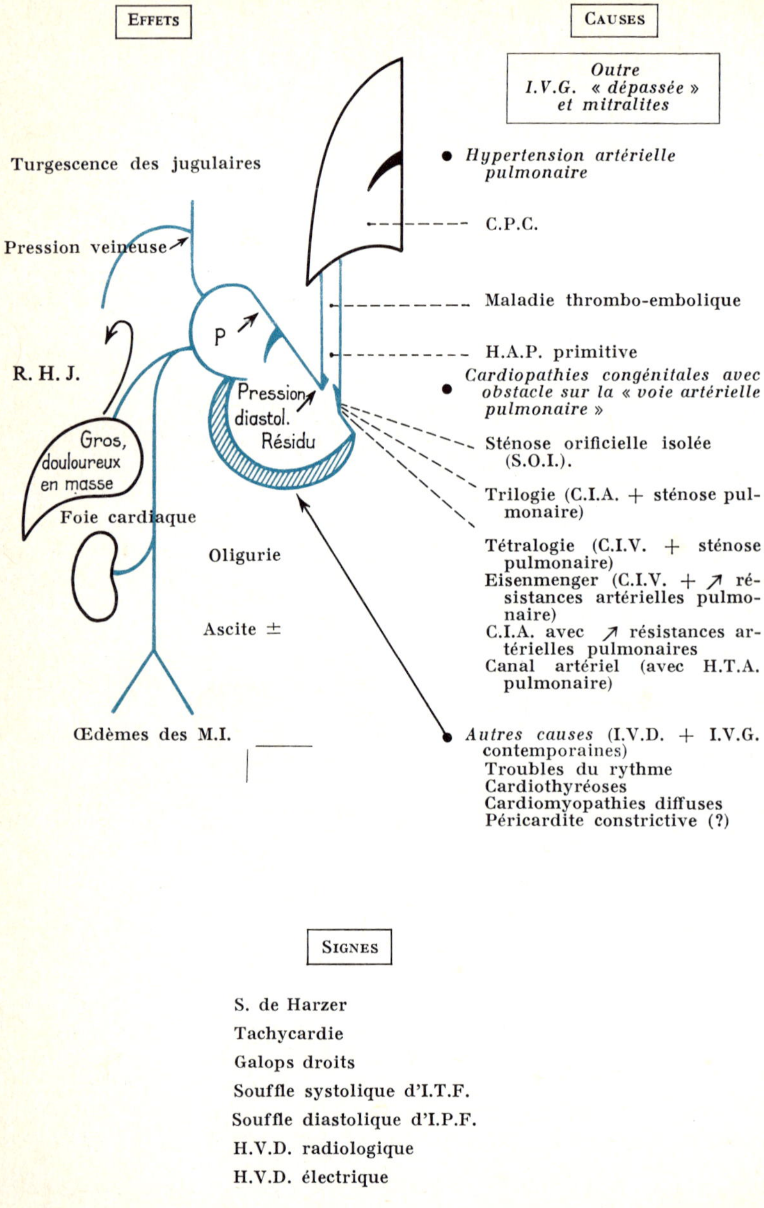

FIG. 123. — *Insuffisance ventriculaire droite.*

cardiopathies congénitales avec obstacle sur la voie pulmonaire ou avec hypertension artérielle pulmonaire.

• **L'I.V.D. des cœurs pulmonaires chroniques non emboliques.** — Elle succède à une phase plus ou moins longue d'H.V.D. sans I.V.D., le C.P.C. pouvant être secondaire à une bronchopneumopathie chronique (B.P.C.), à une fibrose pulmonaire, à une cyphoscoliose, à une obésité (syndrome de Pickwick).

— Elle peut s'installer progressivement mais plus volontiers brusquement à l'occasion d'une infection respiratoire, d'une crise d'asthme, d'un pneumothorax.

— Le tableau clinique d'I.V.D. s'intrique étroitement avec les signes bronchopulmonaires de la maladie causale (cf. *Cœur pulmonaire chronique) :*

— dyspnée et cyanose majeures, hippocratisme, expectoration muco-purulente, forte hypoxie, forte hypercapnie, en cas de B.P.C., de cyphoscoliose;

— dyspnée majeure mais avec cyanose discrète ou nulle, hypoxie majeure mais avec capnie normale ou basse en cas de bloc alvéolo-capillaire par fibrose pulmonaire.

— L'évolution dépend de la cause du C.P.C. :

— favorable à court terme dans le C.P.C. des B.P.C., notamment grâce au traitement anti-infectieux, mais défavorable à long terme à cause de nouvelles poussées d'I.V.D. contemporaines de nouvelles poussées infectieuses broncho-pulmonaires;

— défovarable à court terme lorsque le C.P.C. est lié soit à une fibrose pulmonaire soit à une cyphoscoliose. Ici, l'I.V.D. peut régresser mais la mort survient par insuffisance respiratoire majeure;

— d'excellent pronostic dans le syndrome de Pickwick, si l'on peut obtenir l'amaigrissement massif qui peut, à lui seul, faire régresser l'I.V.D.

• **L'I.V.D. de la maladie thrombo-embolique.** — On peut opposer :

— *L'I.V.D. de l'embolie pulmonaire aiguë,* forme achevée du cœur pulmonaire aigu, caractérisée par son début aigu avec chute tensionnelle, peu après un point de côté brusque. L'ECG est évocateur si le cœur était précédemment normal (S1Q3, bloc incomplet droit, ischémie sous-épicardique du précordium droit). Sauf embolie mortelle, la régression se fera, rapide, sous traitement de la maladie thrombo-embolique (cf. *Embolie pulmonaire*).

— *L'I.V.D. du C.P.C. embolique,* complication terminale d'une longue phase préalable d'hypertension pulmonaire majeure sans anomalie des épreuves ventilatoires mais avec une discrète hypoxie et une normocapnie. L'I.V.D. ne s'accompagne pas ou peu de cyanose, résiste aux thérapeutiques, évolue d'une seule tenue vers l'insuffisance cardiaque irréductible, témoin qu'elle est de la réduction quasi complète du lit artériel pulmonaire (cf. *Cœur pulmonaire chronique*).

— *L'I.V.D. de l'hypertension artérielle pulmonaire primitive* (où la réduction du lit vasculaire pulmonaire est la lésion essentielle) a le même profil clinique et évolutif que le C.P.C. embolique.

• **L'I.V.D. des cardiopathies congénitales.** — Ces cardiopathies sont, soit celles qui comportent une sténose sur la voie pulmonaire (sténose isolée; tri, tetra, pentalogie de Fallot), soit celles qui comportent un gros shunt gauche-droite (C.I.V., Eisenmenger, C.I.A., canal artériel, fistule aorto-pulmonaire) compliqué d'hypertension artérielle pulmonaire.

— *L'I.V.D. des obstacles* sur la voie pulmonaire est plus précoce dans les sténoses pulmonaires pures et dans la trilogie que dans les tetra ou pentalogies qui comportent un shunt droite-gauche à l'étage ventriculaire. La chirurgie corrective peut maintenant prévenir ces I.V.D., mais une I.V.D. peut survenir de façon transitoire dans les suites opératoires.

— *L'I.V.D. des gros shunts* gauche-droite complique une hypertension artérielle pulmonaire. Si celle-ci est liée à une augmentation de débit, l'indication opératoire est possible, mais si elle est due à une augmentation majeure des résistances pulmonaires ne variant pas aux épreuves pharmacodynamiques, la contre-indication opératoire est formelle.

2° *Les I.V.D. avec poumon de stase*

Entrent dans ce cadre, l'insuffisance cardiaque des mitraux et l'insuffisance cardiaque globale (I.C.G.).

• **L'I.V.D. des mitraux.** — *Le R.M.* conduit à l'I.V.D. parfois précocement, parfois relativement tardivement, alors que le poumon mitral, poumon de stase, est toujours précoce :

- — deux facteurs favorisent l'I.V.D. : le caractère serré du R.M. et l'éventuelle association à une broncho-pneumopathie mitrale (2e barrage);
- — plusieurs facteurs peuvent précipiter une I.V.D. : trouble du rythme (F.A. surtout), embolie pulmonaire (++), greffe bactérienne, thrombose auriculaire gauche, erreur de régime.

— *L'I.M.* conduit beaucoup plus tardivement à l'I.V.D. que le R.M. Trois facteurs peuvent précipiter l'I.V.D. :

- — une grosse fuite mitrale subite, par rupture de cordage ou de pilier (infarctus du myocarde, greffe oslérienne, traumatisme);
- — une embolie pulmonaire;
- — la survenue d'une I.V.G. dans les cas de fuite mitrale moyenne.

• **L'I.V.D. secondaire à l'I.V.G.** — L'I.V.D. vient compliquer l'I.V.G. soit lentement (erreur de régime) soit brusquement (par trouble du rythme, accident coronarien, embolie pulmonaire).

— Les signes pleuro-pulmonaires peuvent s'améliorer quand apparaissent gros foie cardiaque et œdèmes périphériques.

— L'évolution sous traitement est souvent favorable sauf s'il existe une déchéance myocardique majeure (nécroses myocardiques étendues, rétrécissement aortique serré). De nouvelles poussées surviendront, de moins en moins sensibles au traitement.

• **L'I.V.D. contemporaine de l'I.V.G.** — Dans certains cas, l'insuffisance cardiaque globale s'installe d'emblée. Souvent, alors, les signes d'I.V.D. prédominent sur les signes d'I.V.G. C'est le cas des insuffisances cardiaques par :

— troubles du rythme : tachyarythmie complète paroxystique, tachycardie ventriculaire, plus rarement bloc auriculo-ventriculaire;

— cardiothyréoses, avec tachyarythmie complète, associées souvent à une cardiopathie organique sous-jacente;

— cardiomyopathies diffuses, liées à une amylose, une hémochromatose, une sclérodermie, une cardiomyopathie primitive (CMNO, CMO);

— péricardites constrictives où l'I.C.G. est essentiellement liée à la constriction péricardique mais où jouent aussi les lésions myocardiques sous-péricardiques associées.

III. — DIAGNOSTIC

Devant des œdèmes périphériques, un gros foie, il faut d'abord éliminer les fausses I.V.D. L'I.V.D. reconnue, on discute des signes pulmonaires éventuellement associés.

1° Les fausses I.V.D.

• *Certains tableaux comportent une pression veineuse normale.* Ce sont :

— les œdèmes des membres inférieurs liés à une hypo-albuminémie (syndrome néphrotique), d'origine veineuse (thromboses veineuses récentes ou anciennes), ou par cirrhose alcoolique ou post-hépatitique;

— un gros foie douloureux infectieux (abcès, hépatite) ou néoplasique, ou même éventuellement cirrhotique;

— le syndrome de Budd-Chiari (thrombose des veines sus-hépatiques) simulant une cirrhose parenchymateuse alcoolique.

• *Certains tableaux comportent, comme l'I.V.D., une pression veineuse élevée.* Ce sont :

— la tamponnade des péricardites aiguës, liée à une adiastolie aiguë, survenant dans un contexte infectieux, de diagnostic radio-électrique,

— la péricardite constrictive chronique, liée à une adiastolie chronique, avec ses éventuels antécédents tuberculeux, ses éventuelles calcifications péricardiques,

— le rétrécissement tricuspidien, en fait toujours associé à une autre localisation valvulaire, mitrale en particulier.

2° Les signes pulmonaires

Eventuellement associés, ils font discuter :

• *Un poumon de stase.* — Il peut s'agir d'une mitralite, d'une insuffisance cardiaque par I.V.G., trouble du rythme ou cardiomyopathie diffuse.

— L'auscultation cardiaque, la minima tensionnelle et l'ECG permettent souvent d'affirmer la cardiopathie causale.

• *Une affection pulmonaire causale.* — Il y a grande chance qu'il s'agisse d'un C.P.C. comme en témoigne souvent l'ECG (AQRS droit, signes d'H.V.D., etc.),

— il demeure à discuter s'il s'agit d'une B.P.C., d'une fibrose pulmonaire, d'un C.P.C. embolique (intérêt des épreuves ventilatoires et de la gazométrie).

III. — PRINCIPES DU TRAITEMENT DES INSUFFISANCES CARDIAQUES

On envisagera successivement les grands principes essentiels puis la place des thérapeutiques particulières pour conclure par les modalités pratiques de traitement.

I. — LES GRANDS PRINCIPES ESSENTIELS

Ce sont : le repos, le régime désodé, les diurétiques et les tonicardiaques.

*1° **Le repos.*** — Nécessaire pour diminuer le travail cardiaque.

— Peut être, dans certains cas (infarctus récent) strict au lit, mais plus souvent partagé entre lit et fauteuil, afin d'éviter les stases pulmonaires et veineuses, ces dernières génératrices de maladie thrombo-embolique.

*2° **Le régime désodé.*** — Il suppose la suppression totale du pain et des biscottes ordinaires, du lait, de la charcuterie et des conserves, des poissons de mer, des fromages, des pâtisseries, mais aussi des eaux minérales gazeuses, des crustacés et notamment des huîtres, des médicaments contenant du sodium.

— On autorisera le pain ou les biscottes sans sel, le lait sans sel, la moutarde sans sel, et certains sels diététiques non sodés, à base de lithium et de potassium.

— la période congestive passée, on pourra parfois, mais non toujours, élargir un peu, prudemment, le régime, à la condition que le malade surveille quotidiennement son poids. On évite ainsi l'apparition d'un syndrome de déplétion sodée (asthénie, crampes, hyperazotémie).

*3° **Les diurétiques.*** — De nombreux diurétiques peuvent être utilisés.

• **Pour un traitement d'attaque,** on s'adresse à un diurétique injectable, d'action rapide :

— le furosémide : Lasilix I.V. ou I.M. (1 ou 2 amp. à 0,02 g).

• **Pour un traitement d'entretien ou une insuffisance cardiaque peu préoccupante,** on s'adresse aux thiazidiques ou apparentés (Diurilix *, Lasilix *, Hygroton *, etc.) à la dose de 2 à 3 comprimés par jour, d'abord quotidiennement puis, soit 3 ou 4 jours consécutifs par semaine, soit 1 jour sur 2, voire 1 jour sur 3. La surveillance stricte du poids (lequel reflète une éventuelle surcharge hydrique) permet de juger de la dose d'entretien dans chaque cas. L'administration de sels de potassium (sirops, Nati K *, Potassion *, Kaléorid *) doit être quotidienne. Des contrôles des ionogrammes sanguin et urinaire sont périodiquement effectués.

• **Certains diurétiques ont un emploi particulier.** — Diamox * ou Daranide *, peu diurétiques, mais éliminateurs de bicarbonates car inhibiteurs de l'anhydrase carbonique (C.P.C. + +).

— Aldactone * (spironolactone) à la dose de 6 comprimés à 50 mg, diurétique à effet retardé; à utiliser en cas de résistance aux thiazidiques et d'hyperaldostéronisme secondaire. Pas de fuite potassique, parfois même rétention de K.

— Edécrine * (acide étacrynique) en cas d'œdèmes réfractaires aux thiazidiques voire en cas d'insuffisance cardiaque gravissime, car très actif.

— Teriam * ou Furédème * (ptéridiniques) agissant un peu comme la spironolactone, favorisant la résorption de potassium et potentialisant les thiazidiques d'où leur association (Diteriam *) qui limite considérablement les risques d'hypokaliémie.

*4° **Les tonicardiaques.*** — Il en est deux familles essentielles : les digitaliques et les strophantiques.

• **Les strophantiques sont peu employés.** — Ils ont une action sur la tonicité et l'énergie myocardique. Cette action (discutée !) est rapide mais brève.

— On utilise, en règle, la voie intraveineuse : soit l'Ouabaïne (1/4 mg), soit la Kombé-Strophantine (1/4 mg).

— Ils sont à réserver à l'I.V.G. à rythme sinusal, notamment dans l'O.A.P.

• **Les digitaliques sont d'emploi habituel,** dérivés des digitales pourprée et laineuse.

— On peut prescrire Cédilanide * *per os* ou I.V., Digoxine * (1 à 6 comprimés par jour), Acylanide * (1 comprimé = V gouttes de Digitaline), Digiplex * (2 comprimés = V gouttes de Digitaline).

— La Digitaline Nativelle * est la plus utilisée, soit sous forme de solution à 1 ‰ (L gouttes = 1 mg de digitaline), soit sous forme de comprimé à 0,1 mg (= V gouttes de solution), soit sous forme injectable I.V. à 0,2 mg par ampoule.

— Les doses d'attaque sont de XX à XXV gouttes de Digitaline, parfois plus dans certaines circonstances, jusqu'à ce que le rythme cardiaque soit vers 70/min.

— Les doses d'entretien sont variables (XXX à L gouttes par

semaine en moyenne), fonction du maintien du rythme vers 70-80/min, soit quotidiennes, soit discontinues (par exemple tous les lundis, mercredis et vendredis — les diurétiques étant prescrits les jours intermédiaires).

— Les signes de surdosage sont : nausées, douleurs épigastriques, bradycardie au-dessous de 60/min, bigéminisme, allongement de PR. Une surveillance électrocardiographique s'impose : la cupule digitalique ne fait pas interrompre le traitement — mais un bigéminisme ou un PR long doivent le faire stopper pour éviter une tachycardie ventriculaire ou un bloc auriculo-ventriculaire complet.

II. — THÉRAPEUTIQUES PARTICULIÈRES

Elles sont nombreuses et à adapter à chaque cas.

1° ***Les anticoagulants.*** — Ils s'imposent si l'I.C. est contemporaine d'une embolie pulmonaire ou d'un infarctus myocardique récent (cf. ces questions), si l'I.V.D. est secondaire à un C.P.C. embolique ou par hypertension artérielle pulmonaire primitive.

— Ils sont conseillés en cas d'alitement prolongé et chaque fois qu'il existe une fibrillation auriculaire ou un état veineux déficient.

— On peut employer l'héparine I.V. (en injections discontinues ou en perfusion) ou la Calciparine * (par voie sous-cutanée), chaque fois qu'il faut « frapper » vite. On emploie à titre de relais, ou à titre préventif, les antiprothrombiques (Pindione *, Tromexane *, Sintrom *) sous surveillance étroite de la coagulation (thromboélastogramme; taux de prothrombine, test à l'héparine).

2° ***Les antibiotiques.*** — Ils sont essentiels si l'I.C. est contemporaine d'une endocardite bactérienne en phase aiguë ou subaiguë (cf. *Endocardites bactériennes*).

— Ils sont très utiles en cas de bronchopneumopathie chronique surinfectée et d'autant plus que la surinfection a pu déclencher l'I.C. (cf. *Cœur pulmonaire chronique*). Une antibiothérapie discontinue peut éviter une rechute de l'I.V.D.

— Ils peuvent aider dans certaines I.C. compliquées d'infection urinaire ou d'infection broncho-pulmonaire sur poumon cardiaque.

3° ***Les corticoïdes.*** — Leur emploi est décisif en cas d'asthme à dyspnée continue, de cœur rhumatismal aigu, de collagénose cardiaque.

— Ils peuvent parfois aider à « relancer » l'effet des diurétiques dans certaines insuffisances cardiaques avec œdèmes réfractaires s'accompagnant d'un foie cardiaque déjà ancien.

4° ***Thérapeutiques particulières.*** — Il faut encore faire une place :

— à l'^{131} ou à la thyroïdectomie subtotale dans le traitement de l'I.C. par cardiothyréose;

— aux chocs électriques contre une fibrillation auriculaire, un flutter auriculaire, une tachycardie ventriculaire qui ont pu déclencher et entretenir une insuffisance cardiaque;
— à l'entraînement électrique en cas de bloc auriculo-ventriculaire, encore que la survenue d'une insuffisance cardiaque dans ce cas soit l'indice d'une déchéance myocardique de très fâcheux pronostic,
— à la réanimation respiratoire (oxygénothérapie à la sonde; ventilation assistée) en cas d'insuffisance cardiaque par cœur pulmonaire chronique. En cas de B.P.C., elle peut suffire à réduire l'I.V.D.;
— à la chirurgie en cas de cardiopathies valvulaires (R.M. surtout), congénitales (mais à ce stade, l'indication est souvent discutable) ou hypertensive (sympathectomie ou chirurgie « rénale »), encore que, dans tous les cas, il soit préférable de n'avoir pas attendu le stade d'insuffisance cardiaque.

III. — MODALITÉS PRATIQUES

• **L'œdème aigu du poumon** exige :

— saignée rapide de 200 à 300 ml;
— Lasilix * I.V.;
— Digitaline I.V.;
— réanimation respiratoire si nécessaire : aspiration puis oxygénothérapie, voire, dans certains cas, respiration assistée sous pression positive.

• **L'I.V.G. confirmée :**

— régime sans sel strict;
— diurétiques, quotidiennement jusqu'à disparition du poumon cardiaque radiologique puis 2 ou 3 jours par semaine;
— digitaliques à doses moyennes si le rythme reste sinusal (risque d'extrasystoles), à doses plus fortes s'il existe une fibrillation auriculaire;
— traitement de la cause : coronarite (anticoagulants, coronarodilatateurs), insuffisance ou rétrécissement aortique (discuter une prothèse), hypertension artérielle (traitement symptomatique ou étiologique), etc.

• **L'I.V.D. pure :**

— régime sans sel strict;
— diurétiques tous les jours jusqu'à disparition des œdèmes et du foie cardiaque puis 2 ou 3 jours par semaine;
— digitaliques non obligatoires, car le rythme reste souvent sinusal et les signes de surdosage apparaissent très vite;
— traitement de la cause : bronchopneumopathie chronique (anti-infectieux, corticoïdes), fibroses (oxygénothérapie), C.P.C. par

hypertension pulmonaire primitive et C.P.C. embolique (anticoagulants), syndrome de Pickwick (amaigrissement massif). Parfois réanimation respiratoire.

- **L'I.V.D. des mitraux :**
  - — régime sans sel strict;
  - — anticoagulants au long cours;
  - — diurétiques tous les jours puis de façon discontinue;
  - — digitaliques surtout s'il existe une fibrillation auriculaire;
  - — discussion d'une commissurotomie ou d'une prothèse.
- **L'I.C. globale :**
  - — régime sans sel strict;
  - — diurétiques par voie veineuse puis orale quotidiennement jusqu'à disparition des œdèmes, du foie cardiaque, du poumon cardiaque, puis 2 ou 3 jours par semaine;
  - — digitaliques, toujours, mais à doses « adaptées » (plus fortes en cas de fibrillation auriculaire) pour ramener le rythme à 70/80/min, quotidiennement les premiers jours, puis 2 ou 3 jours par semaine (en alternance avec les diurétiques);
  - — anticoagulants, souhaitables en cas d'accident coronarien, de fibrillation auriculaire, d'accidents thrombo-emboliques anciens ou semi-récents;
  - — traitement éventuel de la cause : valvulopathie, trouble du rythme, hypertension, etc.

14

CHIRURGIE CARDIAQUE

Ce chapitre a des ambitions modestes. Il ne vise qu'à exposer les principes et les généralités de la chirurgie du cœur et des gros troncs artériels. Cette chirurgie peut schématiquement faire état :

- **D'opérations extracardiaques,** les unes curatives comme la section-suture d'un canal artériel, la résection-anastomose d'une sténose isthmique, voire la pose d'un pace-maker à électrode endocavitaire — les autres palliatives comme les anastomoses aorto et cavo-pulmonaires et le « banding » de l'artère pulmonaire.

- **D'opérations intrapéricardiques** comme la décortication d'une péricardite constrictive ou la pose d'un pace-maker à électrodes épicardiques.

- **D'opérations intracardiaques,** les unes à cœur fermé comme la commissurotomie simple d'un R.M. pur, souple, non calcifié, les autres à cœur ouvert comme la cure radicale des malfaçons congénitales intracardiaques ou le remplacement valvulaire des cardiopathies acquises, aortiques, mitrales ou polyvalvulaires.

- **De la transplantation cardiaque** dont les modalités chirurgicales sont codifiées mais que les problèmes d'histocompatibilité rendent encore aléatoire.

Cette chirurgie est d'une très inégale gravité. On peut opposer :

— *la chirurgie « légère »*, celle des opérations extracardiaques, intrapéricardiques et à cœur fermé, dont les impératifs sont limités et la mortalité égale ou est très inférieure à 5 % ;

— *la chirurgie « lourde »*, celle des opérations à cœur ouvert, dont les impératifs techniques sont multiples, les malades en plus ou moins mauvaises conditions cardiaques et générales, et dont, du même coup, la mortalité opératoire atteint et dépasse parfois 10 ou 20 %.

I. — LA CIRCULATION EXTRA-CORPORELLE

La réparation de lésions complexes du cœur et des gros vaisseaux ne pouvait se concevoir que sous arrêt circulatoire ou surtout cardiaque avec protection des métabolismes viscéraux, spécialement cérébraux et myocardiques. L'hypothermie de surface en baignoire, qui ne permettait que des arrêts circulatoires de 4 à 5′ à 30-31°, est actuellement supplantée par la circulation extra-corporelle qui autorise des arrêts cardiaques dépassant 1 heure et pouvant atteindre 3 heures ou plus.

Le matériel est complexe. Il comporte des pompes, des réservoirs, des filtres, des systèmes de débullage, un échangeur thermique, des canules spéciales pour les veines caves et pour l'aorte ou l'artère fémorale, et surtout des oxygénateurs, tels celui à bulle de Rygg-Kyvsgaard ou celui à disque, le plus employé, de Kay-Cross. Plusieurs types de circuits peuvent être réalisés, les uns pour des perfusions courtes ou urgentes, les autres pour des perfusions de longue durée (fig. 124 et 125).

La mise en route d'une C.E.C. comporte successivement la canulation des veines caves, la canulation de l'aorte ascendante (plus rarement d'une artère fémorale ou iliaque), la connexion puis la mise en route de la pompe artificielle. L'équilibre hémodynamique est progressivement atteint avec un débit moyen de 2 l/m²/mn et une pression aortique égale ou supérieure à 60 mmHg. Souvent on réalise alors une hypothermie modérée à 30-31° grâce à l'échangeur thermique; l'hypothermie, profonde, inférieure à 20°, est exceptionnellement nécessaire, du moins chez le grand enfant ou l'adulte. Reste à mettre en place un système d'aspiration pour assécher les cavités cardiaques.

L'arrêt cardiaque, quand il est nécessaire, peut être obtenu :

— soit spontanément par l'anoxie déclenchée par un clampage aortique;

— soit artificiellement par fibrillation ventriculaire provoquée à l'aide d'une décharge de 1″ à 5-10 volts.

La protection contre l'anoxie du myocarde pour éviter les infarctus reste un problème controversé où s'opposent les tenants :

— soit de l'hypothermie cardiaque élective par glace pilée qui, à 10° permet des arrêts de l'ordre de 45′;

— soit de la perfusion coronaire, grevée cependant de risques de sténoses ostiales secondaires.

L'arrêt de la C.E.C. est un temps délicat. Le cœur est d'abord purgé puis, s'il le faut, défibrillé. Son efficacité contractile n'est pas toujours aussi bonne qu'on le souhaiterait. Dans la meilleure hypothèse, on procède d'abord à l'ablation de la canule des cavités gauches, on déclampe les veines caves, on fait reprendre la respiration puis on arrive à un ajustement progressif entre la C.E.C. et le débit cardiaque propre de l'opéré. On est parfois contraint, par défaillance contractile, de prolonger l'assistance circulatoire.

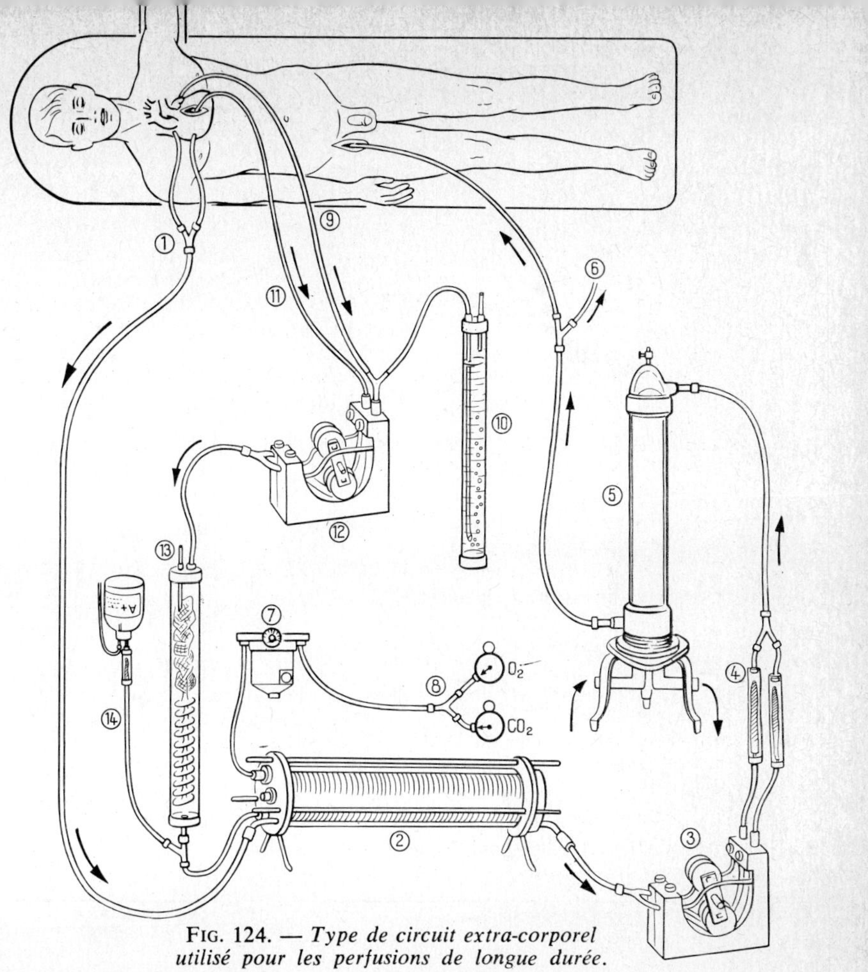

FIG. 124. — *Type de circuit extra-corporel utilisé pour les perfusions de longue durée.*

. Canulations caves et ligne veineuse rejoignant l'oxygénateur par simple gravité.

. Oxygénateur à disque de KAY-CROSS.

. Pompe artérielle (pompe à galets de L. SPROVIERI.

. Filtre de LENFANT-WEISS.

. Echangeur thermique de L. SPROVIERI.

. Branchement sur la ligne artérielle pour perfusion accessoire, coronaire ou cérébrale.

. Cuve à fluothane.

8. Alimentation en O_2 et en CO_2 de l'oxygénateur.

9. Ligne de décharge des cavités gauches.

10. Limiteur de dépression pour assurer une aspiration douce au niveau du cœur gauche.

11. Aspirateur intracardiaque.

12. Pompe de récupération du sang intracardiaque (pompe à galets de L. SPROVIERI).

13. Chambre de démoussage.

14. Ligne de remplissage du circuit extracorporel.

Le circuit comporte encore deux lignes internes non dessinées ici dont l'une unit la ligne artérielle à la ligne veineuse (pour permettre une circulation en circuit fermé, excluant le malade) et l'autre permet de court-circuiter l'échangeur thermique lorsqu'il est inutile.

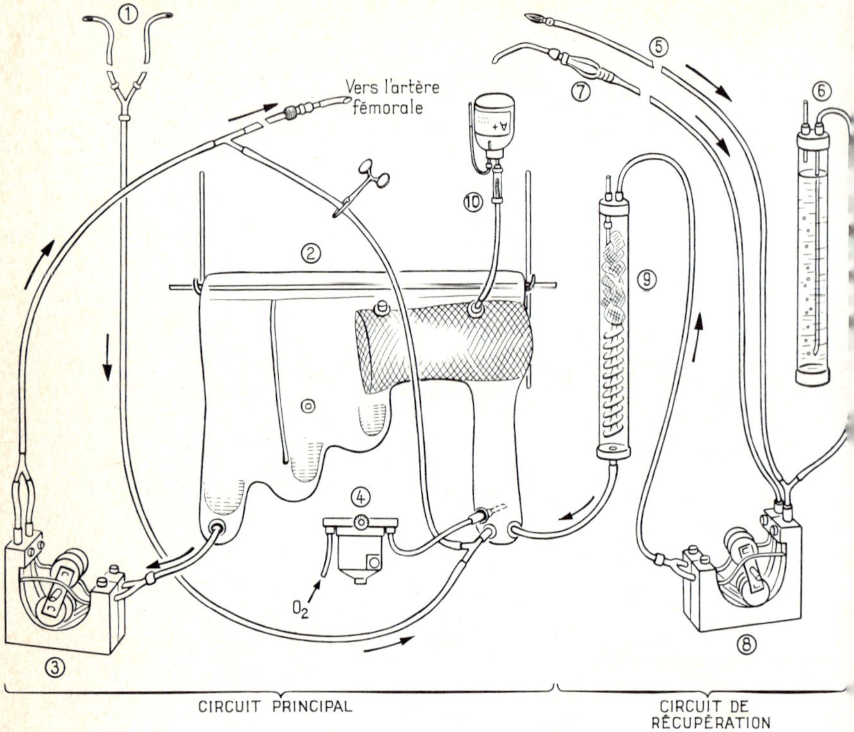

FIG. 125. – *Schéma du circuit extra-corporel utilisé pour les perfusions courtes.*

1. Canules caves.
2. Oxygénateur à bulles (sac plastique de RYGG).
3. Pompe artérielle (pompe à galets de L. SPROVIERI).
4. Cuve à fluothane.
5. Ligne d'aspiration des cavités gauches.
6. Limiteur de dépression.
7. Aspirateur intracardiaque.
8. Pompe d'aspiration du sang intracardiaque.
9. Chambre de démoussage du sang intracardiaque.
10. Remplissage du circuit extra-corporel.

II. — LES VOIES D'ABORD, L'EXPLORATION DU CŒUR ET LA CARDIOTOMIE

La mise en œuvre de la C.E.C., ci-dessus décrite, exige, bien sûr, l'ouverture préalable du thorax. Mais toute intervention suppose, avant tout, une décision sur la voie d'abord et une exploration chirurgicale, cœur en main, des lésions à traiter avant de procéder à la C.E.C. si elle est nécessaire, puis à la cardio ou à la vasculotomie.

- **Les voies d'abord :**

— *La sternotomie médiane verticale* est la plus employée parce qu'elle offre un jour suffisant sur les quatre cavités et les vaisseaux de la base. C'est la voie de choix des opérations à cœur ouvert.

— *La thoracotomie droite* expose au mieux les veines caves, l'oreillette droite et le sillon interauriculaire (voie d'abord droite de l'O.G. pour certains R.M.).

— *La thoracotomie gauche* expose au mieux l'orifice pulmonaire, l'infundibulum du V.D., le V.G. et surtout l'auricule et l'oreillette gauches (voie d'abord gauche de l'O.G. pour la commissurotomie mitrale habituelle à cœur fermé).

- **L'exploration du cœur :**

Ce temps prélude à tout geste proprement curatif. Il vise à confirmer, infirmer ou rectifier les opinions diagnostiques préopératoires.

— *L'inspection* porte sur les veines caves (recherche d'une V.C.S. gauche), les oreillettes, les auricules, les veines pulmonaires, l'abouchement des gros vaisseaux et des coronaires et les volumes ventriculaires.

— *La palpation* essaie de déceler un thrill, des thromboses intracardiaques, des calcifications, une induration des artères coronaires.

— *L'auscultation* et la phonocardiographie intra-cavitaire peropératoires sont intéressantes mais peu utilisées.

— *La prise des pressions intra-cardiaques* est, en revanche, essentielle et peut se faire utilement avant et après le geste chirurgical correcteur.

— *L'exploration digitale intra-cardiaque* par les auricules permet notamment une bonne appréciation des sténoses orificielles auriculo-ventriculaires, voire de l'insuffisance aortique, mais elle est moins fidèle en cas d'insuffisance mitrale et surtout tricuspide.

— *Dans certains cas, le repérage du faisceau de His* s'avère nécessaire pour éviter au mieux une lésion chirurgicale des voies de conduction.

- **La cardio ou la vasculotomie** (fig. 126 et 127) :

Elle doit avant tout se méfier des branches coronariennes et des

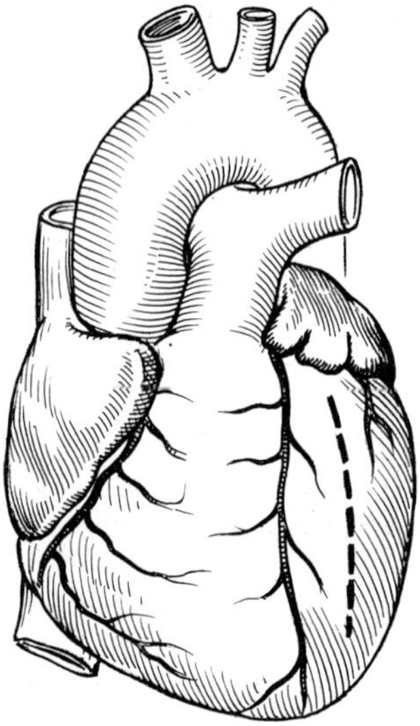

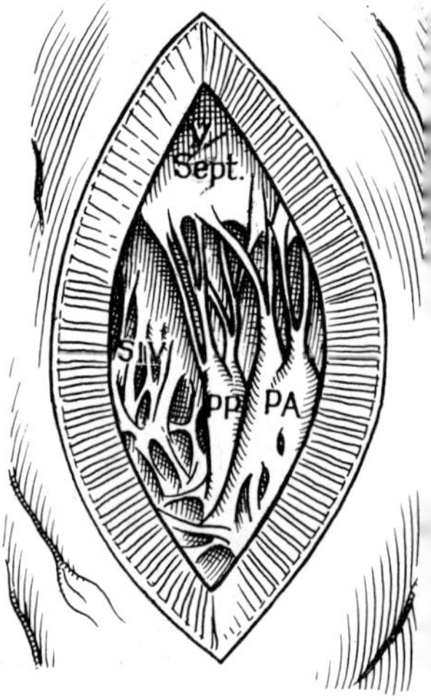

FIG. 126.

a *a'*

Ventriculotomies gauches possibles. (D'après P. GOFFRINI et coll.).

a-a' Antérieure : elle conduit entre le septum interventriculaire (SIV) et les piliers de la mitrale (PA et PP).

b-b' Latérale : elle conduit entre les deux piliers antérieur (PA) et postérieur (PP) de le mitrale.

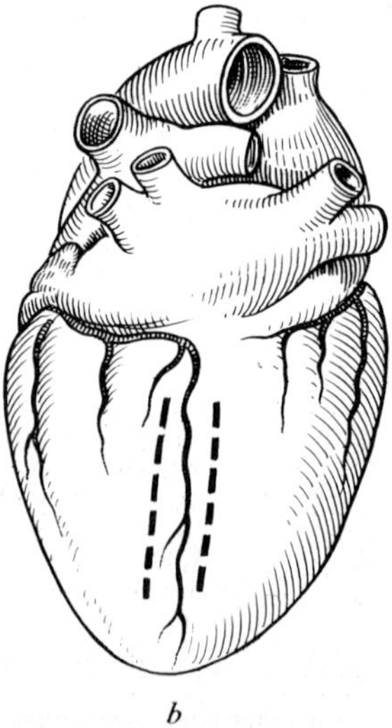

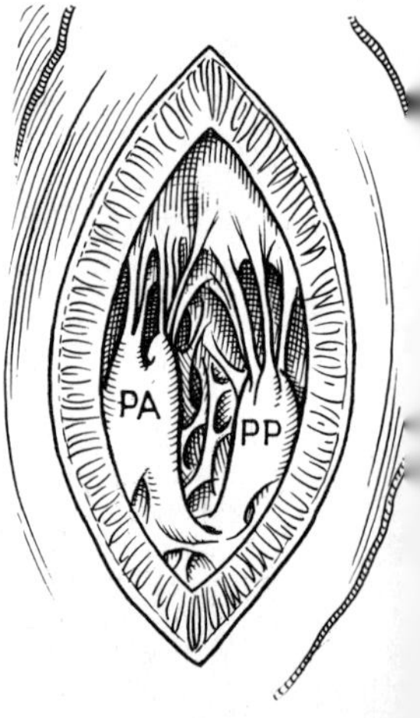

b *b'*

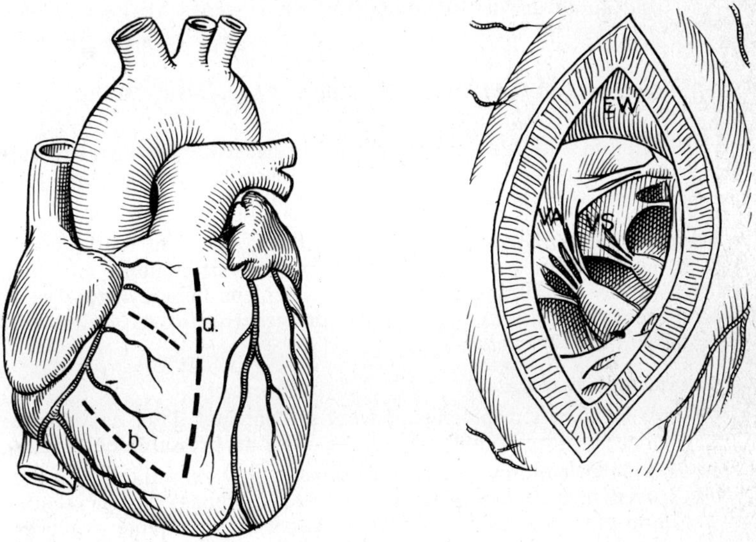

a *b*

FIG. 127. — *Ventriculotomies droites. a*) Tracés possibles : soit vertical (a); soit horizontal (b). *b*) Exposition donnée par la ventriculotomie verticale; VA : valve antérieure tricuspide; VS : valve septale tricuspide; EW : éperon de Wolff. (D'après *Nouveau Traité de Technique Chirurgicale*, tome IV par BLONDEAU et HENRY).

dispositions coronariennes anormales qui ne sont pas rares dans les cardiopathies congénitales complexes.

— L'O.D. peut être incisée horizontalement ou verticalement à la condition de respecter le siège du nœud de Keith et Flack.

— L'O.G. doit être incisée, à gauche par une incision courte, oblique, latérale — à droite parallèlement au sillon interauriculaire.

— Le V.D. est incisé, soit verticalement dans la zone avasculaire entre les branches de la coronaire droite et celles de l'I.V.A., soit obliquement entre deux branches de la coronaire droite.

— Le V.G. est incisé, soit en avant verticalement, parallèlement à l'I.V.A., soit latéralement devant ou derrière la marginale gauche.

— L'A.P. est volontiers incisée verticalement alors que l'aorte est habituellement incisée horizontalement (en fait en S oblique) juste au-dessus des sigmoïdes.

III. — SURVEILLANCE ET SOINS PARA-OPÉRATOIRES

La chirurgie « lourde » cardio-vasculaire nécessite une infrastructure complexe de techniques et de personnel qui est pour beaucoup dans ses succès ou ses échecs.

• **Avant l'intervention,** sauf urgence extrême, un bilan cardio-vasculaire et même général est absolument nécessaire pour conduire le patient aux meilleures conditions possibles, spécialement hémodynamiques et respiratoires. *La prévention de l'infection nécessite assez souvent des soins stomatologiques éclairés.*

• **Durant l'intervention :**

— Les interventions simples peuvent se contenter d'une surveillance banale (réflexes pupillaires, pouls, T.A. au brassard, ECG, etc.).

— Les interventions à cœur ouvert sont plus exigeantes. Outre la surveillance de la température (sondes œsophagienne et rectale), de la diurèse (sonde vésicale), un écran fluoroscopique enregistre en permanence plusieurs dérivations d'EEG, une dérivation d'ECG, la T.A. habituellement radiale gauche, et la P.V. habituellement de la veine cave supérieure.

• **Après l'intervention,** la surveillance doit être étroite durant plusieurs jours et porter notamment sur la température, le rythme respiratoire, la diurèse horaire, l'ECG sur écran fluoroscopique, la T.A. par cathéter radial puis au brassard, la P.V. par cathéter veineux. On doit surveiller de près le bon fonctionnement des drains et la perte de sang, l'état des poumons et de la silhouette cardiaque par radiographie du thorax deux fois par jour au début, et les fluctuations biologiques de l'hématocrite, de la crase, du pH, de la gazométrie et des électrolytes, éventuellement plusieurs fois par jour.

• **Les soins post-opératoires** sont ceux d'un service de réanimation polyvalente. Il faut en effet assurer :

— une bonne fonction contractile cardiaque : digitaliques et isoprotérénol sont d'un large emploi;

— une bonne fonction ventilatoire d'où l'éventuel recours à une ventilation assistée;

— un bon équilibre volémique par transfusions en fonction de la T.A., de la P.V. centrale et des pertes par les drains;

— un bon équilibre hydroélectrolytique en se méfiant d'une surcharge hydrique, mais en compensant le déficit potassique;

— un bon équilibre acido-basique car l'acidose métabolique est habituelle;

— et, de plus, éviter les escarres (alternating), l'aérogastrie (sonde), les douleurs (Dolosal *, Phénergan *), recourir aux anticoagulants sous surveillance, dépister les infections (hémocultures, pré lèvements multiples) pour y parer au plus vite par l'antibiothérapie associée appropriée.

IV. — COMPLICATIONS PER ET POST-OPÉRATOIRES

En dehors des complications propres à chaque type d'interventions, il est des complications partagées par l'ensemble des opérations et spécialement par celles effectuées à cœur ouvert.

• **En période per-opératoire,** il peut s'agir :

— *d'un arrêt cardiaque* (massage et défibrillation à thorax fermé ou ouvert selon les cas);

— *d'inefficacité myocardique* (digitalique ou chlorure de Ca à 10 %, metaraminol, isoprotérénol, assistance circulatoire);

— *de troubles du rythme :* extrasystoles polymorphes (lignocaïne), tachycardie ventriculaire (choc), bradycardie sinusale (atropine ou isoprotérénol), fibrillation auriculaire (digitalique ou choc), bloc auriculo-ventriculaire (isoprotérénol ou pose d'électrodes épicardiques pour entraînement électrique);

— *d'embolies systémiques cruoriques* ou calcaires, cérébrales, coronaires ou de la fourche aortique (désobstruction par sonde de Fogarthy);

— *d'embolies gazeuses* coronaires (massage cardiaque, assistance circulatoire) ou cérébrales (corticoïde injectable ?);

— *d'hémorragies* soit accidentelles par déchirures (transfusion, hémostase) soit spontanées et diffuses par erreur transfusionnelle ou trouble de l'hémostase (à définir et corriger);

— *d'hémolyse* discrète ou massive (diurèse osmotique pour éviter l'anurie).

- **En période post-opératoire,** il faut dépister et traiter :
  - — *des hémorragies* qui, sauf anomalies de la crase, sont de cause chirurgicale et peuvent conduire à une réintervention;
  - — *un hémopéricarde* (T.A. ↘, P.V. ↗, arrêt du drain péricardique, gros cœur radiologique) qui fait réintervenir pour hémostase;
  - — *des troubles du rythme,* comme ceux en per-opératoire et de traitement idéntique. Mais un bloc auriculo-ventriculaire persistant fait poser un pace-maker définitif;
  - — *une insuffisance cardiaque,* simulant parfois une tamponade, pouvant au maximum conduire à une assistance circulatoire;
  - — *des complications respiratoires :* pneumothorax (drainage), atélectasie par encombrement (broncho-aspiration), œdème pulmonaire (furosemide voire assistance ventilatoire), « poumon de C.E.C. » (assistance ventilatoire);
  - — *des complications rénales :* hématuries par excès d'héparine, hémoglobinuries par hémolyse (diurèse osmotique), insuffisance rénale grave avec anurie (furosémide à forte dose, épuration extrarénale);
  - — *des complications neurologiques :* comas plus ou moins profonds de causes diverses, crises convulsives (corticoïdes, barbituriques, etc.);
  - — *des complications infectieuses :* infections de la plaie (traitement local en deux temps + antibiotiques), septicémies (antibiothérapie bactériolytique et réintervention si greffe sur prothèses), syndrome lymphomonocytaire, syndrome post-péricardotomie (corticoïdes);
  - — *des complications thrombo-emboliques* avec embolies systémiques ou pulmonaires et thromboses intracardiaques (réintervention);
  - — *des complications digestives :* hémorragies digestives gravissimes, ictères post-opératoires (5 %), dans les 6 mois, souvent bénins mais d'évolution lente, parfois mortels.

⁂

Le tableau apparemment sombre ainsi brossé concerne essentiellement la chirurgie cardiaque « lourde ». Il ne saurait, en aucun cas, masquer les splendides succès habituellement obtenus. Il souligne aussi tous les écueils auxquels les chirurgiens, les anesthésistes, les réanimateurs et les biologistes doivent faire face à tout instant. Il montre combien l'équipe médico-chirurgicale doit être compétente, rodée et soudée, et combien le personnel infirmier doit être d'une haute technicité.

INDEX ALPHABÉTIQUE DES MATIÈRES

H

I

J

K

L

M

N

O

P

Q

R

S

T

U

V

W

X

TABLE DES MATIÈRES

MASSON ET Cie, EDITEURS
120, boul. Saint-Germain, Paris (VIe)
Dépôt légal : 2e trimestre 1975

Imprimé en France

Composition : Union Typographique
Impression : Maury-Imprimeur S.A.
45330 Malesherbes

N° d'impression : F75/2340